Vacunes. una reflexió crítica

Títol original: Vacunas.Una reflexión crítica.
Primera edició: novembre de 2015

Llibres de l'Índex®
carrer Pujades, 6 - Local 2
08005 Barcelona
Tel: 932 250 439
Fax: 932 212 641
E-mail: info@llibresindex.com
www.llibresindex.com

ISBN: 978-84-944144-9-7
Dipòsit legal: B-28.487-2015
Imprès a Catalunya

Vacunes
Una reflexió crítica

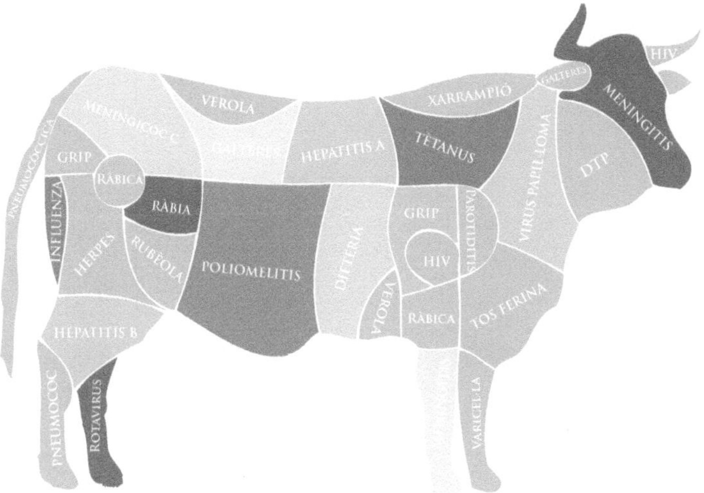

A partir de la Història de la Medicina
i dels darrers descobriments en Biologia

Dr. Enric Costa Verger
Jesús García Blanca

Llibres de l'Índex

Quan fas alguna cosa
tens en contra tots aquells que fan el mateix,
tens en contra tots aquells que fan el contrari,
tens en contra tots aquells que no fan res.

DR. RYKE G. HAMER.

Sumari

Paraules inicials

Aquest llibre és per a tu.
Per a tu que, malgrat tot, mires el futur amb esperança.
Per a tu que vols contribuir a un món millor per als teus fills, tens confiança en la vida que sents bullir mentre comença a desenvolupar-se en el teu interior o a l'interior de la teva parella i escoltes aquesta veu que ressona des de fa milions d'anys i que manté la vida al planeta: l'instint.

Per a tu que potser et sents com una bestiola rara perquè companys de treball, amics i familiars —alguns amb molt afecte, altres amb una certa ansietat benintencionada, altres amb més vehemència, al·ludint fins i tot a la teva irresponsabilitat— t'empenyen cap a aquests protocols sanitaris considerats sagrats i indiscutibles entre els quals ocupen un lloc de privilegi les vacunes.

Per a tu, que confies en el teu instint però necessites punts de suport, raons que et donin força per prendre una decisió i que puguis expressar en el teu entorn. I és que, encara que semblin contradictòries, les raons del cor i les raons del cap són en el fons les mateixes, de manera que les primeres impulsen la vida des de fa milions d'anys: van inspirar les antigues civilitzacions que desenvoluparen cultures mil·lenàries amb ciències de la salut basades en la saviesa de la naturalesa; i ara, inspiren encara científics inquiets i desobedients, investigadors que desafien els grans poders econòmics que controlen les institucions científiques i mèdiques; i són aquests savis, aquests exploradors rebels els qui estan redescobrint els coneixements ancestrals des d'un altre angle, amb altres eines i un altre llenguatge.

I així, el cercle es tanca i tornem al principi: els descobriments recents de la biologia obren portes a l'esperança d'una tornada a l'equilibri després que la medicina moderna es desviés per un camí autodestructiu que ha convertit els sistemes sanitaris en enemics de la salut, mentre les pràctiques hereves de l'autèntic art de guarir, de la visió holística de la naturalesa i la vida són bandejades per interessos de poder.

Els camins dels autors d'aquest llibre es creuaren per primera vegada fa més de vint anys, i ja llavors una de les seves preocupacions eren les vacunes i els problemes de salut que estaven creant a través de la por i la ignorància que els seus defensors s'encarreguen de promoure. Per aquell temps, les nostres inquietuds professionals o intel·lectuals ens van ajudar a estar desperts davant coneixements a contracorrent.

Ara, pacients i alumnes, però molt especialment els fills dels qui hem tingut el privilegi d'aprendre, ens han confirmat les nostres raons del cap amb raons del cor: la vida s'impulsa a si mateixa, la naturalesa és sàvia si no ens hi fiquem, els mamífers humans compartim amb la resta dels éssers vius capacitats encara per conèixer i comprendre, i la guerra contra els microbis —incloses les guerres preventives— són, com diu el gran biòleg, mestre i amic Máximo Sandín, autodestructives, i això per la simple tot i que misteriosa raó que tots estem integrats a la xarxa de la vida.

De manera que no és estrany que —després de seguir els nostres rumbs en l'art de la medicina i l'educació respectivament— ara ens hàgim retrobat per unir les forces en una batalla crucial contra la bèstia, contra el sistema, contra els de Dalt, contra els poderosos, contra la indústria... cadascú pot donar-li el nom que li sembli millor. En definitiva, una batalla per la vida.

Introducció

LES NOSTRES CÈL·LULES SÓN EL RESULTAT EVOLUTIU DE LA FUSIÓ DE DIFERENTS MICROORGANISMES QUE CONTINUEN VIVINT EN SIMBIOSI AMB NOSALTRES. L'AFANY PER CONTROLAR LA NATURALESA HA PORTAT LA SOCIETAT MODERNA A TRENCAR L'EQUILIBRI TANT EXTERN COM INTERN, I AIXÒ HA PROVOCAT PROBLEMES DE SALUT ENORMES. LES VACUNES ES BASEN EN IDEES SUPERADES PER LA INVESTIGACIÓ BIOMÈDICA RECENT I PER APORTACIONS OBLIDADES O BANDEJADES PER INTERESSOS DE PODER.

L'animal humà és probablement l'ésser viu més complex que coneixem al planeta Terra. Les investigacions més recents apunten al fet que aquesta complexitat es deu a la capacitat que té la vida d'organitzar-se i d'impulsar la cooperació entre diferents espècies.

A la pregunta "Què és la vida?", la biòloga nord-americana Lynn Margulis responia: "bacteris". I hi afegia: "qualsevol organisme, o és en si mateix un bacteri, o descendeix per una o una altra via d'un bacteri o, més probablement, és un consorci de diverses classes de bacteris".

Així, vivim en un ecosistema que les antigues cultures anomenaven Mare Terra i un ecòleg modern va denominar *Gaia*; i som un ecosistema, una microGaia resultat d'una evolució de milers de milions d'anys... micro i macro, sistemes dins de sistemes... la Xarxa de la Vida.

SOM MICROBIS

En el nostre cos viuen cent bilions de cèl·lules i deu vegades més bacteris. Cadascuna d'aquestes cèl·lules és un univers complex en què es produeixen a cada moment milers de reaccions bioquímiques perfectament organitzades.

El nostre ADN està integrat per fragments d'informació genètica dels bacteris que durant milers de milions d'anys han creat i millorat aquesta cooperativa vital que és la cèl·lula. Els nostres mitocondris, que produeixen la major part de l'energia necessària per a la vida, són bacteris arcaics que es reprodueixen independentment i contenen informació genètica clau per als processos vitals.

Els virus, que viuen al nostre interior en quantitats molt superiors als bacteris, han possibilitat l'intercanvi d'informació entre espècies i connecten bacteris i cèl·lules entre si i amb l'exterior, i regulen processos metabòlics, energètics o el creixement del fetus.

UNA CIÈNCIA REDUCCIONISTA

Durant molt temps hem viscut en harmonia amb *Gaia*, i amb aquest micro*Gaia* que és el nostre mitjà intern, l'ecosistema dels simbionts: la Naturalesa ha anat desenvolupant els mecanismes evolutius necessaris per a això. Però hi ha hagut un moment de la història en el qual una sèrie de circumstàncies, creences i realitzacions culturals ens va portar a pensar que érem capaços, no ja de comprendre la Naturalesa i la complexitat incommensurable de l'ésser vivent, sinó de controlar-la, sotmetre-la, modelar-la al nostre gust sacrificant-ne l'harmonia i violant-ne lleis que durant mil·lennis havien estat immutables.

I aquest afany pel poder ens ha portat, com deia el gran escriptor argentí Ernesto Sabato, a trair la dimensió transcendent, allò que ens uneix al sentit de la vida i al nostre lloc en el cosmos. Així, a partir del segle XVI, la filosofia, la ciència i, com a conseqüència d'això, tota la cultura occidental, va trencar amb la dimensió sagrada i va assentar les bases d'un materialisme cada vegada més allunyat de l'essència humana que ha donat lloc a una societat consumista en la qual valorem el poder econòmic per sobre de tot i que viu tancada en els límits estrets d'una ciència al servei d'aplicacions tecnològiques que menysprea tot allò que no es pot mesurar o pesar.

GUERRA AUTODESTRUCTIVA

Les contradiccions han arribat tan lluny que la Biologia —aquesta Biologia reduccionista que denuncien els autèntics científics com Rupert Sheldrake o Bruce Lipton— proposa un model de la naturalesa, de l'univers i de la vida concebut com una gran màquina; és a dir, la Ciència de la Vida concep un univers sense vida.

> ☞ Les conseqüències d'aquesta visió mecanicista en la concepció de la salut i la malaltia, i per tant en el desenvolupament de la medicina, han estat igualment catastròfiques: la medicina moderna occidental –que s'ha imposat en gairebé tot el planeta– observa l'ésser humà com una altra petita màquina, de manera que en lloc de la visió holística tradicional que integra el físic, la ment, l'emoció i l'esperit, la medicina científica reduccionista s'ha quedat només amb l'aspecte purament material i s'ha dividit en especialitats que estudien cada peça de l'engranatge de manera aïllada i parcial.

Doncs bé, un dels suports d'aquesta medicina alhora reduccionista i dogmàtica és la Teoria Microbiana de la Malaltia, desenvolupada a partir de la invenció del microscopi i el "descobriment" dels microbis als quals es va culpar de les malalties, de manera que s'aplegaren així gran quantitat d'interessos estratègics que res tenien a veure amb la ciència i molt menys amb la salut de la gent: la teoria microbiana ens eximeix de la responsabilitat sobre la nostra salut i desconnecta les malalties de les condicions de vida; suposa assenyalar causes concretes que poden explicar-se aparentment mitjançant mecanismes bioquímics per a malalties concretes; possibilita un negoci fabulós atès que transforma la cura de la salut en una lluita permanent contra els microbis patògens; suposa una concepció bel·licista de la salut que encaixa amb el model socioeconòmic dominant; i, com a colofó, permet explotar en benefici propi una de les emocions bàsiques de l'ésser humà: la por.

La mateixa societat que a partir de la revolució industrial havia començat a agredir l'ecosistema macro, el nostre mitjà extern, ara declarava la guerra als microbis alterant també l'ecosistema micro, el nostre mitjà intern. I l'armament principal en aquesta guerra contra els bacteris i els virus són les vacunes, presentades com "el principal assoliment de la investigació biomèdica i una de les principals causes de la millora de la salut i la qualitat de vida de l'ésser humà".

No obstant això, l'ús indiscriminat de vacunes, antibiòtics i la resta de l'arsenal farmacològic no solament no ha solucionat els problemes de salut, sinó que ha creat noves malalties, dependència, endeutament dels sistemes sanitaris, ha transformat les malalties agudes en cròniques i, en definitiva, ha produït el contrari del que proposaven els seus defensors, fins al punt que els fàrmacs són ja la tercera causa de malaltia i mort al món.

UNA LECTURA CRÍTICA DE LES VACUNES

Fins on hem pogut arribar en la nostra investigació per compondre aquest llibre, ningú ha enfocat les vacunes des de la perspectiva que ho farem nosaltres: qüestionant el concepte de salut i malaltia en el qual es recolzen per mostrar que les vacunes no tenen sentit bio-lògic i, per tant, no poden aportar cap benefici a la salut, ni evitar malalties, ni eradicar-les, ni reduir la mortalitat ni augmentar l'esperança de vida.

Donarem els elements clau que permetin a qualsevol lector sense necessitat d'estudis especialitzats dur a terme una lectura crítica de les vacunes i formar-se'n una opinió per poder prendre decisions lliures i responsables.

- En **la Primera Part** farem un viatge en el temps per narrar la història oblidada de les vacunes, com van sorgir i què van plantejar els seus defensors i detractors pioners per comprendre l'origen del mite. Tot això a partir d'informació i referències oficials.
- En **la Segona Part** ens aproparem als principals descobriments antics i recents que aporten una altra visió de la biologia, de l'origen i evolució de la vida, del paper dels microbis, i que contribueixen a recuperar la visió holística de la salut i la malaltia present en les medicines tradicionals.

- Finalment, en **la Tercera Part** retornem a les vacunes per contemplar-les a partir de tot el que s'ha après i comprendre que no encaixen en absolut amb el funcionament de la vida, cosa que explica per què no han evitat ni eradicat malalties, així com els nombrosos danys documentats. Això ens deixa davant d'una última pregunta: si no han estat motius cientificomèdics, què ha portat a la imposició gairebé universal de les vacunes?

COMENCEM EL VIATGE.

I
La Història de les vacunes es confessa

Si comprens… les coses són com són.
Si no comprens... les coses són com són
ADAGI BUDISTA

Les vacunes són el producte d'un canvi radical en la Història de la Medicina: des dels vells metges vitalistes i artesans que es valien de la complicitat amb la Naturalesa per tractar cada persona mitjançant la ***Vix Natura Medicatrix***, a la moderna medicina industrial que pretén millorar-la amb els elixirs del nou Prometeu.

En aquesta primera part pretenem proposar al lector una visió lògica i racional de la història de les vacunes, és a dir, d'aquests productes o substàncies químiques que, en l'actualitat, formen part de la nostra cultura higiènica, de la nostra intimitat familiar, de la vida dels nostres animals i del nostre esdevenir biològic, com un element més de la nostra vida. La vacunació és una nova conducta higiènica que s'ha tornat imprescindible i, fins i tot, necessària per a desenvolupar la vida amb normalitat en la societat del benestar.

Si comparem la història de les vacunes amb una pel·lícula, podríem dir que aquesta va començar fa poc més d'un segle, que dura fins avui i que nosaltres, els ciutadans del tercer mil·lenni, en som els actors actuals; som els últims que hem arribat i estem interpretant la part final d'aquesta pel·lícula que no sabem quant de temps durarà.

Durant aquests cent anys han passat moltes coses, han actuat molts actors, la pel·lícula ha tingut moments de terror i esperança, de lluita i competència, de ciència i de negoci, de bondat i maldat... de veritat i de mentida... com en totes les pel·lícules.

El que proposem al lector és aprofitar la posició d'avantatge de ser els últims actors d'aquesta pel·lícula perquè des d'aquesta posició final puguem repassar tota la trama. Aquesta visió retrospectiva, cent anys després, ens permetrà, amb el coneixement científic actual i amb l'experiència social que hem acumulat al llarg de tot aquest temps, tenir una altra visió de tot el que s'hi ha narrat... som els últims de la pel·lícula... i l'únic avantatge que tenim és que podem veure el que va ocórrer i analitzar-ho amb perspectiva, amb objectivitat i podent comprovar el que va passar i el que no va passar, el que es va dir i el que es va ocultar... el que va ser veritat o mentida... perquè la pel·lícula està ja feta, som al final i tot l'anterior ha quedat filmat.

El temps transcorregut i el coneixement mèdic i biològic actual seran els nostres aliats per explicar al lector que en el si de la història mateixa de les vacunes, és a dir, en l'entramat mateix de la pel·lícula de les vacunes es troba la clau de la seva falsedat i de la seva toxicitat... però només es veu clarament... al final de la pel·lícula. I nosaltres, que en som els últims actors, vivim un món que és el desenllaç final d'una història que era plena de personatges i interessos espuris que des de el final poden ser identificats clarament.

1. La nova humanitat del Tercer Mil·lenni

Qui com la Bèstia? I qui pot lluitar contra ella?
Se li va concedir fer la guerra als sants i vèncer-los;
se li va concedir poder sobre tota raça, poble, llengua i nació
Apocalipsi. Capítol 13

UN NOU GRUP HUMÀ MAJORITARI: ELS VACUNATS

En l'últim segle, als diferents grups o comunitats històriques, conegudes per tots, s'hi ha afegit un nou parell de grups socials més, perfectament diferenciats per les seves idees sobre la medicina, la higiene, la salut, la relació que ha de mantenir l'home amb el medi natural...

El grup dels humans **vacunats** i que vacunen els fills... i el dels **no vacunats** i que no vacunen els fills. Aquesta diferència dins de la societat actual no només es troba entre els ciutadans, sinó també en l'àmbit mèdic.

I per aquesta raó hi ha, en l'actualitat, metges que no vacunen els seus pacients i qüestionen l'eficàcia de les vacunes i, a més, n'adverteixen dels perills a qui vulgui escoltar, això sí, sense obligar a ningú.

Aquest petit percentatge de metges que estem en contra de les vacunes no ho fem per molestar, ni per excentricitat, ni perquè som uns temeraris irresponsables que ens agradi exposar la nostra salut i la nostra vida i la dels nostres fills i pacients. Els metges i resta de ciutadans que no ens vacunem tenim les nostres raons per a no fer-ho; i aquestes raons no són arguments màgics, ni místics, ni esotèrics, ni religiosos, ni emocionals[1]... sinó que són arguments científics,

1 El Dr. Carlos González, és un metge espanyol que ha escrit un llibre recent, titulat *En defensa de les vacunes*... amb la voluntat de fer apologia de la vacunació a Espanya i d'arremetre contra els metges que estem contra la

antropològics, biològics i, sobretot, lògics i de sentit comú; i que qualsevol ciutadà de cultura mitjana pot comprendre i analitzar, amb la qual cosa es pot entendre la realitat del tema de les vacunes sense necessitat de ser metge o biòleg.

Exposar al lector els arguments científics i les raons lògiques que motiven la nostra negativa a posar-nos vacunes és la intenció d'aquest estudi que presentem; pretenem amb això explicar-li quines són les raons científiques, la visió de la realitat, l'experiència acumulada durant cent anys i la filosofia de vida dels ciutadans que formem el grup de no vacunats.

Avui, estiu del 2015, les diferents tendències socials clàssiques i històriques (dretes i esquerres, creients i ateus...) segueixen si fa no fa com sempre, amb el seu equilibri inestable. Però la recent divisió social entre vacunats i no vacunats no està equilibrada en absolut, ja que segons dades oficials del Ministeri de Sanitat el 93% de la població espanyola està vacunada.

La vacunació s'ha estès per tot occident d'una manera molt més ràpida i extensa que qualsevol religió històrica; més encara, té una dimensió transversal que la fa perfectament acceptable per moltes d'aquestes, i d'aquí que tothom es vacuni; no importa ser catòlic o

---

vacunació. A aquest efecte, aquest col·lega afirma que els metges que posem en dubte les bondats i beneficis de les vacunes... ho fem per fastiguejar... Volem dirigir-nos, amb respecte, a aquest col·lega i dir-li que a nosaltres no ens molesta, tant com a ell, la diferència de l'altre; no tenim res en contra dels qui es vacunen i creuen que han de fer-ho. Si ens molestés la diferència del proïsme, no tindríem remei, ja que en aquest tema de les vacunes som diferents de més del 95% de la població. No obstant això, el Dr. González no sembla que toleri amb facilitat la diferència de l'altre, el pensament diferent, l'opinió diferent i, sobretot, una conducta higiènica diferent de la seva; no li agrada que hi hagi gent diferent d'ell... encara que en siguin pocs. Aquest home viu enmig d'una societat on més del 90% pensa i actua com ell i, no obstant això, el fastigueja que una petitíssima part de la població i uns poquíssims metges no pensem com ell. Se sent tan molest i disgustat, segons ell, que ha hagut de dedicar molt temps a escriure un llibre a favor de les virtuts de les vacunes en un temps en què gairebé la totalitat de la població les consumeix sense problemes i, a més, tots els organismes "oficials i seriosos" estan per la vacunació, com ell mateix afirma en el seu llibre.

protestant, ateu o creient[2], del nord o del sud, capitalista o comunista... la vacunació ha traspassat totes les fronteres, ideologies i religioses; en menys d'un segle ha convençut i satisfet gairebé tots els habitants del planeta, cap religió ni ideologia s'havia expandit mai a la velocitat a la qual ho ha fet aquest fenomen... i en el moment actual... la vacunació és el "sagrament" o el ritu d'"iniciació" per excel·lència en la nostra societat moderna entre els humans actuals del tercer mil·lenni.

Si aquesta divisió social i antropològica producte de la vacunació fos una decisió política que es pogués resoldre en les urnes, no n'hi hauria cap dubte: tota la societat civil i els metges actuals que semblen pensar que les vacunes són necessàries, guanyarien la votació de manera aclaparadora... Igual que si en l'edat mitjana haguessin sotmès a votació si el Sol gira al voltant de la Terra o la Terra del Sol, gairebé el cent per cent de la gent hagués votat per la primera opció. Amb aquest exemple històric volem apuntar que la interpretació i el coneixement veraç de la realitat còsmica no depenen, de cap manera, de l'opinió popular. Aquesta certesa lògica amb la qual el lector segurament hi està d'acord... ens dóna una petita possibilitat

---

Escriure un llibre d'apologia de la vacunació en la nostra societat actual és com anar a predicar el catolicisme al Vaticà. I molestar-se per les poques excepcions i pels escassos metges heretges de la doctrina majoritària és tenir vocació d'inquisidor.
Per què un tractat de proselitisme de les vacunes en una societat hipervacunada? No suporta, aquest col·lega, la més mínima discrepància de pensament? Si ha escrit un llibre per atacar els pocs metges que ens oposem a la vacunació perquè diu sentir-se molest i desconcertat, no podem imaginar què sentiria si pertanyés a aquesta minoria a la qual ataca i, per tant, hagués d'enfrontar-se a una diferència de pensament de gairebé tota la població? Per la seva salut mental, li aconsellem que mai es deixi convèncer per nosaltres, els qui no recomanem les vacunes... no ho suportaria... i a nosaltres no ens molesta que pensi diferent.

2 Les religions occidentals no oposen cap objecció a la pràctica de la vacunació; al contrari, en la seva funció de proselitisme religiós han inclòs, també, un bon paquet de missatges "civilitzadors" que han acompanyat amb vacunes i medicacions industrials tòxiques i contranaturals; en el seu afany benintencionat, no ho dubtem, han predicat i escampat la cultura de la medicina industrial i de les vacunes per tot el món.

real als no vacunats... de no haver-nos equivocat en la nostra opció personal i familiar; ens dóna una possibilitat real d'explicar-nos el fet d'haver pres una decisió que considerem més higiènica, més sana i més d'acord amb la nostra naturalesa humana... encara que aquesta opció sigui tan minoritària en la societat del tercer mil·lenni com ho va ser l'heliocentrisme en l'edat mitjana.

Aquest grup d'humans no vacunats no té ni pretén tenir la gosadia d'imposar els seus punts de vista sobre la immensa majoria però, certament, ha de suportar una pressió social ambiental que va envoltant-lo, va obligant-lo, el sanciona i l'assenyala com a perill social.[3]

---

3 Els partidaris de l'obligatorietat de les vacunes, com el Dr. González, argüeixen que els petits grups de no vacunats són focus d'infecció per als vacunats i, a més, es beneficien del bon estat general de la població vacunada; "immunitat de ramat", anomena aquest efecte benèfic. Vist així, els no vacunats són un perill social i, a més, uns paràsits... No m'estranya que hi hagi gent que pensi que haurien de ser obligatòries. Però, recentment hem tingut a Espanya un cas de suposada diftèria (el primer en trenta anys) seguit pels mitjans d'informació i les autoritats sanitàries han afirmat amb tota seguretat que el focus d'infecció d'aquest cas de diftèria provenia de nens vacunats, anomenant-los portadors sans. Aquest cas presentat per la mateixa autoritat sanitària desmenteix clarament la suposada perillositat dels no vacunats, ja que aquests són minoria davant de la immensa majoria de portadors sans vacunats amb capacitat d'infectar. Podem afirmar, lògicament, que els possibles casos de reinfecció que es poguessin presentar presentarien més possibilitats de tenir el focus d'infecció en la població molt majoritària de portadors sans... tal com ha ocorregut a Olot en 2015... segons els mateixos comunicats oficials.

LA LLIBERTAT A LA PRÒPIA VIDA. INQUISICIÓ MÈDICA

I fa que tots, petits i grans, rics i pobres, lliures i esclaus,
es facin una marca a la mà dreta o en el front,
i que ningú pugui comprar res ni vendre,
sinó el que porti la marca amb el nom de la Bèstia
o amb la xifra del seu nom
Apocalipsi. Capítol 13, 16

Els ciutadans no vacunats se senten minoria i, tot i que creuen tenir les idees clares, en l'actualitat són estranys a la seva terra i potser algun dia, com ha ocorregut amb tantes nacions humanes al llarg del planeta, se'ls tancarà en reserves i desapareixeran. O els mantindran com un record antropològic per ensenyar als estudiants de la nova espècie d'humans... com era home genuí, l'home sense atributs afegits industrialment, l'*homo sapiens* sense vacunar.

Esperem que no arribi mai aquest dia però no ho descartem atès el caire dels esdeveniments en la política mundial:

Per exemple, fa uns dies, els telenotícies ens deien a tots que era obligatòria la vacunació contra el xarampió a Califòrnia. I això que aquest país ha presumit sempre de la llibertat individual i es considera a si mateix com a abanderat dels drets humans... però la política paranoica del sistema i els interessos econòmics tenen moltíssim poder de convicció i poden, si s'hi posen, canviar les lleis i la personalitat d'un país.

Amb aquesta llei d'obligatorietat californiana es produeix una situació surrealista i difícilment explicable: resulta que es poden conrear fruites i verdures i, fins i tot, ramaderia amb mètodes ecològics; la mateixa medicina moderna recomana el menjar biològic i natural, per tant, eximeix de productes industrials, i de medicaments... però els humans californians... no poden ser ecològics, no poden permetre's el desig de ser com les seves fruites i verdures i han de sotmetre's i sotmetre els seus fills a un tractament químic-mèdic-industrial.

Es podria expressar amb tota propietat que els vegetals i animals californians superen en drets humans... els humans. Aquesta situació "xorriguerresca" i esperpèntica supera de bon tros la imaginació de Kafka.

No obstant això, l'obligatorietat de les vacunes no té cap sentit epidemiològic, és a dir, no pot tenir efecte de prevenció col·lectiva, ja que s'ha demostrat a Olot, segons l'autoritat sanitària que ha portat el cas, que tant la població de vacunats (portadors sans) com la dels no vacunats, ambdues poblacions, tenen els mateixos microbis, repetim, els mateixos microbis... que suposadament poden contagiar la resta; per tant, totes dues poblacions tenen la mateixa capacitat de transmetre la malaltia.

Segons la doctrina oficial de prevenció de malalties infeccioses per mitjà de la vacunació preventiva, **les vacunes no tenen cap efecte germicida o antibiòtic**, per tant, no destrueixen ni aniquilen als microbis de l'organisme dels vacunats... simplement... protegeixen (suposadament) els organismes vacunats de l'agressió dels gèrmens seus i dels altres... Llavors... què poden témer els vacunats (portadors sans) dels grups no vacunats? Quin sentit i benefici pot tenir per als vacunats (portadors sans) que hi hagi més o menys gent vacunada? Si ells són portadors com tots els altres i poden infectar com tots els altres... llavors... com evitar els focus de contagi?

Com mostrarem al lector en aquest estudi, la història de la vacunació és plena de situacions surrealistes, contradictòries i xocants que difícilment harmonitzen amb la lògica més elemental.

En la societat actual, el noranta i escaig per cent de la població[1] no sembla tolerar la petita diferència d'aquest diminut grup d'humans no vacunats i, en general, aplaudeix aquest tipus de mesures d'obligatorietat. S'autodefineixen com a demòcrates i tolerants de

---

1 Com a exemple d'aquesta intolerància continguda (fins ara) tenim les idees del dr. González expressades en el primer capítol del seu llibre, on l'autor, després d'assenyalar com d'inadequat li resulta el nom del fòrum d'Internet: Fòrum per a la lliure vacunació. Al·ludint que actualment la vacunació és lliure a Espanya, uns quants paràgrafs més endavant afegeix que aquesta llibertat hauria d'acabar-se en cas d'epidèmia. És a dir, a Espanya som lliures de moment perquè el nivell de paranoia del doctor, i del sistema oficial, és suportable, però si s'espanten més... ens lligaran de cames i braços i ens posaran les vacunes a nosaltres perquè ells estiguin tranquils.

les minories, però no poden dissimular el desig íntim de la igualtat total, la intolerància al pensament diferent, no poden suportar la inseguretat que els produeix que uns altres triïn un camí diferent del seu. D'aquesta por i inseguretat que els produeix el pensament diferent, neix la mania i l'odi que porta a l'acusació i, aquesta, a la justificació que cal acabar amb tot allò que és diferent i que pertorba la pau social i la uniformitat tranquil·litzadora: el pensament únic.

Abans que aquesta situació arribi a més extrems, ara que encara podem escriure i expressar la nostra opinió a Espanya, on està protegida la llibertat d'expressió, volem dirigir-nos al lector lliure per explicar-li una versió històrica del fenomen de les vacunes que, potser, no coneix; una història real la veracitat de la qual podrà comprovar amb facilitat el mateix lector per les referències que li donarem; parlarem de l'últim segle de la història de la medicina i de la societat, que aportarà consideracions, dades, dates, personatges, interessos, idees, etc., que permetran al lector formar-se una perspectiva més completa que la que tenia fins ara sobre l'assumpte de les vacunes; li permetrà també fer-se unes reflexions que potser abans mai es va fer, i arribar a conclusions noves...

Aquest estudi que escrivim s'adreça especialment als lectors que no es vacunen seguint un **instint vital** ben sa; als qui encara tenen ànima silvestre i una connexió física i emocional amb el batec del cosmos i viuen amb un grau de complicitat genuïna amb el seu hàbitat de forma natural i senzilla, amb la sensació que no cal res artificial per a viure; viuen amb naturalitat i sense temor... no es vacunen però sense tenir massa raons científiques o biològiques per a explicar la seva postura davant la pressió social a la qual són sotmesos.

Aquest estudi pretén explicar-los aquestes raons que no coneixen, però que la seva intel·ligència natural intueix genuïnament i fa que no se sotmetin a l'al·lucinació col·lectiva.

Si aconseguim aquest objectiu, el lector tindrà possibilitats de ser més lliure per a prendre decisions importants sobre l'única cosa que, veritablement, pot considerar seva, l'única cosa que li pertany per dret inviolable: la decisió lliure i conscient sobre com vol viure la seva vida, assumint els riscos que vulgui assumir, ja que ningú pot evitar que aquesta tingui riscos.

LES VACUNES... NECESSÀRIES O INNECESSÀRIES?

Neci és l'home (o la societat) que es complau en les seves necessitats
VERSOS AURIS PITAGÒRICS

Per començar a explicar obertament la qüestió, hem de dir que aquesta divisió social entre **vacunats y novacunats** existeix des de fa poquíssim temps si ho comparem amb els temps de la humanitat; concretament, la pràctica de la vacunació i la implantació definitiva va començar a escala industrial a la fi del segle XIX i principis del XX, encara que des de feia cent anys s'havia utilitzat ja la vacuna antivariolosa d'**Edward Jenner** i les seves variants, sobretot aquí a Espanya. I hi ha també referències orientals anteriors a aquests temps que no tractarem[2].

Com explicarem en els pròxims capítols, en la primera meitat del segle passat la proporció entre vacunats i no vacunats era **inversa a l'actual**, més o menys; és a dir, més del 90% de la població no estava vacunada i naixia una minoria de gent vacunada que a poc a poc va anar creixent en proporció.

La gran inversió de la població, la vacunació massiva i gairebé total de la població infantil d'occident es va produir **després de la segona guerra mundial**, com explicarem; amb aquestes dades cronològiques volem situar el lector en la perspectiva real que li permeti veure clarament que la història de les vacunes és una història recent i nova; el temps que aquesta pràctica conviu amb nosaltres és una mica superior a cent anys, la seva implantació sobre la població civil és molt escassa en els primers cinquanta anys i generalitzada, gairebé totalment, en els cinquanta últims.

Aquesta dada temporal no és sobrera, ja que ens porta a la primera reflexió que proposem al lector:

Si les vacunes estan amb nosaltres vora cent anys... és clar que no són un element vitalment necessari per a la supervivència de la humanitat, ja que aquesta es troba, segons la ciència més actual, des de fa centenars de milers d'anys migrant pel planeta, construint piràmides i civilitza-

---

2 Per a la història de les vacunes, vegeu secció *Per seguir la pista.*

cions, guerrejant i fugint, poblant muntanyes i planes i sobrevivint i reproduint-se en tots els climes i latituds del món... i totes aquestes adaptacions i processos històrics dels nostres avantpassats humans de tots els pobles, els van dur a terme vivint la seva vida amb el que els havia dotat la mare Naturalesa, amb el seu organisme d'humà genuí sense afegits industrials, i amb la seva força vital natural, adaptant-se als diferents hàbitats amb les seves capacitats innates... **i sence vacunes**.

Per tant, la llarga història biològica dels humans descarta, lògicament, la **necessitat** de les vacunes per a la supervivència de la humanitat.

A aquesta reflexió hi afegim una consideració i unes quantes preguntes:

Tenint en compte que els nostres avantpassats han demostrat, això sí, *a posteriori*, que la humanitat pot sobreviure durant centenars de milers d'anys sense vacunes...

Pot dir el mateix aquesta nova humanitat que **necessita** les vacunes i les considera imprescindibles per a viure? Potser al lector li sembli rara aquesta pregunta, però a mesura que aprofundeixi en l'estudi s'adonarà de per què la plantegem...

Des del punt de vista de la suposada evolució humana, hi hem guanyat o hi hem perdut, hem evolucionat o involucionat? Aquesta pregunta també la resoldrà el lector al llarg d'aquesta anàlisi senzilla.

Però una cosa ha quedat clara: fa tan sols cent anys pertanyíem a una espècie humana que no necessitava vacunes per a viure i progressar i, ara, segons els seus partidaris, s'ha tornat **necessari**, i, fins i tot, imprescindible i gairebé obligatori que tothom estigui vacunat.

No obstant això, per a tot biòleg o naturalista, i també per a tota persona amb sentit comú resulta evident que, en haver guanyat una necessitat artificial que no tenia anteriorment, la nova humanitat no n'ha sortit guanyant sinó perdent i s'ha fet dependent d'una necessitat en forma de productes industrials; una necessitat que no tenien els seus avantpassats humans per a portar una vida completa.

Com deu suposar el lector, no discutim en aquests moments si les vacunes poden o no millorar-nos la salut, si són convenients o no, o si són tòxiques o no.

El que diem és que la història biològica de l'espècie humana demostra que ni han estat ni són imprescindibles; i, per tant, no poden ser **necessàries**.

El raonament que fem fins al moment, creiem que el pot comprendre qualsevol ciutadà amb una cultura mitjana i sense cap necessitat de ser metge; n'hi ha prou utilitzant la lògica i el sentit comú.[3]

Precisament aquestes virtuts de lògica i sentit comú ens acompanyaran al llarg de tot aquest treball. Ens ajudaran a fer-nos preguntes i a trobar respostes que satisfacin la nostra coherència mental, però, a més, comptarem amb la col·laboració eficaç d'un element clau en aquesta història: **El temps**

El temps és el component del cosmos al qual, pel seu profund misteri, moltes civilitzacions van divinitzar; Kronos, l'anomenaren els grecs, i li van donar el títol de pare de tots els déus; tot pasa en el seu si… d'on neixen les històries veritables i falses, els esdeveniments bons i dolents; on tot el que puja, baixa; el que neix, mor; i on el que estava ocult passa a la llum del dia…

Amb aquests elements (la lògica i el pas del temps) pretenem proposar al lector unes reflexions sobre les vacunes i la seva breu història de cent anys, i analitzar les causes i raons per les quals, en aquest curt període de temps, s'ha produït un canvi en la història biològica de la humanitat. Un canvi que, per la seva dimensió social (més del 93% de la població) en el moment actual, s'està convertint en un canvi "evolutiu" dins de l'espècie humana que ens portarà, segons el sistema de salut i la cultura oficial, a ser una nova espècie, naturalment, una espècie superior.

---

3 Tornem a recalcar que no cal ser metge o biòleg per a entendre el sentit lògic del que explicarem sobre la vacunació, perquè hem comprovat moltes vegades que la gent que no és metge no s'atreveix a raonar sobre el sentit de la seva vida higiènica i de la medicació que usa al·ludint a la seva ignorància en medicina. A ells hem de dir-los que la medicina, com totes les ciències racionals, ha de ser lògica, que tota ciència ha de poder explicar-se amb coherència racional, i si no és així… no és ciència. Tots els ciutadans d'un índex mental mitjà tenen el sentit lògic i poden destriar si una ciència és lògica o és incoherent encara que en desconeguin la part tècnica.

Però hi ha alguna cosa en aquest "canvi per a millor" que no obeeix la lògica més elemental, ja que el que proposa no és perdre una dependència i ser més autònom; proposa una dependència, proposa guanyar una necessitat per ser superior... Quan s'hagi vacunat tota l'espècie humana per diverses generacions... què haurem guanyat com a espècie? Una necessitat, un artefacte, un producte de consum nou del qual fer-nos dependents... per ser, a partir d'ara, **necessari**? La resposta és evident:

Això no es pot considerar evolució, sinó involució... passar de ser una espècie animal autònoma i capaç de viure, reproduir-se i adaptar-se als diversos canvis que es produïen en l'entorn en virtut de la seva capacitat natural, en virtut de la seva pròpia vitalitat, en virtut del seu propi poder personal... a transformar-se en una altra "nova" espècie d'humans que creuen que la supervivència depèn d'estar vacunats.

Els personatges científics, polítics i industrials que han creat i escampat aquesta nova necessitat biològica de la vacunació diuen estar convençuts que aquest nou costum biològic ens ha convertit en una nova raça d'humans més sans i longeus, ens ha millorat les defenses contra els microbis agressius que ens envolten pertot i, en definitiva, ens ha millorat l'organisme i els sistemes interns. El sistema oficial de salut, a més, presenta aquestes conclusions com a dogmes de fe i no permet que ningú les posi en dubte.

Nosaltres, no obstant això, ens sentim amb dret a fer-nos preguntes i a posar en dubte els dogmes científics, ja que, si són dogmes, no poden ser científics. Per això, proposem al lector unes reflexions sobre si la nova espècie a la qual pertanyem, des de fa un segle, el nou *homo sapiens vacunatus*, és superior o inferior a aquella a la qual van pertànyer els nostres avis.

I per a això no recorrerem a molta bibliografia científica o tècnica, no la necessitem per a res[4]; n'hi ha prou recordant al lector dades

4 A diferència dels estudis sobre vacunació que hi ha al carrer, aquest estudi nostre no serà prolífic presentant estudis, estadístiques, dades tècniques i contrastant-los amb altres; no entrarem en una guerra de xifres contra xifres, estudis contra estudis... creiem que aquestes discussions enterboleixen l'assumpte més que l'aclareixen. Nosaltres utilitzarem algunes xifres i un només gràfic i algunes referències bibliogràfiques que ja diem, des d'ara, que

conegudes per tots, notícies i esdeveniments que han marcat tot l'escàs temps biològic en el que els humans ens hem transformat en una nova espècie dependent de productes industrials. N'hi ha prou informació per trauren conclusións aprofitant la nostra posició d'avantatge en el final de la pel·lícula, i que, per arribar els últims, sabem i coneixem coses i esdeveniments que els actors anteriors desconeixien; tenim informació que ignoraven, han succeït coses i s'han realitzat descobriments nous... i ara, des del final, es pot veure tot en perspectiva. Des d'aquí podrem veure com ha transcorregut tot i el final de la pel·lícula que és la realitat actual de la societat del tercer mil·lenni, i definitivament podrem comprovar amb l'experiència pròpia, amb dades conegudes i acceptades per tots, si veritablement ha millorat la qualitat i el nivell de salut del nou home, la nova superespècie d'*homo sapiens* vacunats.

EL DISSENY INTEL·LIGENT DEL COSMOS ÉS INSUPERABLE

> *Hi ha Alguna cosa inherent i natural en totes les coses, que va existir abans del Cel i la Terra, ho omple tot i mai s'extingeix, no en conec el nom... si em forço a donar-li un nom, l'anomenaré Tao*
>
> TAO-TE-KING. Capítol XV

Els ciutadans que no ens vacunem, lògicament, no creiem que fer-nos dependents d'un producte industrial sigui un benefici per a la salut ni que ens millori la qualitat de vida; sabem que no hi ha cap demostració científica de l'eficàcia protectora de les vacunes i, a més, creiem que, com els nostres avantpassats, som perfectament capaços de viure en aquest planeta que es el nostre sense que ningú incorpori al nostre

són de font oficial i accessibles per al lector. Ho farem així perquè en aquest estudi apel·lem a la ment del lector, al seu sentit crític racional i a la seva lògica. Només amb aquestes eines pròpies de tots els ciutadans de cultura mitjana es poden comprendre les raons coherents per les quals encara hi ha metges i ciutadans que no creuen en l'efecte protector de les vacunes.

organisme cap producte industrial amb la intenció de millorar-ne la naturalesa i el funcionament dels òrgans i sistemes.

No creiem que tal cosa, millorar el disseny intel·ligent dels éssers vius, sigui possible; aquesta incredulitat nostra, no la tenim per esperit de negació, ni per fer la contra a la cultura tecnològica, ni per ser escèptics davant la capacitat científica. Res d'això. Simplement, no ho hem vist mai, és a dir, no hem pogut comprovar mai fins ara que l'humà i la seva indústria hagi pogut igualar el funcionament de cap sistema viu. Ni tan sols en els temps recents de tecnologia d'última generació hem vist que un artefacte humà hagi superat el disseny intel·ligent de la Naturalesa i dels seus éssers vius... i no és perquè no s'hagi intentat i s'estigui intentant des del món tecnològic.

Els metges que ens oposem a la manipulació del sistema defensiu humà ens confessem ignorants de conèixer a fons tot el detall i les variables que intervenen en el funcionament integral de qualsevol sistema biològic viu, per simple que sigui. Nosaltres confessem aquesta ignorància i, a més, la nostra impotència per no poder alterar, amb la finalitat de millorar, cap estructura viva davant la complexíssima perfecció que demostren tenir els sistemes biològics.

Nosaltres no vacunem, simplement, perquè reconeixem que la perfecció del nostre sistema defensiu orgànic en estat de normalitat o de salut és insuperable, o millor dit, és tan perfecte com pot ser per a complir la seva missió biològica en el conjunt de les funcions del cosmos.

Els metges industrials moderns que proposen la vacunació creuen, des de fa cent anys, que aquests sistemes orgànics vius, encara que en reconeixen l'enorme complexitat, no són tan perfectes com podrien ser i, per tant, són millorables per la tecnologia i la ciència... i des que van adoptar aquesta creença han intentat millorar el nostre sistema defensiu i altres sistemes orgànics humans... i cent anys després, ens anuncien que ho han aconseguit... Han aconseguit perfeccionar un sistema orgànic per primera vegada en la història biològica de la humanitat!

Nosaltres ho posem en dubte en aquest estudi. Seguim pensant que és impossible des del punt de vista de la biologia i de la medicina... però explicarem al lector que des del punt de vista mediàtic, polític i acadèmic, és una realitat incontestable. Per aquest motiu el lector deu estar acostumat a llegir i escoltar en els mitjans de comunicació que, en els últims anys, hem millorat la qualitat del nostre sistema immunitari i dels altres sistemes orgànics gràcies a la nova medicina industrial i als productes medicoindustrials que ha anat "incorporant" i introduint en les nostres estructures biològiques innates.

Potser la nostra negació de la capacitat de l'home de millorar qualsevol sistema viu sembli massa rotunda al lector, però, si para esment a la seva cultura científica d'avui dia, pot comprovar que en tot aquest temps de revolució industrial i científica encara està per demostrar que l'enginyeria i la indústria de l'home sigui capaç d'imitar la perfecció de funcionament de qualsevol **sistema biològic viu**.

La ciència i la tecnologia actuals han intentat imitar-ne molts, fa anys que tracta de copiar i reproduir artificialment el disseny intel·ligent dels sistemes vius... però són tan complexos i perfectes... són tan subtils que semblen tenir intel·ligència pròpia... no estan quiets i de vegades sembla que improvisen... i la tecnologia de l'home amb tota la seva obstinació no ha aconseguit aproximar-s'hi ni de lluny; en aquest sentit, ja li agradaria al Progrés industrial humà haver aconseguit produir un material tèxtil intel·ligent com la seda de l'aranya, construir una membrana cel·lular artificial amb la "intel·ligència" i selectivitat com la que tenen les membranes cel·lulars dels simples bacteris, construir un ronyó amb tota la intel·ligència vital d'un ronyó normal, crear un ull intel·ligent com el de qualsevol animal, reproduir el vol del colibrí, fabricar un líquid tan nutritiu com la mel... i així podríem seguir fins a l'infinit sense esgotar els casos en què el disseny intel·ligent del cosmos ha resultat inimitable per l'artifici i la indústria de l'home.

Fins i tot en sistemes vius menys complexos que els del món animal, al món vegetal, la mà de l'home no supera el disseny intel·ligent del Cosmos; i així, en el seu afany d'imitar i superar la naturalesa, l'enginyeria vegetal dels hivernacles moderns ha arribat a reproduir fruits hidropònics que, fins i tot, són més grans, més vistosos, més "higiènics", més comercials, creixen en qualsevol temps... però tots els ciutadans actuals, metges, enginyers, cuiners i futbolistes... en mengem i, tots, comentem que els falta aquest "no sé què", aroma, gust, textura, etc., que tenien les fruites d'abans, que venien al seu temps i madurades sense pressa al llarg d'un cicle calmat i complet entre el cel i la terra; els consumidors moderns que no han conegut una altra cosa potser no noten res, però els bons sibarites i els *xefs* de cuina de qualitat que busquen l'excel·lència... no tenen dubtes sobre aquesta qüestió.

Per tant, els qui som conscients d'aquesta realitat, els biòlegs i gent amb mentalitat ecològica que sentim respecte i veneració pels processos vitals, encara no hem estat testimonis de cap acció o acte humà que hagi pogut millorar cap funció de cap sistema orgànic vital en qualsevol dels tres regnes de la naturalesa, mai hi hem presenciat un cas en què l'obra de l'home s'apropi a la perfecció de la naturalesa. Si algun lector coneix un cas que hagi estat així, li pregaríem encaridament que ens ho comuniqués.

Com fins ara no s'ha donat el cas, nosaltres els metges que no ens vacunem ni vacunem a ningú continuem pensant que l'Ordre còsmic i el disseny intel·ligent en el qual hem estat creats no ha estat superat, ni ho serà, per l'artifici humà.

I basats en aquesta certesa, estem convençuts que el disseny vital del nostre sistema de defensa orgànic, allò que els nostres avantpassats en l'ofici mèdic anomenaven "**vis natura medicatrix**" o **força de curació natural**, i que afirmaven que estava en tots els éssers vius, és un sistema vital intel·ligent i molt complex; és integral, involucra tots els altres sistemes de l'organisme i allotja una intel·ligència innata i una perfecció en el funcionament... que impressiona l'estudiant que s'endinsa en aquest coneixement... nosaltres, els qui no ens vacunem i per ser metges coneixem **una mica d'aquest**[5] gran sistema orgànic

5 La mateixa medicina actual admet sense problemes que encara hi ha molts aspectes, funcions i substàncies desconegudes en els sistemes orgànics humans. Aquesta circumstància fa possible que cada any es descobreixin coses noves, funcions noves, interconnexions noves, substàncies noves, especialitats noves, etc., que obliguen a replantejar-se conclusions anteriors... i així va fent-se la nova medicina. Però hi ha una pregunta lògica que cal fer-se: com es pot predir el comportament davant un estímul d'un sistema viu i altament complex... sense conèixer totes les possibles variables que intervenen en el funcionament d'aquest sistema? Com es pot afirmar que unes vacunes són capaces de fer reaccionar el sistema immunitari amb la intenció de

que ens permet adaptar-nos als diversos canvis medioambientals i, per tant, sobreviure... simplement, no ens creiem que un producte industrial, un artefacte de biotecnologia, una proteïna sintètica... pugui millorar en res el nostre sistema de defensa mil·lenari... ni cap altre sistema viu natural.

Per tant no és la tossuderia la que motiva la nostra oposició a posar-nos vacunes i altres productes industrials moderns, i no tenim res a dir als qui ho fan... el que ens mou a tenir cura del nostre cos de forma higiènica i natural és la nostra filosofia de vida, el nostre sentit lògic, la nostra creença vital en un Ordre Intel·ligent[6] i, en darrer terme, és la nostra **ànima** natural **silvestre** que encara té la sensació de viure al seu planeta, a la seva casa còsmica, on va ser creada i on hi van viure els seus avantpassats. Els qui no ens vacunem tenim la sort del boig que, en la seva bogeria, és capaç d'escoltar el batec del cosmos, la música de les esferes i l'espectacle bell de la Naturalesa. Ens sentim capacitats per a viure per nosaltres mateixos i cridats a dansar i viure en harmonia i sense temor la dansa de la existencia humana i la supervivència en aquest planeta.

Però a més d'aquesta visió mental d'harmonia amb el nostre hàbitat, els qui ens oposem a la manipulació industrial de qualsevol sistema viu tenim el coneixement empíric i l'experiència real i quotidiana que el disseny natural del cosmos continua sent a tot arreu insuperable per l'obra humana. Aquesta experiència real nascuda del coneixement, i que encara no s'ha pogut negar, és la que ens convida a acceptar el risc de viure senzillament, amb la creença que si els nostres avant-

---

millorar-lo... si encara l'estem estudiant i coneixent a hores d'ara... com els altres sistemes orgànics? Com podem apostar pel comportament d'un ens viu i dinàmic que desconeixem íntegrament?

6 L'origen d'aquest Ordre intel·ligent és el que les religions anomenen Déu; la majoria dels antics metges vitalistes eren creients, i per aquesta raó -entre altres- s'oposaven a la suposada bondat i necessitat de les vacunes. Estaven convençuts que res podia perfeccionar el disseny intel·ligent del Creador. Com hem vist, les religions actuals creuen sense dificultat, com els científics materialistes actuals, que el disseny intel·ligent de Déu és perfectible per la mà de l'home industrial. Per això fan apologia de la vacunació entre els pobles del tercer món. La vida fa tantes voltes...

passats ho van aconseguir... nosaltres també podrem; i acceptem els riscos que aquesta complicitat amb la nostra naturalesa comporta, que, d'altra banda, nosaltres creiem que els nostres riscos són menors que els riscos als quals s'exposen els vacunats que manipulen els seus sistemes immunitaris, amb la finalitat de millorar-los, però sense conèixer-los íntegrament.

ALS QUI ES VACUNEN I CREUEN QUE HAN DE FER-HO

No volem acabar aquest capítol sense adreçar-nos als lectors que es vacunen i vacunen els fills perquè creuen en l'efecte protector d'aquests productes; hi incloem també els metges que vacunen amb bona intenció i que potser ens critiquen amb més o menys vehemència... A tots volem expressar-los la profunda estima i reconeixement que els professem i, per això, volem dir-los que els respectem i respectem la seva decisió totalment; i lamentaríem que alguna de les nostres paraules pogués ferir-los; per a nosaltres, les persones que vacunen els seus fills no són uns irresponsables que exposin els fills a pràctiques mèdiques noves.

Com explicarem en les línies següents, tota la població occidental (inclosos els metges) ha estat sotmesa durant un segle a una informació i educació en les escoles, la premsa, la cultura... a tot arreu, que ha produït en la població un estat de consciència inquietant, una mentalitat i una cultura que denominarem en aquest estudi **la paranoia de viure**, que és una manera d'entendre la nostra vida al planeta, com si l'home fos presa d'uns depredadors invisibles: els microbis.

Tots els ciutadans actuals que es vacunen han nascut en una cultura bel·licista contra la Naturalesa, tots coneixen relats d'històries aparegudes en la premsa, novel·les i pel·lícules que els han acostumat a viure amb un nivell de paranoia contra els gèrmens que els impelleix a buscar solucions a aquest estat de terror... busquen protecció davant aquesta amenaça que, a més, saben que els envolta per tot arreu i, naturalment, confien en els qui els han educat.

Aquesta actitud de protegir-se davant aquests microbis agressius és lògica si la informació que tenen i en què confien els ha convençut del perill mortal que suposen i de la conseqüent bondat i necessitat de les vacunes.

Amb aquestes idees inquietants al cap, és lògic que vulguin protegir-se; nosaltres sabem que ho fan perquè estimen els seus fills i els volen protegir, volen donar-los el millor, volen evitar-los el dolor… com nosaltres mateixos fem amb els nostres; sabem que la seva bondat i el seu sentit de la responsabilitat és igual que el nostre, no els considerem estranys, ells i nosaltres busquem la veritat i la bondat i, per això, els estimem i respectem.

El petitíssim grup de no vacunats és mostra que és molt difícil i extraordinari, en la societat actual, no creure en les vacunes, i per això comprenem la postura de la majoria dels que es vacunen… Només pretenem exposar les nostres raons lògiques sense ànim de proselitisme i, alhora, reivindicar la nostra llibertat personal i que cadascú prengui les regnes de la seva vida, cosa a la qual tothom té dret.

Aquesta primera part de l'estudi conté poques afirmacions, i gairebé cap és de l'autor, ja que el que aquest proposa són més aviat reflexions sobre dades conegudes per gairebé tots; proposa també preguntes al lector, preguntes que, potser, troben resposta en la reflexió del lector, o potser no. Però sens dubte li obriran horitzons mentals nous que potser canviaran, o simplement matisaran o ampliaran la seva visió de la qüestió. Durant text, de vegades insistirem repetidament en algun concepte, però serà per la necessitat d'atorgar importància a allò que de debò en té per a entendre tota l'exposició.

No utilitzarem gran quantitat de xifres, anàlisis, estadístiques o dates, no voldríem que els arbres no ens deixessin veure la realitat del bosc.

No és aquest un tractat tècnic de microbiologia, ni de confrontació de dades d'investigacions de metges dissidents i estadístiques, ni de discussions socials i morals, ja que no jutgem a ningú… és més aviat un estudi de lògica aplicada a la biologia i a la salut i de reflexió sobre filosofia de la naturalesa humana.

Sense deixar aquests marcs de referència, intentarem explicar al lector la filosofia errònia i el sentit contranatural de la vacunació preventiva; descobrirem o desemmascararem la història manipulada per la propaganda i l'apologia del sistema de salut dominant, les seves històries ocultes, els seus mètodes… i finalment, amb l'ajuda inestimable del pas del temps veurem on ens ha conduït, després de més de cent anys d'història, aquesta nova pràctica d'enginyeria mèdica i industrial.

2. La Medicina i la Revolució Industrial

Així pensen els impius, però s'equivoquen,
car els ofusca la maldat.
No coneixen els secrets de Déu,
ni esperen recompensa per a la virtut,
ni valoren el preu d'una vida irreprotxable
Saviesa. Capítol II

L'ATEISME, EL MATERIALISME I L'UTILITARISME CIENTÍFICS

La medicina, la música, l'arquitectura, la dansa... les arts i les ciències de cada època històrica i de cada poble són el reflex, en l'activitat quotidiana i en la creativitat artesana, dels mites i creences que tracten d'explicar el món metafísic i l'ordre cosmològic i del coneixement i pensament col·lectiu, és a dir, de la visió integral i de la interpretació de la realitat còsmica i de la seva causa primera (Déu, Tao, Brahma...) de cadascun d'aquests pobles i civilitzacions, o altres paraules, de la manera en què aquest poble veu i interpreta la **realitat de l'existència**.

Per aquesta correspondència entre concepció mental de la realitat i l'activitat humana, per entendre la naturalesa d'una "creació" o d'un invent humà que ha canviat la humanitat com són les vacunes, hem de remuntar-nos al final del segle XIX i primera meitat del XX, període aquest que va ser el bressol temporal i el marc cultural, no de la invenció, però sí de la seva introducció mitjanament massiva en la societat amb l'ajuda i la publicitat de governs i amb ajuda del comerç a gran escala i, també, de la premsa...

El que potser no sap el lector és que les vacunes es van introduir en la societat fa poc més de cent anys, però en contra de l'opinió i del consell de la majoria dels metges de l'època; en realitat les vacunes no van tenir un origen **mèdic,** sinó **industrial;** no van néixer com una creació del pensament i la ciència mèdica d'aquesta època, sinó més aviat en contra de la filosofia, la deontologia i pràctiques mèdiques de l'època, com explicarem al lector al llarg d'aquesta primera part.

De fet, aquests nous elixirs d'immortalitat (vacunes), que anaven a intentar mutar o canviar l'espècie humana, van aparèixer en l'escenari mundial en el lloc just (Europa) i en el moment històric perfecte (la Revolució Industrial) per instal·lar-se i quedar-se fins als nostres dies com una pràctica de consum generalitzada.

No obstant això, per ser fidel a la veritat i en concordança amb el que estem dient, la idea de les vacunes havia aparegut el segle anterior de la mà d'un metge anglès anomenat Edward Jenner.

Però en aquesta primera ocasió no va quallar l'invent, no es va instal·lar en la societat, ja que no va aparèixer en el moment idoni, havia arribat a deshora, s'havia avançat al temps propici que va resultar ser el que va ser, és a dir, a la fi del segle XIX i principis del XX.

Què tenia aquesta època més propera als nostres dies que no tingués la d'Edward Jenner al segle XVIII? Què havia canviat en la mentalitat dels europeus entre un segle i un altre? Havien canviat les concepcions científiques sobre la interpretació del cosmos? Havien canviat les creences ancestrals dels europeus? Havia aparegut la Revolució Industrial? Havia aparegut la premsa, la comunicació a distància i la capacitat de viatjar i comerciar a gran escala?

La resposta a totes aquestes preguntes, com tothom sap, és afirmativa.

Sí, moltes coses van canviar definitivament al segle XIX, tots aquests canvis van formar la matriu ideal perquè les vacunes s'implantessin i formessin part, des de llavors, de la naturalesa humana de la nova raça d'homes i dones dependents de les vacunes. I fou en aquest temps de revolució industrial quan va començar la pel·lícula de la teoria de la infecció i de les vacunes. Llavors va sorgir un relat de por i de paranoia contra els nostres gèrmens que ens ha acompanyat durant tota la vida.

Analitzarem i considerarem, encara que de manera breu i sintètica, quins foren els canvis més importants en la teologia, cosmogonia i ètica mèdica que es van produir en les ments dels metges de principis del segle passat, ja que aquests canvis en la manera de concebre com ha de ser la **deontologia** de la pràctica mèdica són els que van permetre concebre, crear i aplicar la vacunació als humans per primera vegada en la història. Si no s'haguessin produït aquests canvis en l'ètica mèdica dels professionals de la salut de fa un segle, les vacunes no s'haurien pogut concebre, i molt menys aplicar. Vegem:

En primer lloc assenyalarem les diferències pel que fa a creences espirituals, atès que la majoria dels metges anteriors a l'època de les vacunes eren creients i practicaven la moral religiosa. Per ser creients eren Creacionistes, és a dir, creien en l'existència d'un Ser omnipotent i creador del cosmos; creien que Déu havia dissenyat el Cosmos a la perfecció i amb un disseny intel·ligent impossible de superar per cap acció humana. Aquesta és una certesa que, d'una manera o una altra, per fe religiosa o per instint vital, compartim amb aquells metges vitalistes d'antany els ciutadans que no ens vacunem... i aquesta és la raó primària o la **idea fonamental** de la nostra manca de confiança en les vacunes; és a dir, els metges vitalistes actuals no creiem en la possibilitat de millorar el disseny de la vida orgànica dels éssers per mitjà de l'acció humana, però a més de la nostra creença o convicció tenim, també, la nostra experiència que això, millorar un sistema viu per l'acció industrial, no s'ha aconseguit després de més de cent cinquanta anys d'intents i promeses d'aconseguir-ho.

Davant aquesta impossibilitat de superar a Déu en el disseny de la naturalesa, els metges anteriors a les vacunes pensaven que l'home i els animals, si naixien sans i ben formats, eren tan perfectes com podien ser i tenien tota la capacitat per a realitzar els seus destins biològics que els permetés la seva naturalesa: el catxalot tenia la capacitat inexplicable de baixar a 4.000 metres de profunditat sense que l'enorme pressió l'aixafés i de pujar a la superfície immediatament sense explotar... l'àguila té la vista i un vol inimitables, els flamencs són capaços d'alimentar-se en tolls salobres, les garses tenen la facultat de volar a 7.000 metres d'altura sense asfixiar-se i sense congelar-se...

Aquest poder d'adaptació i supervivència que tenien tots els éssers, era anomenat pels antics "*vis natura medicatrix*", era concebut com una força "intel·ligent" natural i capaç de mantenir-los vius i permetre'ls realitzar la seva missió o el seu destí vital particular en aquest planeta que és el seu, i en harmonia i equilibri amb el conjunt dels altres éssers vius. Pensaven, amb una actitud humil, que el metge amb la seva acció sobre el pacient mai pot superar la naturalesa i que, per tant, no pot millorar o perfeccionar un sistema orgànic manipulant-lo.

La veneració per la Naturalesa era total i tot el saber mèdic d'aquest temps girava entorn del coneixement dels cicles naturals, de conèixer les propietats de les plantes medicinals i el seu temps de recollida, dels minerals, de les estacions i la seva influència en l'organisme... aquests metges vitalistes entenien el seu ofici artesà com una cooperació amb les forces i fenòmens naturals... practicaven l'art mèdic en total **complicitat** amb la Naturalesa que, per a ells, no era un enemic que calia abatre, dominar o transformar... sinó la millor aliada contra la malaltia i l'única font de salut i de vida.

L'home capaç de viure d'acord amb la seva naturalesa i en harmonia amb el mitjà era considerat com un home sa, savi i sant per a totes les civilitzacions del món. L'humà complet i perfecte és aquell capaç de viure en aquest planeta en simbiosi amb els altres éssers, sense por ni agressivitat innecessaris, amb atenció i respecte i sabent que cadascú, cada ésser petit o gran, simple o complex, subtil o compacte, compleix la seva funció; és sa i savi aquell que és capaç de comprendre que cada ésser és un fil en el teler de la trama còsmica, un traç indispensable, una petita línia o un punt, potser un centelleig o una inapreciable nota musical en el disseny intel·ligent i formidable que dirigeix tot el bell desplegament de la creació.

EL DARWINISME, L'ATZAR I EL NOU PROMETEU

Déu no juga a daus

Albert Einstein

Aquest pensament que integrava tot l'ordre còsmic sota el disseny intel·ligent de la Divinitat, van començar a posar-lo en dubte els nous i flamants filòsofs ateus i materialistes que van proliferar entre el segle XIX i el XX. L'home europeu en plena Revolució Industrial estava experimentant i gaudint del poder del Progrés i la Tecnologia; aquests nous poders recentment adquirits que li proporcionaven una força titànica inusitada. L'humà en general i el científic vuitcentistes es van sentir com Prometeu, havien robat el foc dels déus (el progrés industrial) i es van disposar a crear-hi un món nou. Un món a mesura del mateix home, fins i tot, al seu antull... per què no? Si ara tenia el poder dels déus... ell mateix podia dissenyar el cosmos.[1]

La civilització industrial li havia permès dominar i conquistar el món sencer amb tots els seus continents... el nou home europeu no anava a permetre que res ni ningú li impedís crear un món industrial, un món de consum, la societat del benestar... encara que per a això hagués de "superar" velles supersticions morals i alguns dels antics valors espirituals i filosòfics que, si els hagués mantingut, li haguessin impedit avançar tecnològicament i industrialment.

Aquests canvis en els valors espirituals dels científics europeus potser no li semblaran importants a algun lector, però foren l'origen del canvi de mentalitat dels metges de l'època. Aquest canvi de consciència possibilità l'aparició de les vacunes i, a més, la transformació de la medicina, que just en aquest període de temps va deixar de ser una **activitat artesana** i es va transformar en una **activitat industrial**.

Les noves filosofies atees semblava que podien explicar la realitat còsmica, la manifestació universal, la vida i els éssers vius... sense necessitat de l'existència d'un Déu creador i sense l'existència d'un ordre còsmic perfecte.

Va entrar en l'escena intel·lectual d'occident Charles Darwin amb la teoria de l'evolució de les espècies; proposava que la matèria tenia el poder que anteriorment se li atribuïa exclusivament a Déu. Els canvis interns de la matèria havien donat origen a tota la creació sense un disseny intel·ligent previ sol per acció aleatòria de l'atzar, per pura casualitat. I va ser clamorós l'acolliment en la comunitat científica atea vuitcentista; per fi algú havia proposat una teoria que podia descartar la creença mil·lenària en Déu creador i en l'Ordre còsmic.

Des d'aquest moment la ciència occidental va tendir a creure que la matèria és l'origen de tot; ja no calia un disseny intel·ligent i gairebé

---

1 La mitologia explica que Prometeu va ser castigat per Zeus per robar el foc creador i lligat a una roca, on una àguila li menjava el fetge cada dia. No es pot escapar dels déus i el Prometeu mític va ser castigat... havia de ser-ho també el nou Prometeu industrial? La resposta és afirmativa, ja que ningú escapa als déus.

tota la comunitat científica europea va assumir que l'univers és un producte de l'atzar, com un joc atzarós de daus tal com proposava el geni anglès de Darwin.[2]

No hi havia perfecció al cosmos, ja que encara s'estava formant per mitjà del procés evolutiu. Les espècies actuals millorarien per l'evolució per esdevenir més perfectes… tot evolucionava i es perfeccionava. En realitat tot estava per fer… s'estava fent… no hi havia necessitat intel·lectual d'un Creador inicial i intel·ligent… les coses i els éssers es feien per atzar i tot, o gairebé tot, o alguna cosa, o qualsevol cosa… estava per fer.

D'altra banda, Déu havia mort (Nietzsche) per al nou home industrial i per al científic materialista, va desaparèixer la moral religiosa, l'home havia descobert que no era descendent dels déus, com creien els antics, i que, per tant, creure que estava posseït per una espurna divina o espiritual era una fal·làcia, una superstició… L'home va creure, per primera vegada, que descendia dels animals, fins i tot era un animal més. Això sí, el més evolucionat de tots, la culminació de l'evolució de la vida al planeta, i si era el cim de la vida i Déu ja no existia… havia de ser l'home conscient de la seva superioritat evolutiva i en virtut de la seva ciència i la seva tecnologia aquell que podria dissenyar el mateix cosmos canviant i imperfecte.

Ara posseïa el foc creador dels antics i superats déus i, com Prometeu, es va creure capaç d'utilitzar-lo en benefici propi.

L'home es va sentir per primera vegada en el lloc de Déu i va pensar que havia de dominar el cosmos i millorar-lo. El lector potser no ho sap encara, però d'aquesta concepció de l'existència, d'aquesta idea de creure's un déu demiürg ha nascut tota la cultura industrial i tecnològica que ha produït una sèrie de canvis en la naturalesa humana, la dels últims de la pel·lícula… i en el nostre medi ambient que ens portarà a l'extinció en un període curt de temps… potser pensa que exagerem… però ho entendrà al llarg d'aquest estudi.

2 Li van resultar tan simpàtiques les idees atees de l'evolució a Karl Marx, que aquest ideòleg materialista li va dedicar a Darwin el pròleg de la seva obra *El Capital*.

En el món mèdic també va calar, encara que una mica més tard que en les altres ciències, l'esperit materialista i mecanicista de l'època, i el darwinisme, la qual cosa va produir dos canvis importants en l'actitud mental i en les idees que tenien els metges clàssics fins llavors:

El primer canvi va ser que els nous metges dubtaven o negaven l'existència d'un Principi diví, intel·ligent i perfecte que hagués creat el cosmos amb lleis igualment intel·ligents i perfectes. Aquesta era una creença mil·lenària de la qual partien totes les lleis cosmològiques, físiques i biològiques de la medicina tradicional clàssica, la tradició mèdica mediterrània europea.

Els nous mèdics darwinistes negaven l'existència d'aquest Principi diví perfecte i com a conseqüència negaven la perfecció del cosmos. El cosmos era una cosa que es podia perfeccionar i el metge científic modern, el nou Prometeu, es va creure capaç de fer-ho, es va disposar a millorar la naturalesa humana, es va disposar a millorar els sistemes orgànics amb ajuda de la tecnologia i la indústria.

El segon canvi de la medicina tradicional que es va produir davant les noves filosofies va ser la del sentit de complicitat que els antics mestres tenien amb la Naturalesa. Com que sentien veneració per la perfecció de la Naturalesa, mai van pensar a transformar-la ni a millorar-la; pensaven que l'home havia d'adaptar-se als ritmes i forces que regeixen el món natural, i sobreviure i progressar utilitzant aquestes mateixes forces, però sense oposar-s'hi mai.

El nou Prometeu industrial, no obstant això, veia la naturalesa imperfecta i hostil; i amb aquesta visió paranoica era lògic pensar que l'home, per sobreviure, ha d'enfrontar-se i lluitar contra la naturalesa i dominar-la, ha d'explotar-la i transformar-la al seu gust i necessitat, amb el seu poder demiúrgic tecnològic i la seva ciència.

L'humà, si vol sobreviure, ha de sotmetre o exterminar els éssers que se li oposin, ha de canviar els paisatges, ha d'alterar les plantes i els animals; fins i tot ha de poder canviar la mateixa naturalesa de l'ésser humà i millorar-la... i la nova medicina industrial creia i creu en l'actualitat que és capaç de fer-ho. De fet, afirma en tots els mitjans de comunicació que ho ha aconseguit durant l'últim segle i tothom ho ha cregut.

Però en aquest cas, aquesta afirmació és gratuïta i prematura perquè qui la diu és jutge i part. Nosaltres convidem el lector a aprofundir en la qüestió i a analitzar les afirmacions gratuïtes, les històries explicades, els suposats assoliments i les bondats que tots coneixem i que s'han donat per certes.

Aquesta primera part de l'estudi que presentem al lector consisteix, en el fons, en la confrontació d'aquests dos punts de vista cientificomèdics o d'aquestes dues perspectives de la Realitat:

L'ordre o l'atzar? Cosmos perfecte o perfectible? Naturalesa còmplice o enemic que cal abatre i eliminar? L'ésser humà és perfecte o pot millorar-lo la tecnologia humana? Pot l'home millorar el funcionament dels sistemes vius?

La primera premissa de totes aquestes preguntes, pròpia dels metges tradicionals, no admetia la possibilitat que la indústria de l'home pogués perfeccionar el cosmos i, per tant, estaven en contra d'introduir-hi les vacunes i les medicacions industrials.

La segona premissa, pròpia dels nous metges posseïts per l'esperit de Prometeu, estaven convençuts del poder de l'acció creadora i transformadora de l'home sobre el cosmos; pensaven que la Naturalesa no era tan perfecta com creien aquests vells científics ni, encara menys, sagrada i digna de veneració. La Naturalesa era veritablement hostil; massa freda o calenta, massa humida o seca, massa primerenca o tardana. Però, per solucionar aquestes deficiències naturals que presentava el cosmos, havia nascut el nou Prometeu, l'home tecnològic i la seva indústria. I aquest nou Prometeu, a més, no havia hagut de robar res als déus, ja que aquests no existien per a ell; el foc dels déus que posseïa el nou home industrial havia nascut de la seva intel·ligència, cosa que ell tenia en exclusivitat i que havia aconseguit per una evolució atzarosa de la matèria, aquest nou foc creador era propietat del nou Prometeu.

Per millorar al seu gust i criteri el cosmos, el nou científic industrial recrearia el disseny i milloraria l'home i els seus sistemes orgànics, destruiria els que molestessin, modificaria les espècies, canviaria els climes, viuria als pols i elevaria gratacels als deserts. Des de llavors, el ciutadà actual, ja sigui obrer, funcionari o metge, creu que l'home té dret i poder de canviar les lleis de la naturalesa impunement, sense conseqüències.

Però ara que han passat els anys, els últims de la pel·lícula, que som els besnéts d'aquests primers homes que van creure que podien canviar el món al seu gust, hem heretat aquest món canviat i transformat; ells no van tenir temps de saber ni conèixer quines serien les conseqüències d'aquestes transformacions còsmiques que la indústria anava a produir; eren els primers actors de la pel·lícula que estava a punt de començar. Però els que som al final sí que podem viure les conseqüències de la industrialització: un món agònic, contaminat fins a l'última platja de residus industrials, un món amb un futur incert i fosc. Ara que som al final de la pel·lícula, nosaltres, els últims actors, els ciutadans del tercer mil·lenni, podem veure i jutjar aquest món recreat pel nou Prometeu, perquè aquest món, després d'aquests cent anys... és el nostre.

L'ART MÈDIC DE GUARIR I LA INDUSTRIALITZACIÓ

Però en aquest temps de la Revolució Industrial, a Europa no es podien preveure els desastres que la indústria anava a produir al planeta cent cinquanta anys després, és a dir, en el nostre temps; i aliens a aquesta realitat i plens d'eufòria i alegria, la indústria incipient es va disposar i va concentrar l'atenció a fabricar productes per calmar totes les necessitats del ciutadà, fins i tot, per què no, a inventar-li necessitats que en un principi no tenia, però que pogués calmar amb un producte industrial; els ciutadans s'acostumarien que cada necessitat que tinguessin, la satisfaria un producte industrial de consum.

Amb aquest nou mètode de produir coses, el mètode industrial, qualsevol màquina o utensili que fes més còmoda la vida del ciutadà es podria produir i vendre en grans quantitats i fer immensament ric a qui l'inventés, al qui el produís i al qui el vengués.

Occident es va omplir de nous invents i patents industrials, els científics que els creaven es feien rics i eren admirats per la societat, eren els nous herois que estaven canviant el món per a millorar-lo; el tren, l'electricitat, els motors d'explosió, els automòbils, el telègraf, l'aviació, etc., i un reguitzell de màquines i artefactes nous: tenien totalment bocabadats els ciutadans d'occident. "*La ciència avança qui-sap-lo*", es murmurava alegrement a tot arreu, i tothom estava excitat i enlluernat alhora pel progrés tecnològic i industrial imparable.

El progrés científic i industrial era el foc creador del nou Prometeu, la moral religiosa va ser substituïda per la moral darwinista de "la llei del més fort", "la llei de selecció natural amb la supervivència del més evolucionat davant dels altres", teories sobre "la superioritat de la raça blanca"... i amb tota aquesta nova ideologia pròpia de la revolució industrial i aquesta nova "religió" i culte al progrés tecnològic, tota depredació de recursos naturals i d'abusos i esclavització de gents de tots els llocs del planeta, estava justificat, era inevitable davant l'avanç de la civilització de Prometeu, era lícit i convenient si al final el resultat era l'avanç imparable del Progrés i la Civilització del més fort, si el resultat final era l'adquisició de nivell de vida i productes de consum, si el resultat final era més comerç i industrialització.[3]

Els metges també volien participar en aquesta disbauxa col·lectiva i en aquesta eufòria del progrés de la qual gaudien els altres científics europeus i americans que venien els seus productes, els seus artefactes i màquines en quantitats industrials i es feien rics i famosos. Però no sabien com fer-ho, perquè la naturalesa de la ciència que professaven, és a dir, la naturalesa intrínseca de l'art de guarir, **la medicina**, no és susceptible de deixar de ser una activitat **artesana** i d'industrialitzar-se.

Ni la consulta mèdica amb el seu diàleg de persona a persona, ni el diagnòstic d'un desequilibri orgànic o psíquic, ni la solució o cura de la malaltia a la qual ha donat lloc el desequilibri previ, són

---

3 En canviar els principis morals tradicionals per les noves idees darwinistes, materialistes i atees, no van tenir problemes morals per a utilitzar la millor tecnologia de guerra del moment per fer-se amos de tot el món mundial. La revolució industrial i la tecnologia els havia procurat les millors armes i els millors vaixells de guerra de la història. Aquesta circumstància els convertia en els més forts en el moment històric just en què la ciència havia fet saber a l'home europeu que el més fort físicament té dret legítim a tot... com un mascle alfa animal. Aquest estat de consciència li va permetre tota la seva activitat genocida al llarg del planeta sense patir d'escrúpols i creient, a més, que hi portava la "civilització i la cultura".

susceptibles d'aplicar-se a una altra persona que no sigui al mateix pacient. És a dir, la relació metge-pacient, perquè sigui profitosa i útil, ha de ser personal i diferent de l'altra, ja que **no hi ha malalties, sinó malalts**; i cadascun és tan irrepetible com les seves empremtes dactilars o com l'iris dels ulls.

Per als metges artesans d'aquella època eren inconcebibles els tractaments industrials en sèrie; per exemple, aplicar una mateixa medicació a centenars de persones alhora, com en les vacunacions, i després treure'n estadístiques sobre percentatges de bons i mals resultats. Per als metges vitalistes cada persona era un món i els seus pacients requerien coses diferents: un necessitava tractament i l'altre canviar la dieta; un era prim, l'altre gros; un alt, l'altre baix; un era bru, l'altre era blanc; un necessitava parar, l'altre engegar-se; un necessitava medicació i l'altre necessitava canviar de conducta. El metge vitalista era un artesà que no tenia protocol industrial per a exercir el seu ofici; aquest antic art demanava l'atenció exclusiva de cada cas i circumstància personal del pacient.

Aquest art mèdic que practicaven els últims metges vitalistes, a més de la seva naturalesa artesana, es basava en uns principis ètics i deontològics que impedien els experiments en animals, i no experimentaven amb humans perquè era pecat mortal i una pràctica abominable. Tenien una veneració i una complicitat amb les forces naturals que els impedia creure que la mà de l'home tingués capacitat per a millorar, amb els seus artefactes, el bell i intel·ligent disseny que subjau a l'interior íntim dels éssers vius i dels seus sistemes orgànics.

Amb aquestes idees al cap, el lector comprendrà que a aquests metges els resultés impossible assimilar l'esperit industrial i, també, que s'oposessin a la introducció de maneres i mètodes industrials en la medicina. Però, amb la seva actitud, les seves "manies" amb la deontologia, els seus mètodes artesanals i els seus principis religiosos i ètics, s'estaven oposant a la cultura del nou Prometeu, s'oposaven a la revolució industrial i a la nova civilització i, per això, els desplaçaren i substituïren.

Els metges (i industrials) més llançats de finals del dinou no es van acoquinar davant aquesta dificultat a industrialitzar-se que presentava la ciència mèdica i van pensar a desafiar velles teories ètiques i abolir en la pràctica mèdica principis mèdics clàssics que insistien en la naturalesa poc industrial de l'art de guarir.

Van començar industrialitzant medicaments com la quinina, l'àcid salicílic, els bicarbonats, les tintures. En conseqüència, desaparegueren a poc a poc els antics apotecaris que preparaven fórmules magistrals personalitzades. Després van aparèixer les vacunes com a elixirs de llarga vida que protegien davant les epidèmies, immediatament els productes químics contra els microbis. I així va néixer, per primera vegada en la història, la indústria farmacèutica.

LA PREMSA I LA CREACIÓ DEL NOU MÓN

No aixecaràs fals testimoniatge.
No mentiràs

SETÈ MANAMENT

En aquest temps de revolució industrial i d'incipient consum massiu que anava a industrialitzar la medicina i les altres arts i ciències, debutà en aquesta pel·lícula un personatge que tindria una importància de primer ordre en la transformació de la societat i en la consolidació posterior del nou món: **la premsa**.

Fins a l'època, les notícies, els esdeveniments, els descobriments científics, les noves bones o dolentes, trigaven setmanes i mesos a viatjar per tot Europa... i anys per arribar a tothom. Però el nou Prometeu havia creat un nou món on les distàncies ja no eren problema; amb el seu foc creador havia donat a llum el telègraf, el telèfon, el cinema, la premsa internacional... i les notícies podien fer la volta al món en un dia.

El nou home es va sentir satisfet de la possibilitat d'estar informat, ràpidament informat i "veraçment" informat. La comunicació en massa i en temps rècord es va considerar un avanç del nou Prometeu, però des de sempre se sap que la paraula dita, escoltada o escrita pot ser veritat o mentida... Com discernir amb encert? Com saber si allò que et diuen és perquè t'estimen, o t'odien, et cuiden o t'exploten, et sanen o et fan emmalaltir? Aquest personatge nou, **la premsa**, anava a tenir moltíssim més poder de creació de la nova societat que els altres, amb diferència.

Industrials, polítics i acadèmics van veure ràpidament el poder demiúrgic de la premsa, el poder de canviar la mentalitat de la gent i van decidir que ells, els homes superiors, controlarien aquesta informació, ells decidien què era el que els ciutadans havien d'escoltar i creure, serien els veritables dissenyadors mentals del nou món.

Ells crearien la nova consciència del nou home, li anaven a ensenyar la veritable naturalesa de les coses, què cal fer i què no. Ja havia desaparegut la creença en Déu i en les seves lleis i la moral que en derivava... ara el Prometeu que domina el foc creador de la premsa és qui diu què està bé i què està malament, què convé i què no, què cal fer i què no cal fer.

I amb el desenvolupament de la premsa industrial va néixer un altre fenomen nou: la propaganda, les notícies sensacionalistes, les històries que es comentaven en les llars de tot el món, les novel·les i les pel·lícules que ens van impressionar a tots, que ens van omplir de terror al microbi i d'esperança en la ciència triomfant... històries amb les quals ens han educat a les escoles, amb les quals hem crescut i hem contat als nostres fills.

Veurem en els capítols següents la grandíssima importància de la **premsa** i de la propaganda en l'assumpte de les vacunes. De fet, si la telecomunicació instantània per cable s'hagués inventat al segle XVIII, la primera vacuna de Jenner hauria iniciat la nova era; no fou així, entre altres coses, perquè el seu invent va trigar temps a difondre's perquè no hi havia la telecomunicació, encara que aquí a Espanya es van realitzar diverses vacunacions antivarioloses al segle XVIII.

3. Els creadors de la paranoia

DUES VISIONS DIFERENTS SOBRE ELS MICROBIS. AMICS O ENEMICS?

Feia un segle que Isaac Newton havia establert el mètode **científic experimental**, com a únic vàlid per fer, ensenyar i escriure tot allò que s'anomenaria **ciència** en temps de la Il·lustració; els metges il·lustrats, com la resta de científics, van prendre el mètode científic com a marc protocol·lari per interpretar la medicina.

La medicina va passar a estudiar-se en els nous laboratoris de fisiologia on es pesaven teixits i ossos, s'aïllaven gasos i secrecions, es mesuraven cicles i ritmes cardiorespiratoris i hormonals, s'escalfaven o es refredaven cobais, se'ls injectaven substàncies, se'n recollien mostres, s'aplicaven corrents elèctrics... tot eren proves i experiments que tractaven de redescobrir i explicar-se, en llenguatge científic i amb proves experimentals, el funcionament de l'organisme humà i dels seus sistemes.

Aquest nou mètode experimental, anomenat científic, era estupend i molt valuós per a descriure i estudiar certs fenòmens físics i materials, i molt útil per a la tecnologia i fabricació de màquines; no debades era un mètode mecànic nascut de les lleis físiques de la Mecànica universal de Newton.

És un bon mètode per a estudiar fenòmens físics, però presentava -i presenta- grans dificultats per a observar i estudiar altres realitats més enllà del món material. Per exemple, és perfectament inútil per a observar i estudiar els fenòmens del món psíquic, atès que els pensaments, els sentiments, les emocions, etc., no se sotmeten a mesurament ni de pes, ni de longitud, ni de temperatura. El món psíquic era, i és, fora de l'abast d'aquest mètode científic experimental.

A causa d'aquesta deficiència, els metges vitalistes no van acceptar el mètode científic que proposava la cultura dominant, no el consideraven útil precisament perquè excloïa el coneixement del món psíquic... i, a més, com ja hem apuntat, consideraven abominable experimentar en animals, i pecat mortal utilitzar cobais humans. Però havia arribat el temps de canvi de paradigmes i tots aquests metges desapareixerien a poc a poc del mapa davant el devessall de nous metges il·lustrats que no tenien molts problemes ètics i acceptaven el nou mètode experimental i industrial.

En la ciència europea d'aquest temps, tot era un descobriment continu de fenòmens físics i d'invents d'artefactes tecnològics que anaven transformant la vida dels ciutadans amb una aplicació contínua i nova d'aquests útils nous a la seva vida quotidiana. Regnava també en la comunitat mèdica una certa eufòria amb la nova tecnologia aplicada a l'estudi de la medicina clàssica.

A principis del XIX, un altre artefacte simple però revolucionari, el microscopi, inventat un segle abans, trencaria la productiva harmonia que regnava en la comunitat medicocientífica de l'època.

Aquesta petita màquina va mostrar -per primera vegada- als científics que hi havia tot un món invisible en l'entorn més immediat; estàvem envoltats d'éssers invisibles que vivien en l'aigua, en el pa, en el vi, en les nostres boques, en la nostra pell... en tots els racons de la nostra vida.

"Vaja!", van exclamar tots els científics esbalaïts davant una nova realitat com aquella.

Aquell descobriment degué ser semblant a com si ara, en 2015, descobríssim sense cap dubte que estem envoltats d'extraterrestres i que viuen amb nosaltres des de fa temps.

Com segurament ocorreria ara entre nosaltres, el descobriment d'aquest món ple d'éssers invisibles va dividir la comunitat científica en dos bàndols irreconciliables, davant la pregunta següent: els nous convidats, són amics o enemics?

Els metges vitalistes van pensar lògicament que el fet que els hagués posat en evidència el microscopi no significava que no fossin abans aquí; i que, si eren aquí des de sempre, no podien ser perillosos i, possiblement, que desenvolupaven algun tipus d'acció beneficiosa o contribuïen d'alguna manera a mantenir el nostre equilibri orgànic. Però ja hem dit que aquests metges practicaven una complicitat amb la naturalesa desconeguda pels metges actuals; estaven acostumats a utilitzar els ritmes i pulsions de les lleis naturals per guarir els seus malalts, coneixien la força curativa que batega a l'interior dels éssers i vivien sense por de la naturalesa i la seva acció mèdica era sempre d'acord amb les seves lleis.

Els nous metges, en canvi, amb el nou esperit científic i industrial, havien començat a abandonar la Naturalesa; en els nous temps de la industrialització tot va canviar per sempre: l'ensenyament de la medicina s'impartia en els laboratoris de fisiologia entre provetes i matrassos i en sales de dissecció anatòmica. Per primera vegada, les medecines i pocions es produïen amb els nous productes químics dels laboratoris industrials farmacèutics, els nous metges ja no tenien necessitat de conèixer les plantes medicinals, ni la influència de les llunacions, ni els bioritmes que, fins llavors, tenien molta importància per a comprendre i aplicar correctament l'art mèdic... es començava a perdre aquest contacte directe amb el batec del cosmos; i amb el pas ferm del Progrés i l'assimilació mental de la nova societat de la teoria d'un cosmos hostil i agressiu... es va esfumar l'antiga complicitat entre metge i forces naturals.

Aquests nous metges industrials van veure en els nous éssers descoberts, els microbis, un enemic perillós que calia destruir.

Els científics europeus en general estaven impregnats de l'esperit de l'època, com la majoria dels ciutadans; el poder sobre la naturalesa que els havia donat sobtadament la tecnologia i la indústria, el Progrés, el darwinisme, el materialisme, etc., van canviar la visió d'harmonia i complicitat amb la naturalesa que tenien els antics científics per una visió darwinista de l'existència. Modernes consignes com "La supervivència del més fort" que és el mateix que "El peix gran es menja el menut" van canviar també l'actitud dels europeus cap a la Naturalesa; aquesta ja no seria més un còmplice sinó un enemic que calia abatre[1]. Ja no seria la nostra casa... en sortiríem, ens apartaríem

1 Com a imatges que atesten aquesta cultura industrial d'enfrontament entre l'home civilitzat i la naturalesa, ens han quedat aquelles fotografies de color sèpia on apareixien els civilitzats rics americans i europeus que s'immortalitzaven al costat d'un munt de cadàvers d'animals caçats sense sentit en els "safaris" africans. Aquesta imatge del caçador blanc amb fusell i

de les bestioles agressives i viuríem en ciutats artificials asèptiques i netes, lliures de gèrmens.

Per al nou Prometeu, l'home industrial, els éssers visibles i invisibles que comparteixen el planeta amb nosaltres, una de dues:

—O són els nostres competidors i depredadors i volen la nostra vida: en aquest cas, hem de destruir-los amb tot el que puguem.

—O bé són les nostres preses i ens els hem de menjar tots[2]. És la llei de l'evolució, la llei del progrés i la civilització del temps de la Revolució Industrial, del segle de les revolucions i els grans invents... i és la llei que dura fins avui dia.

En l'actualitat, cent anys després, els actors del final de la pel·lícula, els besnéts dels qui pensaven així, estem experimentant directament el resultat catastròfic en el medi ambient planetari que aquest tipus de visió sobre l'existència, la visió industrial, hi ha produït. Però no només es nota en el medi ambient, sinó sobretot en el medi intern de l'organisme humà dels ciutadans actual, tal com exposarem al lector al llarg d'aquestes línies. No podria ser d'una altra manera atès que som fills del planeta i la cultura industrial ho ha contaminat tot, la terra i l'aigua, el que hi ha dalt i el que hi ha baix, el de dins i el de fora, els pares i els fills. Des d'aquesta posició temporal que ocupem, els actors del final de la pel·lícula som els hereus d'aquells pioners que, per primera vegada, es van sentir capaços de canviar el cosmos, i la nostra herència ha estat aquest cosmos canviat industrialitzat i contaminat... també van intentar canviar l'home... i igual, el home

---

trepitjant la presa amb postura altiva, simbolitza a la perfecció el pensament de l'home industrial i il·lustrat, és a dir, de l'home que es creu amo i senyor dels éssers que comparteixen amb ell el planeta, el civilitzador del món modern. Nosaltres en som els descendents.

2 Aquest tipus de pensament paranoic era tan general en la cultura europea que tots els governs, inclús l'espanyol, van promulgar lleis per premiar als ciutadans que eliminaven "feristeles". En tots els pobles es va iniciar una guerra contra els voltors, àguiles, guineus, mussols... una guerra a mort contra la Naturalesa que, com sabem els últims de la pel·lícula, ha arribat a fer desaparèixer moltes espècies.

acual es un ser altament transformat i contaminat... Ara, al final de la pel·lícula, ens preguntem si podem tornar enrere o si ja hem sobrepassat el punt sense retorn.

LA NATURALESA COM A ENEMIC QUE S'HA D'ABATRE. LA PARANOIA D'EXISTIR

L'esperit de l'època, és a dir, tota la cultura i la ideologia civil i científica occidental, considerava la naturalesa com a hostil, transformable, i, fins i tot, perfectament perfectible per la indústria i la tecnologia que l'home havia creat amb el seu enginy en els últims anys, les quals li permetien viure al marge de la Naturalesa i, des d'aquí, combatre-la, explotar-la i manipular-la.

Des de llavors, el metge modern no viu en la Naturalesa, sinó que viu contra la Naturalesa[3], ha perdut la complicitat i la veneració dels antics mestres i l'ha substituïda per l'abús, l'explotació, la contaminació i la **paranoia**.

La història de vegades amaga detalls que són molt significatius, gairebé simbòlics; és el cas del científic que va encapçalar en l'Europa vuitcentista la tendència bel·licista i paranoica contra els microbis, Louis Pasteur. Tothom el coneix com el doctor Pasteur i el té com un gran metge salvador de vides. Sí, és veritat, tenia el títol de doctor, però no en medicina sinó en química. No era metge, sinó químic industrial.

3 Una quantitat enorme d'actes mèdics que es duen a terme en la medicina actual van en contra del funcionament genuí dels sistemes orgànics. És a dir, són contranaturals, perquè tracten d'interferir, anul·lar, avançar, retardar, potenciar o aniquilar-ne les funcions, els ritmes, etc. És el cas dels anovulatoris, els antihistamínics, els abortius, les hormones, antibiòtics... sintètics i industrials. Són medicaments que els antics mestres no s'haguessin permès per les raons ja exposades, però que actualment són els productes més usats en una cultura que no viu en harmonia amb les pulsions naturals, sinó en contra... i necessita ajuda industrial per a poder fer-ho.

El biògraf de Pasteur, el dr. Paul de Kruif, en el seu llibre *Caçadors de microbis* —que el lector pot trobar en Internet[4]—, va deixar escrit en el seu capítol dedicat a aquest industrial francès, el següent:

> *«Per començar, Pasteur mai havia pres el pols a ningú, ni ordenat a un malalt que tragués la llengua. Dubto que fos capaç de distingir un pulmó d'un fetge, i gairebé segur que no sabia agafar un escalpel...»*

El biògraf oficial, amb aquesta descripció que fa de l'il·lustre industrial Pasteur, vol remarcar l'escassa preparació mèdica i la falta de coneixements tècnics en l'art de guarir d'aquest bon senyor que, recordem, fou el pare i creador de la **teoria de la infecció** i un dels introductors més rellevants de la vacunació al món.

En realitat, aquest industrial francès va fer els estudis universitaris per dedicar-se al que en principi es va dedicar, la indústria de fermentació de vins i cervesa. Més tard canviaria aquesta indústria civil dels licors per la de les seves vacunes, la qual cosa li va produir la glòria i la fortuna que perduren fins avui.

En el cas de Pasteur, per mancar d'aquest sentit de complicitat amb la Naturalesa que professaven els metges vitalistes, li va resultar moltíssim més fàcil assimilar la primera de les dues hipòtesis en discussió en l'època, és a dir, la bel·licista, paranoica i industrial, que la hipòtesi vitalista pròpia dels que coneixien i practicaven l'art de guarir; ell no era metge, no coneixia els principis i lleis que regien en la medicina del seu temps, no coneixia què podia ser **allò** que els metges coneixien amb el nom de "vis naturae medicatrix", ni havia tingut xerrades entre companys sobre la força vital... no coneixia els mecanismes fisiològics encarregats de l'equilibri orgànic intern, no va tenir tampoc conflictes morals i deontològics per experimentar amb cobais animals i humans... ni cap problema mental en aplicar els mètodes de la indústria a la medicina, simplement, perquè desconeixia la naturalesa artesana de l'art de guarir.

4 Per exemple en aquest enllaç: *http://www.eduteka.org/gestorp/recup/51b832659d4bcb92fa3580fb22ea996a.pdf*

Precisament aquesta ignorància de la ciència mèdica li permetia elaborar teories que contradeien llavors, tal com ara, els principis més elementals de la Higiene. El seu biògraf explica que va tenir períodes de la vida carregats de paranoia contra els gèrmens i les infeccions, veia bestioles aguaitant per tot arreu i els acusava de produir malalties, i va proposar diversos plans a les autoritats franceses per exterminar en grans àrees geogràfiques els gèrmens agressius, amb la utilització de tones de desinfectants.

La **necessitat** biològica de les vacunes s'havia iniciat en el si de la indústria. Al principi, aquesta visió bel·licista contra els microbis era minoritària entre la classe mèdica en comparació a la quantitat de metges vitalistes que hi havia en aquest temps. La immensa majoria dels mestres de medicina de l'època, per no dir tots, es van oposar inicialment al nou elixir d'immunitat. No obstant això, a la **premsa,** que també estava prenent un lloc de poder en la nova societat industrial, li va encantar el tema, no podia resistir-se a les notícies sensacionalistes que les noves vacunes i medicaments produïen, no podien deixar d'explotar la morbositat col·lectiva, la morbositat del terror dels nous microbis, l'ansietat que es calma amb esperança, l'heroïcitat i ciència dels autors. La gent comprava els periòdics amb avidesa, es van radiar per tot el món històries dels miracles de les vacunes, la paranoia surava en l'aire i, alhora, se'n contaven meravelles. Era un joc de paraules, missatges sensacionals, crits d'alarma, comentaris i històries que parlaven del terror a la mort epidèmica a les mans dels enemics voraços i... l'esperança en la ciència. En aquest ambient ningú podia mantenir les emocions al marge i tothom buscava i consumia informació amb voracitat.

LES PRIMERES VACUNES I ELS PRIMERS METGES INDUSTRIALS

A poc a poc, els vells metges artesans anaren desapareixent i la visió paranoica i industrial de Pasteur sobre els gèrmens ha acabat imposant-se aclaparadorament perquè, a més, estava en sintonia amb l'esperit europeu de l'època, amb el Progrés i la tecnologia que es presentaven capaços de transformar el cosmos i superar la Naturalesa.

Aquesta visió paranoica dels microbis afavoria la indústria i el comerç, i això portaria molts diners (tal com va succeir), els diners abundants poden crear premis científics com el Nobel (gairebé tots els descobridors de vacunes, microbis i medicaments nous contra els gèrmens agressius van ser premiats amb aquest i altres premis internacionals i de les acadèmies de ciències), els diners poden subornar polítics (com tantes vegades hem conegut els ciutadans), els diners poden manipular la premsa i perquè faci apologia del que calga, els diners poden fer publicitat fins a desorientar a qualsevol. La hipòtesi bel·licista contra els microbis era feble i sense fonament científic, però tenia **ànima industrial** i anava a convertir-se en la font i origen d'una gran indústria que fabricaria tones de vacunes, antibiòtics, antisèptics, desinfectants, quimioteràpics, etc., per calmar aquesta paranoia còsmica que acabaria apoderant-se de la societat occidental.

La publicitat i la premsa, germanes industrials de les vacunes, anaven a canviar la mentalitat dels ciutadans; els explicarien que estan envoltats d'enemics invisibles, els farien sentir que estan en perill. Si aconseguien l'ambient de paranoia entre els ciutadans, aquests accedirien i, fins i tot, demandarien amb avidesa i esperança aquests productes nous per protegir-se. No ho van dubtar. Es van transmetre notícies de "miracles" de les vacunes en tota la premsa; es van fer pel·lícules i es van escriure novel·les on els microbis assassins amenaçaven de mort comunitats, les quals se salvaven amb l'arribada de la vacuna o el sèrum que matava les bestioles.

Amb la premsa totalment obstinada i compromesa a difondre la teoria de la infecció, tots nosaltres hem nascut en un món en guerra contra els microbis, ens hem vacunat contra aquests, els hem matat, els hem enverinat. En el nostre temps la hipòtesi bel·licista i paranoica és la que predomina amb molta diferència.

No obstant això, a aquesta forma industrial de concebre els tractaments i la prevenció en la medicina s'oposaven la majoria dels metges de l'època, encara que sembli mentida avui dia; al front internacional d'aquesta altra forma de veure la qüestió dels microbis eren el gran fisiòleg, doctor en medicina i en ciències naturals Claude Bernard i molts altres catedràtics de renom com

D. Santiago Ramón y Cajal,[5] el nostre premi Nobel en medicina nacional.

L'oposició de tots aquests catedràtics i dels metges tant rurals com urbans d'aquella època que encara no tenien mentalitat industrial, va protegir la societat civil d'aquest temps de patir els estralls que van produir les primeres vacunacions per inoculació que, com explicarem, es van dur a terme gairebé exclusivament sobre població no civil: militars, orfes, asils de pobres...

El lector potser se sorprendrà en saber que els primers opositors de les vacunes van ser els mateixos metges. No ha d'estranyar-lo, no obstant això, ja que eren metges i coneixien la complexitat i especificitat enormes dels fenòmens vitals. Es basaven en principis que s'havien mantingut durant tota la tradició mèdica clàssica tals com: «L*a força natural que hi ha a l'interior de cadascun de nosaltres és la millor arma de la qual disposen el metge i la naturalesa per guarir les malalties*», sentència mèdica que havia deixat escrita Dioscòrides, un metge vitalista romà del segle I.

5 Aquest il·lustre Nobel espanyol, que en aquells dies era catedràtic d'anatomia en la facultat de València, va escriure en el seu llibre *Estudios sobre el microbio vírgula del cólera i las inoculaciones profilácticas*, la conclusió següent: *"la inoculación de la vacuna contra el cólera no producía un cuadro de cólera atenuado en los enfermos, sinó una nueva enfermedad de peor pronóstico producida por el bacilo al vivir fuera de su medio natural".* Al costat de Cajal eren la majoria dels catedràtics espanyols com els catedràtics valencians Francisco Moliner i Juan Bautista Peste, etc. El catedràtic de Madrid Mariano Graells va publicar en la revista *Crònica Mèdica* n. 8 i 9 dels mesos d'agost de l'any 1885. En aquests articles el catedràtic de biologia explica amb arguments lògics i coneguts que els gèrmens no poden ser productors de malaltia. Tota aquesta informació està a l'abast del lector en el primer capítol del llibre: *La inoculación preventiva contra el cólera morbo asiático* (1886). És un treball de recopilació que va publicar la càtedra d'història de la medicina de la facultat de València en 1985 i va ser patrocinada per la Generalitat Valenciana, per la qual cosa està accessible al lector interessat a ampliar aquest tipus d'informació normalment desconeguda. El llibre està en totes les biblioteques públiques del País Valencià. A més, s'hi pot accedir als arxius de la càtedra d'història de la medicina o a la biblioteca d'aquesta facultat per mitjà d'Internet.

El doctor Claude Bernard era un metge que va acceptar el llenguatge del Progrés i que va utilitzar el mètode científic i l'experimentació sobre cobais animals, per tant ja no era vitalista; però així i tot, després de moltes comprovacions en el seu laboratori de fisiologia, va encunyar aquella frase famosa entre els universitaris, i similar a la de Dioscòrides: "*El microbi no és res, el sistema defensiu orgànic ho és tot.*", al·ludint al fet que en la qüestió dels microbis, els quals sempre havien estat aquí, l'important era tenir bon nivell de vida per a no patir mancances i portar una vida saludable; no calia fer res més, ja que el nostre sistema d'equilibri orgànic, si estava sa, ens mantenia fora de perill i, a més, sense despeses afegides ni bagatel·les, sence tenir que afegir res... gratuïtament[6].

Però, a més d'estar convençuts de la importància que tenia la higiene i els hàbits saludables per a mantenir la salut, aviat van poder tenir experiència de les alteracions, les febres i les morts que es produïen en algunes persones que s'havien vacunat per primera vegada. Naturalment que ho van denunciar i es van negar a aplicar les vacunes. Com relatarem en els paràgrafs següents, aquesta oposició mèdica generalitzada dels primers temps va impedir i retardar que les vacunes es generalitzessin en la població europea fins després de la Segona Guerra Mundial[7].

Ara explicarem al lector qui foren els inventors i fabricadors de les vacunes, com ho van fer, a qui les administraren, quins mals i malalties van eradicar suposadament... i examinarem tots aquests esdeveniments amb la perspectiva que ens proporciona el nostre millor aliat després de la reflexió lògica: el temps.

---

6 Aquest caràcter gratuït de la salut que tenien els vitalistes no agradava a l'esperit industrial. Aquest era més partidari que la salut requerís algun producte artificial que es pogués fabricar, vendre i incorporar a la naturalesa de l'home. Un concepte nou de salut que permetés a la cultura industrial fabricar i vendre coses sota el pretext de la **necessitat**.

7 Aquesta referència històrica i cronològica, la Segona Guerra Mundial o la meitat del segle passat, té la seva importància i, per això, es repetirà al llarg del text; és perquè en aquesta època comença de debò la vacunació massiva de tots els ciutadans d'occident. Fins llavors les campanyes de vacunació s'havien aplicat a poblacions més o menys restringides, precisament per aquesta oposició inicial dels metges.

4. Progrés, Ciència i impunitat

No mataràs

CINQUÈ MANAMENT

ELS PRIMERS COBAIS HUMANS DE LA MEDICINA

El temps i les persones que volem analitzar tenen unes característiques especials que cal tenir en compte: la primera és que ni qui escriu aquestes línies ni els possibles lectors han viscut aqueix temps. No obstant això, gairebé tots hem crescut amb històries de l'època, n'hem llegit una mica de la literatura, n'hem vist pel·lícules i reportatges, etc. Tot això ens ajudarà a fer-nos una imatge bastant exacta de l'Europa de principis del segle passat.

I la segona deriva o és conseqüència de la primera i és que tot el que sabem del que va passar respecte de les vacunes i els seus inventors ens ho han explicat, són relats d'uns temps en què vivien els nostres besavis. Hem de confiar en el que ens han explicat i no hi ha possibilitat de viure-ho ni experimentar-ho per nosaltres mateixos.

I el que ens han explicat i que es troba als llibres d'història de totes les escoles és que en aquesta època hi hagué uns científics que van estimar molt la humanitat i que per aquest amor es van sacrificar abnegadament; però, a més, foren genis que van inventar les vacunes, que van eradicar malalties ancestrals i que ens han convertit en éssers humans més dotats que els nostres avantpassats humans biològicament i psicològicament, i que vivim una vida molt més segura davant dels embats dels microbis. Això és més o menys el que sabem, el que creiem en un noranta i escaig per cent... això és el que ens han explicat.

Els noms d'aquests grans homes han quedat escrits en les cantonades dels nostres carrers i places públiques. Tothom sap i conta als seus fills que aquests herois de la humanitat, amb la seva ciència i sacrifici, ens van alliberar del perill ancestral d'emmalaltir a causa de les epidèmies. I que no van dubtar a exposar les seves vides amb l'únic fi de bandejar per sempre les terribles pestes que delmaven la humanitat.

Però el lector no ha de perdre de vista que aquests metges industrials ja no se sentien lligats als principis morals, ètics i religiosos que professaven els grans, els metges artesans tradicionals; aquests últims tenien com a primer principi per poder exercir el seu art: ***primum non nocere*** (el principal és no fer mal). Aquesta prohibició expressa de no danyar **mai** el pacient que ha vingut a demanar-te ajuda impedia que aquests metges, en cap cas, es plantegessin fer experiments en la persona d'un pacient.

Els nous metges industrials no semblaven tenir aquestes manies morals dels seus predecessors, eren els temps de la revolució industrial, Déu havia mort, l'home era un animal en evolució, es competia per ser el més fort i calia guanyar... i no van tenir problemes a l'hora de fer cas omís d'aquest vell principi d'ètica mèdica inviolable fins llavors.

En aquesta primera part de l'estudi que presentem, no contarem una història diferent de la que ens han contat, ni en debatrem els resultats ni les opinions, ni les discussions científiques dels diferents metges i científics de l'època, atès que, com hem dit, enterboliria el tema més que l'aclariria; de fet ens limitarem a portar a l'atenció del lector els testimonis, afirmacions, negacions i presa de postures dels mateixos metges de l'època sense discutir-los. Simplement, relatarem al lector com es van desenvolupar algunes de les primeres vacunes i sèrums antibacterians, com ho van fer, a qui les hi van posar. Farem que la història es confessi per si mateixa... i estem segurs que el lector en traurà reflexions pròpies sense la nostra ajuda.

Per mantenir-nos en una posició neutra, utilitzarem dues fonts **oficials** d'informació ja esmentades en el capítol anterior i que ens descriuen amb tota claredat, fins i tot diríem amb tota impunitat, l'ètica mèdica, la deontologia i la manera d'operar dels grans genis medicoindustrials i pares de la teoria de la infecció.

La primera referència històrica que proposem al lector és el famós llibre del metge i microbiòleg Paul de Kruif, autor molt conegut i llegit per tots els estudiants de medicina: *Caçadors de microbis*[1].

Aquest llibre, que conta les biografies dels caçadors de microbis més famosos no pot ser sospitós de ser antivacunes, ja que està escrit per un microbiòleg que va dedicar tota la vida professional a la microbiologia; el llibre, més aviat, és una apologia de les vacunes i dels seus inventors, però com que ens hem compromès a utilitzar informació oficial, aquest llibre provacunes ens servirà per a fer unes reflexions lògiques al lector.

La segona referència bibliogràfica que proposem prové de la Càtedra d'Història de la Medicina de València, que ens narrarà la implantació històrica de la vacunació al nostre país[2].

Amb aquestes dues referències oficials, a l'abast de tots, n'hi haurà més que prou; ens serviran per a portar el lector a l'escenari històric on es va decidir introduir les vacunes per primera vegada al nostre món quotidià i en la nostra història biològica com a espècie evolutiva.

Començarem dient que en totes aquestes fonts d'informació de l'època, encara que les hem buscades amb interès, **no** hi hem trobat grans mostres d'abnegació i autosacrifici per la humanitat que pateix en els grans descobridors de microbis i de vacunes, ja que des del mateix predecessor de tots, el metge anglès Edward Jenner, passant per Pasteur i seguint amb **la resta,** encara que afirmaven estar segurs dels resultats beneficiosos de les seves vacunes noves i del seu caràcter innocu, i que no hi tenien cap inconvenient... **cap** d'aquests grans amants de la humanitat les va experimentar en la seva persona.

---

1 El lector pot accedir a la biografia d'aquest metge investigador i escriptor simplement teclejant-ne el nom o el del llibre en *Wikipedia*. Comprovarà sense dificultat que aquest autor és un aficionat dels microbis i els seus descobridors, i que tot el llibre és una gran apologia de la teoria de la infecció, de les vacunes i sobretot dels seus descobridors i primers aplicadors. Ningú que no estigui fora de seny pot veure en aquest autor, que prenem com a referència, un antivacunes.

2 *La inoculació preventiva contra el còlera morbo asiàtic* (1886). Monografies sanitàries. Sèrie B. número 1. Generalitat Valenciana. Arts Gràfiques, València, 1985. (Càtedra d'història i biblioteca de la universitat).

Tots sense excepció van utilitzar cobais humans. Edward Jenner va utilitzar de cobai un nen de 8 anys (veure Wikipedia); Pasteur, per provar els efectes de la primera vacuna de la ràbia[3] en humans, va utilitzar un altre nen, aquesta vegada de nou anys; aquest és el testimoni del biògraf Paul de Kruif, que copiem literalment del llibre esmentat:

> *«Va haver-hi un moment en què va ressorgir en Pasteur l'actor, l'home dels bells gestos teatrals: «Em sento molt inclinat a començar amb mi mateix, a inocular-me la ràbia i tenir-ne després les conseqüències, perquè començo a tenir molta confiança en els resultats», escrivia al seu amic Jules Vercel.*
>
> *»Afortunadament, l'entristida madame Meister, de Maissengott, a Alsàcia, va arrencar la terrible decisió de les mans insegures de Pasteur. Aquesta dona va arribar plorant al laboratori, conduint de la mà el seu fill José, de nou anys, al qual dos dies abans un gos rabiós havia mossegat en catorze llocs diferents del cos, el nen es trobava en un estat lamentable, un pur gemec, gairebé no podia caminar.*
> *» —Salvi vostè el meu fill, M. Pasteur— pregava insistentment aquella mare.*
> *»Pasteur li va dir que tornés aquella mateixa tarda a les cinc, i entretant anà a veure dos metges, Vulpian i Grancher, grans admiradors seus, que havien estat al laboratori i havien presenciat la manera perfecta com Pasteur podia preservar de la ràbia els gossos greument mossegats. A la tarda anaren al laboratori per examinar el nen mossegat, i en veure Vulpian les ferides sagnants, va instar Pasteur que procedís a la inoculació:*
> *» – Comenci vostè – va dir Vulpian – . Si no hi fa alguna cosa, és gairebé segur que el nen morirà.*

---

3 Curiosament, aquestes dues vacunes, que varen ser les primeres de la història, tracten de prevenir de dues malalties infeccioses produïdes, segons la doctrina oficial, per virus. Els virus es descobriren en els anys 30 del segle XX. Una altra vegada el nostre aliat, el Temps, ens demostra que aquests primers vacunadors no tenien ni podien tenir ni la més remota idea del que injectaven a l'interior dels seus pacients.

»I en aquella tarda del 6 de juliol de 1885, es va inocular a un ésser humà la primera injecció de microbis atenuats, d'hidrofòbia: després, dia rere dia, el nen Meister va suportar sense majors problemes les injeccions restants, meres picades de l'agulla hipodèrmica.

»I el noi va tornar a Alsàcia i mai va presentar el menor símptoma de l'espantosa malaltia.

»Pasteur va perdre la por després d'aquesta prova...»

Amb aquest relat, el lector pot apreciar el grau d'autosacrifici i d'abnegació que podien mostrar aquests homes. El mateix biògraf relata amb tota candidesa com cap investigador de tots els que descriu al llarg del llibre mai va provar en el seu organisme les virtuts curatives o preventives dels seus elixirs, sempre ho van provar en els cossos dels altres, en cobais humans, generalment nens.

El que ens relata el doctor Paul de Kruif sobre el descobriment i aplicació del primer sèrum antidiftèric per part del famós metge alemany doctor Behring, ens mostra que aquest va practicar el mateix grau d'abnegació i ètica mèdica que els seus predecessors, però, a més, aporta una sèrie de reflexions que no manquen d'importància per al lector, ja que aquest podrà treure'n unes conclusions lògiques que, de segur, li donaran una idea bastant exacta de com es van gestar les vacunes i els sèrums antibacterians que la història ens va presentar com a grans assoliments del saber mèdic d'aquests grans homes; copiem directament del text del mateix llibre:

«Cap al final de l'any 1891, hi havia a la clínica Bergmann, de la Ziegeltrasse, de Berlín, molts nens que morien de diftèria. La nit de Nadal, un nen en estat desesperat cridava i espeternegava feblement en sentir en la pell tendra la punxada de la primera injecció de toxina antidiftèrica. Els resultats semblaven miraculosos, uns quants nens van morir; el fill d'un metge famós de Berlín va morir misteriosament, uns quants minuts després de la injecció de sèrum, i amb aquest motiu va haver-hi un gran renou: però, no obstant això, les grans fàbriques alemanyes es van encarregar després de preparar antitoxina, emprant ramats d'ovelles. Al

cap de tres anys, havien estat injectats vint mil nens, que foren alhora propagandistes del procediment, i Biggs, l'eminent metge de la Sanitat dels Estats Units, que es va deixar arrossegar per l'entusiasme, cablegrafià dramàticament i autoritàriament al doctor Park, de Nova York: "La toxina antidiftèrica és un èxit; comenci a preparar-la".»

Aquest breu text biogràfic és molt revelador per a la reflexió del lector, ja que reuneix en poques paraules tot l'esperit, el mètode, l'ètica i el caràcter industrial i comercial de la teoria de la infecció i de les vacunes, és a dir, de gran part de la medicina moderna. Per no quedar-nos en la simple afirmació, convidem el lector a una anàlisi en profunditat del text biogràfic:

L'autor diu que *"els resultats semblaven miraculosos"*… miraculosos? Estranya paraula per a un biògraf científic, però plena d'esperança, impactant per a la premsa incipient, que va haver d'estampar les paraules "miracle", "curació miraculosa de la diftèria", "sèrum miraculós"… en totes les primeres pàgines dels periòdics més importants del món. I continua així: *"...però uns quants nens van morir; el fill d'un famós metge de Berlín va morir, misteriosament, uns quants minuts després de la injecció del sèrum, i amb aquest motiu va haver-hi un gran renou..."*. Uns quants nens, no diu quants… i, a més, diu que van morir **misteriosament**. El biògraf *científic* torna a utilitzar una paraula estranya per a la ciència i fa referència a un misteri inexistent, atès que aquest misteri es resol immediatament (amb els coneixements actuals sobre els efectes d'aquests sèrums) si se sap que, uns minuts abans, se'ls ha injectat un sèrum d'ovella.

I els altres nens que van morir… qui eren, quants n'eren? Algú va fer alguna reclamació o eren simples hostes dels nombrosos orfenats de l'època?

Però aquests petits fracassos, aquest nombre "insignificant" i "indefinit" de nens morts, no impedirien el pas ferm del Progrés, ni l'avanç de la medicina industrial ni el gran negoci que anava a començar i, per això, el doctor de Kruif escriu immediatament després de d'anomenar aquest "muntonet indeterminat" de morts "misterioses": *"...però, no obstant això, les grans fàbriques alemanyes van començar a preparar antitoxina, emprant grans ramats d'ovelles...".* Els petits problemes "misteriosos" no podrien d'impedir el gran negoci en què es va convertir l'empresa.

Aquest relat biogràfic curt sintetitza en si mateix el model de conducta mèdic industrial que es va seguir en tots els casos d'aplicació de les altres vacunes i sèrums, és a dir, sempre s'hi repetia el mateix protocol:

L'aplicació produïa una sèrie de morts "misterioses" que no es pregonaven i que haurien d'haver aturat l'experiment, però les fàbriques eren plenes de "vacunes i sèrums miraculosos". Només faltava encendre la metxa de l'esperança per mitjà de la proclamació de les vacunes "miraculoses" a través de la **premsa** mundial. I es produïa l'explosió en tots els casos tant de microbis nous com de vacunes i sèrums nous.

A Espanya no volien perdre el tren de la Revolució Industrial i alguns metges fins i tot s'hi van avançar; així. el doctor Jaime Ferrán va ser el primer del món mundial a aplicar en cobais humans que no eren ell la primera inoculació del vibrió colèric amb l'objectiu de prevenir el còlera. Transcrivim aquí el que descriu una crònica de l'època, extreta d'un treball de recerca de la doctora Mª José Báguena, de la Càtedra d'Història de la Medicina de València[4]:

> *«Ferrán va inocular a les monges i als acollits en l'asil de les Hermanitas de los pobres, en el qual el còlera havia causat moltes defuncions. Ferrán va advertir que la vacuna era ineficaç per a les persones ja envaïdes, les quals es feren constar en el registre de vacunacions.* ***Totes van morir*** *i la polèmica [amb els metges opositors] es va desfermar.»*

Encara que la historiadora de la medicina diu que va haver-hi polèmica, que no pensi el lector que aquesta història macabra tingué conseqüències greus per al doctor Ferran. En realitat no en va tenir cap, ja que això passava en 1885 i el mateix catedràtic d'història de la medicina doctor José Mª López Piñero ens explica en el mateix llibre,

---

4 *La inoculación preventiva contra el cólera morbo asiático.* (1886), pàgina 16.

a la pàgina 8: l'Acadèmia de Ciències de París va concedir a Ferran el premi Bréant en 1907 i els especialistes més destacats en bacteriologia, començant per màximes figures com Pierre Roux i Paul Ehrlich...

No solament va ocórrer això amb Ferran. Tots els introductors de vacunes i sèrums famosos i coneguts com Koch, Pasteur, Neisser, tots sense excepció van tenir resultats "miraculosos" i fracassos "misteriosos" que acabaven amb part del conjunt de cobais humans. Cap d'ells va ser jutjat per això ni ningú els va demanar cap mena de responsabilitat.

És possible que el lector es quedi sorprès davant tanta impunitat, davant tant d'engany i manipulació, però ha de recordar que érem a principis del segle xx, abans de la Primera Guerra Mundial, en plena Revolució Industrial i sense drets socials.

A Europa s'estava produint la revolució industrial i científica, els països competien en aquesta carrera frenètica del Progrés tecnològic, científic, industrial i militar... tot això en una societat victoriana i kaiseriana on milions d'obrers i camperols pobres no podien ni tan sols somiar a poder demandar un metge o professor d'universitat, la vida del pobre o del soldat no tenia gens de valor davant el pas ferm del Progrés i el desenvolupament industrial.

Aquest frenesí de competència pel Progrés entre països i el poc valor que es donava a la vida de la gent el testificarien els milions de ciutadans que serien sacrificats en massa uns anys després... en el que es va anomenar la Gran Guerra.

Aquest enfrontament, que va causar la major matança que havia conegut la humanitat, va suposar la introducció de l'esperit **industrial** en l'art de la guerra; tal com l'aplicació de les vacunes en l'art mèdic va suposar la introducció d'aquest mateix esperit en la medicina i que la convertiria en una activitat industrial tal com és en l'actualitat.

La Premsa i la comunicació a distància, com ja hem apuntat, van ser capitals per a predicar les meravelles de la ciència i acabar d'instaurar a occident l'esperit **industrial**. Una altra vegada el mateix biògraf, Dr. Paul de Kruif, reconeix la importància que tindria la premsa en la creació i cristal·lització del nou assumpte de les vacunes, i així, en un dels capítols que parla de Koch i la seva vacuna contra la tuberculosi, diu:

«Si dos-cents anys abans hagués fet el vell Leeuwenhoek un descobriment tan transcendental com aquest, haurien hagut de transcórrer mesos perquè l'Europa del segle XVII s'assabentés de les novetats; però en 1882, la notícia que Koch havia descobert el microbi de la tuberculosi va transcendir aquella mateixa tarda la sala on estava reunida la Societat de Fisiologia, i a la nit es transmeté per cable a Kamchatka i a San Francisco, i va aparèixer al matí com a informació sensacional en la primera plana dels periòdics.»

Per això hem afirmat que les vacunes van arribar en el moment històric just; els governs europeus competien entre si en tots els camps, com en aquella famosa pel·lícula titulada *Aquells vells tarats amb els seus bojos trastos*. Amb zel nacionalista, els governs europeus acaronaven les seves celebritats en tecnologia, indústria, enginyeria i els atorgaven un grau d'impunitat considerable amb la finalitat de no posar obstacles al Progrés. Era l'esperit darwinista propi del segle, que incitava a pensar en la lluita per la supervivència i el dret del millor a quedar-s'ho tot.

D'altra banda, als mitjans d'informació no els interessava molt l'ètica mèdica, ni el grau de deontologia dels científics, ni els resultats "misteriosament" fracassats, els interessava, com ara, ser els més llegits i els més escoltats, i buscaven àvidament esdeveniments, miracles i gestes nous que deixessin bocabadats i tan impressionats com fos possible els ciutadans davant els assoliments de la nova cultura del món industrialitzat.

ELS ÚLTIMS METGES QUE NO CREIEN EN LES VACUNES

Per als metges tradicionals **vitalistes** semblava totalment impossible industrialitzar l'art de guarir, ja que l'acte mèdic es realitza al d'una relació personal entre el metge i el malalt, com ocorre entre el mestre i l'alumne, o entre un entrenador i el seu pupil... i és per tant individual i intransferible.

Per a l'esperit del Progrés no semblava haver-hi res impossible, i com havia fet amb el soldat, amb l'artesà i amb l'agricultor, va temptar el metge i l'apotecari tradicionals, que moltes vegades eren la mateixa persona, amb la proposició següent:

> *«Si sou capaços d'oblidar aquesta visió còsmica i integradora de la medicina, aquesta devoció i respecte per les lleis de la naturalesa, si us salteu uns pocs principis ètics de res i us atreviu a desafiar-los i contradir-los, a anul·lar-los i retardar-los amb els mètodes i productes nous del progrés i amb la nova biotecnologia... sereu capaços de grans proeses. A més, els qui destaquin en medicina i farmacopea modernes, seran famosos i rics, els presentarem com a herois i sants, i tots els veneraran.*
>
> *»El progrés fabricarà tones d'utensilis, artefactes de tecnologia punta i medicaments; els aplicarem i els vendrem gràcies a la publicitat que dominem perfectament; convencerem els governs, o els subornarem, de manera que la distribució i venda dels productes sigui generalitzada, i fins i tot obligatòria per a tots els ciutadans; quan la indústria mèdica estigui instal·lada i siguem rics, ens farem imprescindibles i ja no podran deixar de consumir...»*

La majoria dels metges no es va deixar temptar ni convèncer fins a la Primera Guerra Mundial i, fins i tot, alguns es van mantenir íntegres fins a la segona; i aquesta actitud va evitar a la gran majoria de ciutadans europeus d'exposar-se a aquestes vacunes primitives i noves que, com hem explicat, de fonts totalment oficials, produïen casos "misteriosos" de morts immediatament després d'inocular-les, la qual cosa demostra que en alguns casos tenien un efecte fulminant, com el relat biogràfic mateix relata sense problemes[5].

Tot estava justificat en nom del Progrés i ningú ni res (ni tan sols aquests petits problemes fatals) podria impedir que la medicina deixés de ser un acte personal i es convertís en un acte protocol·lari de la

5 En les dècades dels 50 i 60 del segle XX, seixanta anys després d'aquests esdeveniments, la medicina ja es podia explicar amb tot detall per què es produïen aquests casos "misteriosos" de mort sobtada o retardada dels pacients, ja que llavors es va començar a conèixer gran part del que avui se sap que és el sistema immunitari... i es van abandonar amb horror aquestes vacunes que fins aquell moment estaven catalogades d'elixirs "miraculosos".

indústria i el comerç. Res ni ningú podria impedir que deixés de ser un art i es convertís en una activitat industrial com la resta de les activitats artesanals i d'expressió personal de la creativitat humana... Però això tardaria un poc... els vells mestres metges s'hi resistien... i, en realitat, les vacunacions massives i gairebé totals a les quals estem sotmesos avui dia no van començar a aplicar-se fins després de la Segona Guerra Mundial, és a dir, la dècada dels cinquanta del segle passat.

En el temps actual la visió paranoica i bel·licista està instal·lada en el nostre conscient col·lectiu, i per això ja gairebé ningú creu que la nostra **vitalitat** natural és prou per a viure la nostra vida d'humans al nostre planeta. No es permet creure a ningú, sigui metge o no, que és possible la vida humana normal en harmonia i complicitat amb la naturalesa. La medicina industrial va néixer de la visió darwinista de la lluita per la supervivència i això ens converteix en depredadors i preses de tots els altres, estem contra tots i tots contra nosaltres... estem en guerra permanent i, com en qualsevol guerra, necessitem les armes ofensives i defensives que ens ha proporcionat amb gust la indústria farmacèutica[6].

L'esperit de la Revolució Industrial, el progrés i la cultura del consum ens han presentat una nova visió del món: concep el cosmos com un lloc totalment aliè a la naturalesa humana, com si acabéssim d'aterrar en un planeta inhòspit... i els humans com a preses indefenses i assetjades per mil enemics àvids de la nostra vida. Amb aquesta nova visió de l'existència humana i de les intencions agressives de la naturalesa que ens circumda, és lògic estar en guerra contra el nostre entorn.

La majoria d'aquests gèrmens s'identificaren com a agressors per aquells genis de les vacunes; era la primera vegada que apareixien en la realitat de l'home, ràpidament els van identificar com a culpables de la malaltia però, ara que ha passat el temps, sabem que no són enemics sinó amics, ara sabem que tota la guerra que hem fet contra

6 El que la fisiologia moderna anomena Sistema Immunitari, en realitat és una part del que els antics i actuals metges **vitalistes** coneixien com *vis natura medicatrix*: aquests tenien una visió molt més àmplia i integral del Sistema defensiu orgànic que actuava com una unitat de funcionament que implica tot l'organisme.

aquells l'hem duta a terme contra nosaltres... però llavors, en l'inici de la pel·lícula, els primers actors no sabien el que sabem els últims.

ELS MICROBIS ALIENÍGENES QUE RESULTAREN SER ELS GÈRMENS DE LA NOSTRA VIDA

Com ja sap el lector, alguns dels metges del segle XIX, en veure als gèrmens o microbis per primera vegada, van pensar que devien haver d'estar sempre aquí; que s'havien fet evidents a la tecnologia nova del microscopi i que, en tot cas, havien de ser inofensius atès que no els van acusar de provocar cap malaltia que ells desconeguessin amb anterioritat, ja que els metges vitalistes i tradicionals del dinou i de segles anteriors ja coneixien la diftèria, anomenada popularment "crup", abans que acusessin el bacil de la diftèria de produir la malaltia.

Ja coneixien la tos ferina i el còlera, el xarampió i la varicel·la i la pulmonia... i les tractaven... i les guarien; això sí, sense vacunes ni antibiòtics; però llavors els metges preindustrials coneixien les plantes medicinals i els seus poderosos efectes, receptaven cataplasmes i pocions mil·lenàries... eren artesans i s'ho prenien amb calma.

No obstant això, un altre grup de metges amb un esperit més en sintonia amb els temps nous els van identificar com a **alienígenes**, com a invasors agressius i els causants, desconeguts fins llavors, de malalties que ja es coneixien i tractaven, com hem dit, però que ells, els revolucionaris, volien reinventar i redescriure. I van pensar que si aconseguien descobrir amb els seus experiments que aquests convidats nous eren agressors perillosos dels quals calia defensar-se, podrien fabricar vacunes i medicaments que eliminessin aquests alienígenes i així salvar definitivament la humanitat. I, alhora, amb aquests productes esdevindrien rics i famosos, serien tinguts per herois i creixeria la indústria. Tots contents!

Cent anys després, l'opinió d'aquest últim grup de metges industrials és la que preval de manera aclaparadora des de fa 60 anys, i gairebé tots ens hem vacunat contra els gèrmens.

Però ara que sabem moltes més coses sobre els gèrmens, alguns metges actuals que ens hem criat en una cultura sanitària de vacunes ens hem fet la pregunta següent: Contra qué o contra qui ens hem vacunat?

Prenguem, per exemple, una de les primeres vacunes inoculades que, com hem relatat es van experimentar per primera vegada sobre humans a Espanya: la vacuna contra el còlera que el doctor Ferrán va inocular en l'asil dels pobres de València. Naturalment, aquelles primeres vacunes tosques no són les que s'administren ara, encara que, com les vacunes actuals, en aquell temps es presentaren com a elixirs salvadors i **inofensius.** Però en aquests moments, amb els coneixements en fisiologia acumulats cent anys després, si algun metge nostàlgic dels mestres inoculés alguna d'aquelles vacunes a un pacient actual, qualsevol jurat mèdic actual l'acusaria d'intent d'homicidi. No obstant això, als qui les van aplicar al principi se'ls va atorgar la glòria i la immortalitat. Però creiem que el lector té dret a fer la reflexió següent davant aquesta informació innegable: Pot un producte mèdic considerat perillós per poder causar la mort en 1950... haver estat una vacuna "salvadora" i "inofensiva" a principis de segle? La resposta és evident.

L'estudi que ens presenta la Càtedra d'Història de la Medicina de València i que ens serveix de referència d'aquells temps a Espanya[7], anomena el còlera amb l'apel·latiu de "morbo asiático", un nom exòtic i amenaçador. Però per què se l'anomenava *morbo asiático*? Doncs perquè no se'l considerava europeu, es pensava que venia de terres llunyanes, que era un ésser aliè a la nostra vida... i com que en les colònies asiàtiques s'havien declarat epidèmies diarreiques que afectaven notablement les tropes expedicionàries europees, van pensar que devia ser a causa d'algun microbi "natiu".

En aquell temps dels inicis en el coneixement de la microbiologia, Pasteur, Koch i els altres els suposaven als gèrmens un origen extern, eren alienígenes i, per descomptat, assassins, no podien imaginar ni de bon tros que els microbis assassins habitaven a l'organisme, inclús formaven part d´ell.

Segons aquests caçadors de microbis, aquests agents esperaven a l'aguait al cos d'animals o amagats en la naturalesa, esperant el

7 *La inoculación preventiva...* Opus citada.

moment d'atacar l'home i destruir-lo. Per aquest motiu, aquests dos investigadors van ser enviats a Alexandria, a petició pròpia, per trobar-hi el bacil que causava el còlera *morbo*. Pasteur va enviar el seu ajudant Roux, que va acabar tenint una temporada de caguetes de la qual es va recuperar, sense vacunes, al mateix temps que l'epidèmia de suposat còlera infecciós desapareixia en la població en general, tan ràpidament com havia aparegut. El seu biògraf comenta que Koch es va deprimir en comprovar que la temible epidèmia produïda pel culpable buscat s'esvaïa davant els seus ulls, com la boira que dispersa el vent, sense que ells haguessin fet res.

Havien viatjat a Egipte perquè hi havia una suposada epidèmia produïda per un germen estrany que encara no coneixien, hi havien anat per caçar-lo... però, heus aquí que, tal com havia aparegut la suposada epidèmia de còlera, va desaparèixer en pocs dies, espontàniament... sense cap vacuna, ja que encara no existien.

La desaparició espontània del "còlera" a Alexandria va ocórrer abans que en trobessin el presumpte culpable, i això va frustrar els plans dels investigadors francesos i alemanys que competien per prestigi personal i per sentiment patriòtic, ja que en aquest temps els dos països i Anglaterra es disputaven aferrissadament el lideratge científic, industrial, econòmic i militar. Cal que el lector recordi que la cultura del més fort dominava les ments de ciutadans, polítics i militars fins a tal punt que acabaren destruint-se mútuament en dues grans guerres mundials.

Segurament aquest esperit de competició xovinista, aquesta pressa per ser el primer i l'estrès polític i mediàtic, etc., els va impedir fer-se una pregunta que segurament els hauria il·luminat una mica el pensament: Per què ha desaparegut l'epidèmia de còlera a Alexandria, ràpidament i sense la intervenció de vacunes o medicaments?

Si s'haguessin pres la molèstia, el temps i l'interès de saber-ne alguna cosa, n'haurien tingut prou preguntant als mateixos metges musulmans egipcis, els quals coneixien des de feia milers d'anys que en les zones del delta del Nil es produeixen periòdicament cada final d'estiu i principi de tardor molts casos de diarrees i quadres abdominals que la medicina moderna denomina com a diarrees disentèriques o coleriformes. Aquests quadres es presenten de manera nombrosa en aquesta època de l'any a causa de la calor i la humitat excessives de la terra pantanosa del delta del Nil, on se situa la ciutat d'Alexandria.

Els metges egipcis, si els haguessin preguntat, els haurien explicat que aquestes diarrees, per descomptat, no les causava cap germen, sinó que eren el producte d'una sèrie de reaccions orgàniques periòdiques que experimentaven els habitants, precisament, per adaptar-se a aquest període anual d'excés de calor i humitat. Amb uns quants dies de diarrea i febre els organismes dels egipcis reequilibraven l'excés d'humitat i calor del cos, tornaven al to normal i reprenien el cicle. Els metges egipcis, si els haguessin donat l'oportunitat, els haurien explicat que, tant per a ells com per als vells metges vitalistes europeus, el cosmos no és l'enemic que s'ha d'abatre, sinó l'amic o aliat que cal conèixer.

Però aquests grans catedràtics amb barret de copa que viatjaven per Egipte en automòbils, que ja menyspreaven els vitalistes europeus, que eren blancs i vestien com ells, com havien de rebaixar-se i preguntar als egipcis? Estaven en plena competició, en plena carrera tecnològica i científica i tenien pressa per guanyar... no es van fer moltes preguntes, i Robert Koch, obsessionat per trobar l'alienígena assassí que el faria famós, va viatjar a l'Índia on finalment va trobar un bacteri en l'intestí humà i en les aigües residuals; el va anomenar *vibrio cholerae* i el va acusar formalment de provocar epidèmies de còlera mortals històriques, de la seva època i de les futures.

Ens explica el seu biògraf, el doctor de Kruif, que el reberen a Alemanya com un general i el mateix emperador li va atorgar l'Ordre de la Corona, amb estel. I, encara que el biògraf no ho relata, els alemanys, el seu emperador i la seva premsa van dir als francesos: «Ara us foteu! Hem estat nosaltres els qui hem descobert l'assassí vingut d'orient i els qui fabricarem vacunes i medicaments»[8].

En tot aquest temps els governs i els mitjans de comunicació de cada país pugnaven per mantenir el lideratge de la seva ciència,

---

8 El lector pot trobar aquesta història de la crida i cerca del bacil del còlera a les pàgines 46, 47 i 48 del llibre de Kruif.

de la seva tecnologia i de la seva medicina industrial, i enaltien els seus pioners i els atorgaven immunitat legal perquè cap obstacle "insignificant" interrompés la carrera cap a la glòria de ser el primer i millor de tots... el més fort i civilitzat.

Però ha passat el temps, els microscopis s'han anat perfeccionant, moltes generacions de científics amb millor tecnologia han explorat i descrit tot un món microscòpic molt més variat, molt més complex i, curiosament, molt menys agressiu; fins i tot, amb les noves apreciacions, aquest gran grup de gèrmens que s'identificaren com a enemics, semblen formar part de la nostra realitat biològica com un element del qual no ens podem separar sense sofrir les conseqüències d'aquesta separació[9]. Formen part del nostre ego biològic; no són alienígenes, sinó que viuen al nostre interior des de sempre. No són agressius, sinó necessaris; no ens agredeixen; sinó que ens ajuden... són els gèrmens de la nostra vida.

Els metges vitalistes europeus i egipcis tenien raó, els microbis que ens habiten són els nostres aliats i socis, sempre han estat i estaran amb nosaltres, des que naixem fins al final, i tot el que fem en contra d'aquests ho haurem fet contra nosaltres (com explicarem en els últims capítols d'aquesta primera part).

Koch va pensar (estava obligat a pensar) que el vibrió colèric era un tipus "específic" de bacteri. Ara sabem que hi ha moltes espècies de bacteris que tenen la mateixa forma que el vibrió que va descobrir Koch. Per aquesta similitud se'ls denomina genèricament **coleriformes,** i inclouen tantes espècies i subespècies que, ara com ara, se'n desconeix el nombre exacte. A més, sembla que gairebé totes

9 En els anys vuitanta, quan la medicina industrial feia ja trenta anys que utilitzava antibiòtics en la seva lluita paranoica contra els nostres microbis, van començar a aparèixer, per primera vegada, alteracions digestives a causa que els antibiòtics havien aniquilat gran part dels microbis que ens habiten. La mateixa medicina va reconèixer aquest efecte secundari del tractament generalitzat amb antibiòtics i va predicar-ne el consum limitat. En l'actualitat es tracten aquestes malalties amb mètodes de repoblació de la flora digestiva utilitzant material fecal d'individus sans i amb una flora digestiva normal i abundant. Vegeu el llibre *Microbiótica* en la secció *Perseguir la pista.*

mostren una capacitat anomenada "**pleomorfisme**"[10], que els permet canviar de forma i de subespècie i convertir-se unes en altres en funció d'algunes variables com són el tipus d'aliment predominant, el clima, l'estació i en general qualsevol factor capaç de produir canvis en l'ecosistema digestiu humà. Aquest pleomorfisme o canvi de forma constant dificulta la classificació de subespècies, i per aquesta raó la microbiologia actual té dificultats per a saber el nombre exacte d'espècies coleriformes i d'enterobacteris. I això mateix que passa al tub digestiu, passa a la pell, als conductes urinaris, al cabell, en tots els racons i superfície dels nostres cossos.

La microbiologia actual reconeix que aquest gran grup de bacteris viuen en **simbiosi** amb nosaltres i, per tant, no són alienígenes que vénen d'orient, sinó que, com deien els metges vitalistes, sempre han estat aquí.

Però l'industrial en química Pasteur i els seus, i el seu govern i el metge que va industrialitzar la medicina, Koch i companyia, no coneixien **tota** la realitat, eren al principi de la pel·lícula i no en coneixien tots els actors ni els papers que hi interpretaven en realitat, no els quadraven totes les dades, no les tenien totes... però això no va importar, estaven competint en plena Revolució Industrial, tenien pressa per descobrir alguna cosa per demostrar que eren els més savis, desitjaven la seva glòria i la del seu país, els seus governs i premsa nacional els animava i els adorava, havien de demostrar que els seus científics industrials i la seva ciència eren els millors del món mundial; eren al segle on es pensava que només sobreviu el millor i calia ser el primer, costés el que costés, calia ser el millor encara que fos **mentida**.

La premsa de cada país buscava amb avidesa els seus caçadors de microbis i cada vegada que anunciava el descobriment d'un germen els ciutadans s'afanyaven a comprar els periòdics. Es venien històries en les quals una vacuna havia fet "miracles", els escriptors més famosos van incloure la paranoia als microbis en la trama de les seves novel·les, els missioners cristians repartien vacunes als indígenes en les missions. Tots aquests missatges volaven per l'aire i arribaven pertot, a les escoles i les llars. No s'explicaven els "misteriosos" morts atès que eren

10 Vegeu secció *Per seguir la pista.*

part del preu del Progrés, només donava prestigi personal i nacional inventar "miracles" de la nova ciència mèdica, només produïa beneficis vendre esperança, vendre immortalitat davant l'agressió continuada d'un cosmos agressiu i hostil. I el nou món industrial es presentava a si mateix com el salvador i protector, com l'únic camí que havia de seguir la societat per mantenir-se fora de perill i sobreviure davant un medi ambient i una naturalesa hostil.

LES PRIMERES XIFRES CAMUFLADES EN ASILS I SOLDATS

Els primers metges vacunadors, com ja hem dit, havien oblidat els principis morals dels seus predecessors, i aquest oblit els va permetre utilitzar sense escrúpols com a cobais humans col·lectius sense poder de decisió, com va ser el cas dels asils de pobres i d'orfes, on, com ja hem explicat, els morts en els experiments no els reclamava ningú. A Europa es van utilitzar per a les primeres vacunacions els mateixos col·lectius i, a més, l'exèrcit, i ens referim òbviament a la tropa, que tampoc tenia poder de decisió sobre les seves vides. Això era a causa de l'oposició general dels metges rurals i urbanites de llavors, que, com hem dit, s'oposaven a la vacunació entre la població civil.

Els governs, l'exèrcit i la premsa en general van apostar per la nova medicina industrial i no es van publicar, en general, els petits problemes "misteriosos" que presentaven les vacunes. I els exèrcits, que ja tenien experiència en vacunacions des de feia un segle[11], incloïen els morts per vacunació en les llistes de baixes regulars.

Fa uns anys, aquet metge que escriu, estava veient en la televisió un episodi d'una sèrie de caràcter històric que emetia TVE; crec recordar que es deia "Memòria d'Espanya". Eren uns documentals filmats en blanc i negre de l'època, i tractaven de la història d'Espanya en la guerra de Cuba. De sobte, el narrador va donar una dada que

11 L'armada espanyola ja havia utilitzat l'escarificació antivariólica al segle divuit, fins i tot va realitzar vacunacions massives a Perú i Filipines, molt abans del temps de Pasteur.

segurament va passar inadvertida per a la majoria de la gent, però no per a aquest metge. Va dir:

> *«Al final de la contesa, l'exèrcit espanyol havia comptabilitzat 64.000 baixes, de les quals només una quantitat -entre dues i tres mil- van ser baixes en accions de guerra. La resta, més de seixanta mil, van ser baixes en la infermeria del campament...»*

Davant la desproporció de les xifres, segurament cal preguntar-se què va passar amb les tropes expedicionàries espanyoles. Els havien llançat una maledicció? Potser algú les va enverinar amb el menjar o amb l'aigua? Potser hi havia algun tòxic en l'equip de guerra?... A ull nu queda clar que el que va fracassar a Cuba no va ser la infanteria, ni l'armada, ni el cos d'enginyers... el que va fallar escandalosament va ser el cos de sanitat. I, parlant del cos de sanitat militar, ens queda una pregunta per fer-nos: Inocularen a les tropes espanyoles aquelles primeres vacunes contra el còlera del doctor Ferrán que just en aquells anys es van utilitzar sobre col·lectius humans sense capacitat de decisió personal? Aquestes mateixes vacunes que si algú inoculés avui dia, podria ser acusat d'intent d'homicidi? Les mateixes vacunes que per la seva composició indeterminada feien desaparèixer per mort "misteriosa" els col·lectius dels hospicis de pobres?... La resposta és afirmativa: les tropes expedicionàries espanyoles van rebre diverses inoculacions d'aquesta naturalesa. I si aquestes vacunes van ser capaces de buidar per defunció, en poques setmanes, un asil per morts "misterioses"... igualment podien aniquilar un exèrcit expedicionari.

Però totes aquestes històries han quedat en la foscor, la civilització i el progrés no comptabilitzava els fracassos i les morts de la tropa i els pobres. L'important era el que es deia en la premsa, els resultats globals, l'avanç del Progrés i la Civilització. I, mentrestant, tots els ciutadans, els qui manaven i els qui obeïen, els qui parlaven i els qui escoltaven, els qui morien i els qui sobrevivien... tots estaven encantats i feliços pels avanços de la ciència i la tecnologia i per pertànyer a la societat industrial i moderna.

Aquest cas va ser un avanç premonitori del que ocorre en la societat actual, on estan apareixent una sèrie de **malalties noves** de caràcter

fatal i, no obstant això, la medicina actual admet que no sap d'on vénen; només és capaç d'advertir o adonar-se que cada vegada són més freqüents en la societat del tercer mil·lenni i d'admetre que en desconeix la naturalesa, les causes i, el pitjor de tot, desconeix com tractar-les. En els últims capítols explicarem al lector la naturalesa i les causes d'aquestes malalties noves de la societat actual.

En l'actualitat (gràcies al coneixement científic) no queda rastre d'aquelles vacunes contra el còlera, el paludisme i les disenteries. Les retiraren amb horror del mercat mèdic industrial entre els anys 30 i 50 del segle passat.

Els mateixos avanços de la microbiologia van actuar, com a advocats de torn d'ofici, en defensa dels **enterobacteris** coleriformes. Efectivament, es va saber unes dècades després que no són alienígenes, ni orientals, sinó que són **universals** i viuen dins de nosaltres i els compartim amb tots els mamífers del planeta; a més, ens envolten pertot arreu perquè viuen en l'aigua, en els aliments, en la carn i en els dolços, en la llet i en el pa de cada dia.

Això que diem és tan comprovable i de domini públic que, en l'actualitat, els ministeris de sanitat de tots els països del món, a l'hora d'avaluar la salubritat dels aliments i declarar-los aptes per al consum, permet uns nivells de població de bacteris coleriformes, inclòs el *vibrio cholerae*[12], perfectament normalitzats: fruites i verdures, de 10 a 100 UI per mm, i per a carn fins a 400 UI per mm, per exemple; i cadascuna d'aquestes UI (unitats internacionals) equivalen a milers de bacteris per mm. Aquests bacteris que consumim amb normalitat en els productes de supermercat eren els mateixos que el gloriós i immortal Robert Koch va identificar com *vibrio cholerae* i que produïen el còlera. Si hagués sabut que l'envoltaven pertot arreu, no hauria hagut de recórrer mig món per trobar el joiós bacil. Però era la primera vegada que veia un enterobacteri, pensava que era alienígena, únic i agressiu. Aquest desconeixement gairebé complet

12 Quan Koch i els altres caçadors de microbis van veure per primera vegada un bacteri coleriforme, fos el que fos, no podien saber a quina de les més de dues-centes espècies podia pertànyer. El primer que identificaven al portaobjectes del microscopi, el "caçaven", el "capturaven" i l'"acusaven" de produir el *morbo asiático* i li posaven el nom de *vibrio cholera*.

de la qüestió dels enterobacteris no li va impedir ni fou cap obstacle per a elaborar la teoria de la infecció i crear les primeres vacunes.

Però en l'actualitat els ministeris de sanitat ens permeten la ingesta normal d'aquests bacils amb els aliments. Això és reconèixer oficialment la realitat que no ens podem separar d'aquest tipus de bacteris. I, si això és així, les reflexions que proposem al lector són les següents: Com podríem contagiar-nos uns a altres de còlera? El màxim que podem fer és baratar: jo et dono uns quants milers dels meus bacils i el tu me'n dónes uns quants milers dels teus... Quin sentit té posar-se la vacuna contra el còlera (encara que sigui l'actual, que sabem que no és tan tòxica com les primeres) si els bacteris que suposadament el produeixen viuen al nostre interior, són simbionts del nostre mitjà intern? Llavors, de qui tracte de defensar-me? Dels meus gèrmens? Si les vacunes fan que el meu sistema defensiu reaccioni contra aquests gèrmens... en el cas, molt dubtós, que la vacuna complís la promesa d'immunitzar-me contra aquest tipus de bacteris, no s'iniciaria en el meu mitjà intern una lluita del sistema defensiu contra els meus gèrmens simbionts? No provocaré amb la vacunació una malaltia autoimmunitària? No provocaré un conflicte allà on hi havia una convivència harmònica? Té sentit vacunar-se contra els propis bacteris coleriformes i contra els altres amb el coneixement que en tenim en l'actualitat? [13]

13 El Dr. González acusa en el seu llibre els metges vitalistes actuals d'incongruència perquè, diu ell, diem que les vacunes no fan res; i que no és lògic que diguem alhora que no fan res i que són perilloses. Bravo! Això demostra que el nostre metge del sistema també utilitza la lògica. Però està mal informat, intentarem ajudar-lo. En dir que no fan res, hem d'entendre que no tenen cap de les propietats protectores que ell i el sistema els atorguen. Perquè els metges vitalistes sabem des de fa molt que el nostre organisme reacciona a tota substància i influencia físicoquímica que s'hi posi en contacte. Més encara si aquesta substància química o influència física se li fica a dintre (com les vacunes). Sabent això, no podem pensar ni afirmar que no fan res, simplement neguem que facin res per protegir de les malalties, cosa que demostren, cada any, els milers de ciutadans que es vacunen contra la grip i que pateixen la malaltia. I és precisament per saber que l'organisme reacciona davant qualsevol estímul que afirmem que tenen perill. Perquè el sistema defensiu reacciona contra tot element estrany al seu món personal, i aquesta reacció serà petita o gran, produirà més o menys

LA REACCIÓ DE LA MEDICINA INDUSTRIAL DAVANT LES NOVES TROBALLES

La medicina i la microbiologia actuals no han pogut evitar (encara que ho han intentat) arribar a les mateixes conclusions a les quals, segurament, ha arribat el lector amb aquesta exposició, atès que són tan lògiques que no ofereixen gairebé cap altra possibilitat per al pensament coherent: els gèrmens que s'identificaren com a alienígenes i agressors a principis del segle XX i responsables de produir malalties epidèmiques històriques, gràcies als avanços en microbiologia dels anys trenta han resultat ser habitants simbiòtics i necessaris per a mantenir la salut. La microbiologia de les últimes dècades s'ha mostrat al metge i ha confessat els errors i les equivocacions dels pioners, ara sabem que són els nostres gèrmens i que els necessitem.

I totes les operacions i actes que hem desplegat contra aquests eren accions hostils contra la nostra identitat biològica que tard o d'hora es manifestarien en la població sotmesa a aquest tipus de pràctiques mèdiques, perquè en medicina no es pot optar per una elecció equivocada i contranatural i sobreviure-hi; en el cosmos tota acció produeix una reacció tard o d'hora i la reacció a l'acció d'haver confós els amics per enemics i haver-los declarat la guerra, ha produït una reacció pròpia d'haver-se equivocat des del principi d'aquesta pel·lícula, tal com veurem en els paràgrafs següents.

Però el més important d'aquest assumpte és que aquestes troballes de la nova microbiologia realitzades en els anys trenta del segle passat haurien d'haver estat capaces de parar la pràctica de la vacunació. Tornar a replantejar-se la teoria de la infecció, admetre que els microbis no eren alienígenes sinó simbionts, admetre els errors i incongruències, admetre les morts "misterioses" i acceptar que aquests grans metges i catedràtics de la medicina industrial estaven equivocats, eren uns paranoics i en comptes de salvar gent l'havien

---

dany, trigarà més o menys... però es produirà. I com que nosaltres pensem que el sistema immunitari no el pot millorar cap producte industrial, pensem que el més probable és que, en comptes de millorar-lo, l'espatlli. La història de les vacunes està plena d'aquestes destrosses.

intoxicada. Haurien d'acceptar que els humils metges vitalistes tenien raó... i que la medicina industrial i la seva guerra contra els microbis era un error contra la nostra realitat biològica... calia admetre massa coses, reconèixer massa coses, perdre massa prestigi, deixar de guanyar massa diners... i no pogueren parar l'assumpte de les vacunes: van preferir fugir cap endavant.

Per no ser capaços de renunciar a aquest benefici, la indústria farmacèutica, de connivència amb els metges de mentalitat industrial, a pesar que s'ha demostrat que els bacils no són agressius, no ha volgut renunciar a tot. I des dels anys cinquanta ha rebutjat les antigues vacunes de composició desconeguda, amb cèl·lules senceres i els seus mitocondris, ARN i lisosomes, restes de proteïnes animals, sals minerals. No, això ja no; aquestes vacunes han desaparegut del mercat. Amb el coneixement biològic que tenim avui dia no seria possible utilitzar-les, ja que són còctels mortals i provocarien massa morts "misterioses"; les lleis han canviat i la societat actual no permet el grau d'impunitat que tenien els pioners de la medicina industrial a principis del segle XX.

Davant aquesta dificultat, la indústria mèdica ha reaccionat produint vacunes que ja no són còctels mortals, ara ja no injecten cèl·lules completes o parts d'aquestes, ara les vacunes porten el toxoide més o menys modificat i uns excipients a base de compostos variats i variables.

Sí, en efecte, el lector ha de saber que en general les vacunes actuals ja no produeixen efectes mortals "misteriosos" immediats que, d'altra banda, la societat actual no toleraria; encara que la vacunació actual, fins i tot amb els canvis que ha experimentat, no pot impedir que es produeixi algun cas "misteriós" de tant en tant.[14] Però, en general,

---

14 El mateix sistema mèdic i el doctor González admeten aquests "misteriosos" casos que es compliquen i porten a la mort "inexplicable" del pacient. Fins i tot admet que haurien de millorar-se els controls que s'han fet fins ara. Però al sistema i a ell els compensa aquest petit nombre de resultats "misteriosos", atès que creuen que els compensa la immensa massa que es beneficia del suposat efecte protector de les vacunes actuals. Queda clar que al sistema li compensa... però compensa igualment al pacient que ha hagut de ser el cas "misteriós"? Compensa als familiars i amics?

després de les correccions en la composició química, s'han aconseguit disminuir bastant els efectes "misteriosos" a curt termini.

Els efectes a curt termini s'han evitat, però dedicarem uns capítols a les conseqüències a llarg termini d'aquestes vacunes modernes, els efectes de les quals generalment no són cridaners i immediats, però que existeixen; i encara que el sistema intenta ocultar-los, afloren com un torrent en la societat del tercer mil·lenni, com no podia ser d'una altra manera, ja que tota acció crea una reacció i la **reacció** a l'acció d'haver estat vacunant-nos amb productes industrials contra els nostres gèrmens, durant mig segle, deu haver produït **conseqüències** que nosaltres presentarem a l'atenció del lector.

Com hem explicat, després de la Segona Guerra Mundial la medicina ja sabia que aquells gèrmens que havia presentat com a agressius no ho eren en absolut, però com va passar en aquell cas històric que relata el biògraf doctor Paul de Kruif en referir-se al sèrum antidiftèric que va matar "misteriosament" els primers nens berlinesos als quals se'ls va injectar. En l'Europa dels anys cinquanta les fàbriques de la indústria farmacèutica tenien ja els magatzems plens d'antibiòtics, desinfectants, vacunes, sèrums, etc., és a dir, el negoci de la **paranoia** contra els gèrmens estava en apogeu i amb perspectives de multiplicar-se per mil. I, tal com explica el doctor Kruif que va passar a Berlín a la fi del dinou, aquesta circumstància industrial i comercial va tenir més influència i més pes específic a l'hora de planificar la salut dels europeus que la **veritable realitat** que deia que els nostres microbis eren inofensius, que vivien harmònicament amb nosaltres realitzant funcions orgàniques que només ells poden realitzar, i que no hi havia dubte que n'érem socis.

Entre l'opció de parar la pràctica de la vacunació, la seva propaganda i les campanyes a tot el món; replantejar-se'n el sentit a la llum de les nous descobriments en microbiologia i reconèixer la falsedat de totes aquelles històries radiades, cinematografiades i explicades a les escoles que ja formaven part de la vida dels ciutadans, i la de continuar amb l'assumpte de la vacunació, la comunitat medicoindustrial va escollir aquesta última opció com la més idònia.

Aquesta decisió de continuar la paranoia tenia massa avantatges perquè no agradés els metges, els polítics, els periodistes, els industrials, els docents... seguir d'alguna manera amb les vacunes evitaria haver de reconèixer massa mentida escrita i radiada, massa equivocació, massa precipitació i interès industrial, massa morts "misterioses".

Però si tot això se silenciava i s'ocultava i oblidava el passat recent, si se seguia predicant el mèrit dels grans pioners, si es presentava bé... es podria mantenir la paranoia davant els microbis i la doctrina de les vacunes que, d'altra banda, ja s'havia introduït en la vida quotidiana de tots i tenia realitat absoluta en la consciència col·lectiva dels ciutadans.

Ara que tothom havia assimilat la realitat paranoica com a normal, se'n faria possible la distribució a gran escala, ja que a hores d'ara la classe mèdica està convençuda del caràcter agressiu dels microbis... i, **sobretot**, les autoritats i els organismes nacionals i internacionals de salut no haurien de demanar disculpes, i els docents no haurien de rectificar massa els seus ensenyaments, la premsa no hauria de desmentir totes les grans portades que havia venut en els 60 anys anteriors, i els ciutadans no tindrien per què saber que se'ls havia enganyat, contaminat i vacunat per una equivocació en la interpretació de la seva realitat biològica... i, si no ho saben, seguiran amb la cultura de la paranoia i, per tant, adeptes als productes varis (antibiòtics, antisèptics...) que creuen necessitar per a defensar-se de la quantitat de microbis que constantment l'aguaiten per matar-lo a ell i als seus fills.

Podríem dir que el descobriment i descripció del veritable caràcter pacífic dels gèrmens, en lloc de ser una bona notícia de la ciència... sembla que no va agradar a ningú. Tornar a la idea que no estàvem en guerra contra la nostra naturalesa, que no totes les bestioles que ens envolten estaven per agredir-nos, recuperar la relació de complicitat amb els fenòmens naturals... aquesta vella concepció de la vida no va agradar a ningú. Els catedràtics de medicina, les autoritats, els governs i tots els organismes públics, tots, havien acceptat la idea paranoica d'una Naturalesa agressiva, havien invertit molt per convèncer la gent. I ara, tots, havien de reconèixer com d'equivocats estaven... i això no agrada a ningú[15].

15 Els metges espanyols i europeus contemporanis hem nascut i crescut en aquesta societat paranoica pel que fa als nostres gèrmens i, igual que els altres ciutadans, ens han educat en la teoria de la infecció i les vacunes. Quan anàvem a la

Els qui havien de fer-ho no ho van fer i, com diu el refrany, no hi ha pitjor cec que aquell que no vol veure. I com que no volgueren veure... la medicina va iniciar una fugida cap endavant que la portaria a reciclar tota la qüestió i a canviar el que calgués, a suprimir-ne les impureses, i simplificar-ne les composicions químiques per mantenir la teoria bel·licista i seguir produint medicaments de caràcter agressiu, armes per a la guerra contra el nostre hàbitat extern i intern.

Aquest va ser l'origen de les vacunes antibacterianes de segona o tercera generació que coneixem els ciutadans actuals, les quals, tal com hem explicat, no tenen els problemes "misteriosos" que tenien les seves homòlogues d'abans de meitat de segle.

Aquestes vacunes, segons els metges del sistema, actualment encara ens protegeixen de malalties històriques, com la diftèria, la tos ferina i el tètanus... però volem proposar al lector una anàlisi d'aquestes malalties i de les respectives noves vacunes que ens ha tocat experimentar per ser fills d'aquests temps.

---

universitat ja se sabia que els nostres gèrmens eren simbionts, però, no obstant això, els professors ens van educar com si aquest coneixement no existís i ens van seguir ensenyant el mateix que ells havien estudiat. Per aquesta raó, la immensa majoria de metges està a favor de les vacunes. Uns pocs d'aquests metges es van adonar de la realitat, la majoria de vegades després d'haver acceptat mentalment la doctrina que se'ls havia ensenyat i d'haver-la posada en pràctica; és a dir, molts metges que no estem per la vacunació hem prescrit vacunes en algun moment de la pràctica mèdica. Nosaltres ho reconeixem i confessem que estàvem equivocats; ens va costar reconèixer-ho i canviar, sofrim el dolor d'haver-nos equivocat... i finalment acceptem la realitat. Per això, sabem que no és fàcil fer-ho i que no és fàcil assumir que allò que has fet per bé... estigui malament. Nosaltres, els qui aconseguim assumir que ens havíem equivocat, no som ni pretenem ser els jutges dels altres.

5. El poder creador i transformador del llenguatge

DIFTÈRIA: UN NOM MALEÏT PER A UNA MALALTIA COMUNA I CORRENT

De totes les **noves** vacunes antibacterianes que ens hem posat els ciutadans actuals del tercer mil·lenni, prendrem la de la diftèria com a exemple de totes, però avisem el lector que la seva història i la informació que aportarem és semblant a la de totes les altres, és a dir, totes les vacunes per prevenir-nos d'infeccions bacterianes tenen, com diem, la mateixa història científica, la mateixa història mediàtica i comercial. Per això, estudiant la diftèria, que és una de les primeres vacunes antibacterianes que reben els nostres fills, les donem totes per estudiades.

Com hem dit, la diftèria era una malaltia coneguda des d'antic, els metges espanyols vitalistes de l'època l'anomenaven "crup" i la tractaven com una amigdalitis aguda (angines) i la guarien. Com explicarem més endavant, aquests noms històrics, el castís **crup** i la internacional **diftèria**, en realitat volen designar o es refereixen a un quadre patològic (malaltia) del que comunament es coneix en l'actualitat com **angines** o **adenoides** febrils i amb plaques; els metges actuals, en l'argot tècnic ho anomenen una "faringoamigdalitis aguda amb plaques i febre". Hi ha algun lector que no conegui o que no hagi passat el crup? Hi ha algun lector de més de quaranta anys a qui no hagin extirpat les angines? Doncs si és així, pot afirmar que **ha tingut diftèria** i ha sanat, ja que si el lector actual hagués patit aquest quadre d'angines, per exemple, en 1940, se l'hagués etiquetat de diftèric. Per què? Doncs perquè les angines agudes que gairebé tothom coneix per experiència i la terrible diftèria... són la mateixa malaltia, tal com explicarem immediatament.

Aquesta malaltia tenia una fama terrible de causar morts a bondó sobretot en poblacions amuntegades en les ciutats industrials que naixien a tot Europa, en hospicis de pobres i en comunitats miserables d'obrers i miners... i també era freqüent que es manifestés massivament als països que es trobaven en guerra o en postguerra, situació molt freqüent en la societat europea altament competitiva del segle de la Revolució Industrial i de la primera meitat del segle XX.

La diftèria (o amigdalitis aguda) era ben coneguda i descrita pels metges vitalistes que n'atribuïen la presència massiva, per temporades, a la gana i la misèria en general i, en particular, a les males condicions climàtiques i ambientals: fred i humitat, gana i brutícia, amuntegament i insalubritat. Sabien tot això per pura experiència mil·lenària perquè, si el lector vol prendre's la molèstia de repassar les epidèmies de diftèria de l'últim segle aquí a Europa, comprovarà que la diftèria apareix en èpoques de guerra o de postguerra, de crisi econòmica, d'hiverns freds i falta d'infraestructures. I, generalment, quan el nivell de vida d'una comunitat s'esfondra per una raó o per una altra, és a dir, amb l'aparició de la gana, la misèria i el fred, apareix el "crup", o sigui, "la diftèria", o sigui, l'"amigdalitis", la faringitis, la bronquitis, la sinusitis i l'otitis, i les pneumònies... és a dir, per als metges vitalistes les angines eren una conseqüència de la misèria i el fred.

En la nostra societat d'abundància, calefacció i confort, les faringoamigdalitis agudes o angines o diftèria, són més escasses però hi són... una conseqüència d'excessos de begudes fredes, aires condicionats, excessos alimentaris i gelats. Actualment, en un mitjà amb prou recursos i infraestructures, aquestes afeccions solen guarir, amb tractament o sense, en una setmana de cures casolanes o hospitalaris... però aquesta malaltia tan comuna i fàcil de guarir en la societat actual, resulta que en situació miserable i a la intempèrie, sense aliments, sense calefacció i sense brous calents... pot ser mortal, com ho foren en les moltes guerres i postguerres europees quan s'anomenà i catalogà totes aquestes situacions d'amigdalitis aguda febril com a epidèmies de diftèria.

Sembla que una mica de raó tenien aquells metges vitalistes perquè en temps recents, amb el desmembrament en la dècada dels 90 de la URSS, es va produir una crisi econòmica a Rússia i, mentre es reorganitzava, hi va abaixar el nivell de benestar. En esfondrar-se l'economia alguns ciutadans no van poder, durant uns anys, disposar de prou energia per a calefacció, i la falta de liquiditat monetària va produir escassetat extrema i l'alimentació va baixar de qualitat, va augmentar l'alcoholisme, etc. I precisament en aquest país on es presumia, amb tota la raó, de tenir tota la gent vacunada, durant aquests anys de crisi, de misèria social, pobresa i gana, van reaparèixer unes quantes epidèmies hivernals de diftèria[1].

La reaparició d'aquests brots de diftèria a Rússia trencava un silenci d'aquesta malaltia de quaranta anys, tota la gent estava vacunada... com podien aparèixer tants milers de casos de diftèria? No havien funcionat les vacunes? No podem respondre a aquesta pregunta; però el que podem assegurar és que l'"efecte preventiu i protector", si és que en té, no va poder compensar l'efecte negatiu del fred i de la gana que van sofrir els ciutadans russos, encara que estiguessin tots obligatòriament i prèviament vacunats contra la diftèria. Els metges vitalistes haurien recomanat menjar de calent i abundant, i refugi segur per prevenir i guarir aquests casos russos de diftèria o amigdalitis agudes.

Però, com ja hem explicat, als vitalistes els desplaçarien de l'escenari mèdic i, en 1880 Löfller va presentar el presumpte bacil assassí *Chorinebacterium difteriae* com la causa de la diftèria. Tal com havia succeït amb el còlera uns anys abans, també se'l va considerar un bacil agressiu, alienígena i únic responsable i causa primera de la diftèria. Igual que havia ocorregut amb Koch, el govern alemany el va condecorar, la premsa el victorejà, va rebre tots els premis acadèmics. Ja hem dit que la història del descobriment de microbis i aplicació de vacunes és igual en tots els casos, per la qual cosa evitarem repetir la història que ja hem explicat.

1 Els països comunistes varen adoptar una política de vacunacions gairebé totals des de la fi de la Segona Guerra Mundial. Presumien de paternalisme estatal i van portar la vacunació fins als llocs més recòndits dels seus països. Quan va arribar la crisi econòmica i energètica i va aparèixer la misèria social, van tornar els vells fantasmes: la diftèria, la tuberculosi, la tos ferina. Però, sobre una població que estava vacunada contra aquestes malalties durant generacions... on era l'efecte protector? En les vacunes o en el menjar i la calefacció?

Dècades després, en els anys cinquanta del segle XX, els avanços en microbiologia demostraren que aquest bacil no sols no és estranger ni un alienígena, sinó que no té un altre **hàbitat** que l'humà, és a dir, no compartim la seva presència amb altres animals, el bacil que suposadament causa la diftèria és en realitat una espècie **endèmica** i exclusiva de l'home. Nosaltres mateixos som l'ecosistema on habita de forma natural aquest petit ésser i les famílies afins. Acusar-lo a ell d'infectar-nos és com si un naturalista acusés els pins i roures, els cérvols, mosteles i altres habitants d'un ecosistema d'infectar-lo i de voler destruir-lo.

I, a més, quan els microscopis esdevingueren més potents es va veure amb facilitat que allotgem diverses espècies d'aquest bacil, que habita en gairebé totes les parts del cos -mucoses, pell, vies urinàries, tracte digestiu-, que té funcions protectores i ens defensa amb la seva presència de la colonització d'espores, fongs i altres possibles invasors externs.

Però com va ocórrer amb les altres vacunes, aquests nous coneixements de la microbiologia no va portar en la classe medicoindustrial a **replantejar-se** la utilitat i el sentit biològic de les vacunes; no es podia contradir els creadors de la idea després d'haver-los idolatrat, no podien reconèixer l'error d'aquesta visió paranoica de la Naturalesa; els mateixos metges en actiu havien participat en tota la paranoia dels microbis, els catedràtics en actiu acumulaven anys de docència ensenyant als seus aprenents els avantatges de les vacunes, fent apologia dels nous medicaments per a matar microbis... i els industrials no pensaven perdre el negoci en aquest moment, quan en dominaven el negoci i eren els qui controlaven la política sanitària mundial i l'ensenyament acadèmic de tota la cultura científica i mèdica.

No perdrien el negoci ni el prestigi, ningú havia de reconèixer res ara. La indústria mèdica domina els espais acadèmics i, per això, se segueix ensenyant als aprenents de metge que les vacunes encara tenen sentit i a més són necessàries; no es permet cap discussió. I adverteixen a tots que no toleraran preguntes ni rèpliques... i als metges vitalistes que quedin i que adverteixin la població se'ls farà callar, se'ls denunciarà i expulsarà dels col·legis de metges.

EL LLENGUATGE COM A CREADOR I TRANSFORMADOR DE REALITAT

Els portaveus de les vacunes dominen tots els organismes oficials de la salut, nacionals i internacionals (no podria ser d'una altra manera amb una majoria en la població per sobre del 90%), dominen tots els àmbits i surten en els mitjans públics dient i assegurant que les vacunes han fet desaparèixer malalties històriques, que està demostrat científicament, com si això fos possible, i ningú els contradiu[2].

Però continuem analitzant el cas de la diftèria com a exemple de les altres malalties suposadament causades per bacteris. Últimament ha aparegut un cas en els mitjans que ha fet sonar l'alarma: el cas de diftèria a Catalunya, els tècnics consideraven eradicada la diftèria a Espanya des de feia 30 anys, i a més afirmaven i afirmen sense dubtes, ja que tenen el do de la "infal·libilitat", que aquesta desaparició de la diftèria es devia a la implantació de la vacuna.

Com hem promès al lector des del principi, ens servirem d'informació **exclusivament oficial** per no ser sospitosos de manipular les dades o presentar-ne de pròpies, i per això mostrem un gràfic

2 El 18 de maig de 1980, l'OMS va declarar solemnement l'eradicació mundial de la verola, ens explica el Dr. González en el seu llibre. Li va faltar afegir-hi: "i es van quedar tan frescs". Convidem el lector, una altra vegada, a analitzar amb sentit lògic la sentència faraònica de l'OMS: "va declarar solemnement". La solemnitat era una mostra de certesa científica? O una forma de donar serietat i rigor a una impossibilitat biològica. Es pot acabar amb una espècie microscòpica que es distribueix per tots els continents i afecta totes les races? Si aquesta impossibilitat l'aconseguí l'home en 1980... com és que no han pogut acabar amb les xinxes, o amb els mosquits tigre del delta de l'Ebre, o amb els polls que envaeixen milions dels nostres fills? Totes aquestes espècies són visibles a l'ull humà i, per tant, seria molt més fàcil controlar les tant en la reproducció com en l'extinció de tots els seus individus. Així i tot, seria una labor impossible, s'haurien de dedicar tots els governs del món a l'uníson i rebuscar en tots els racons del món mundial i, a més, en tots els racons anatòmics de tots els habitants del planeta. La solemnitat de la declaració de l'OMS és una farsa més al servei de la doctrina paranoica que ha arribat a convèncer molta gent, fins i tot el doctor González, però que no resisteix una anàlisi duta a terme amb una mica de sentit comú.

del Ministeri de Sanitat i Consum (figura), on el lector pot apreciar quanta influència que va tenir la vacuna en la desaparició de la diftèria a Espanya: no gens.

Per tant, el lector, quan torni a sentir un representant de la sanitat dir que la vacuna de la diftèria va acabar amb aquesta malaltia, ha de sospitar que l'enganyen, que estan venent-li alguna cosa amb prevaricació i una finalitat espúria, amb un punt d'estafa.

Aquest gràfic, no obstant això, ens revela alguna cosa que els del Ministeri de Sanitat no pretenien ni molt menys: ens indica clarament que la màxima incidència de la suposada diftèria es produeix en a finals dels trenta i principis dels quaranta, que eren anys d'immediata postguerra, anys de fam letal, de mancança i destrucció, d'hiverns freds i poca calefacció... anys de misèria que els nostres ancians recorden amb horror, cosa que demostra que els metges vitalistes que atribuïen la diftèria o el crup a situacions de misèria tenien raó.

Diftèria: Espanya, 1940-1999
CASOS ANUALS I COBERTURA DE VACUNACIONS

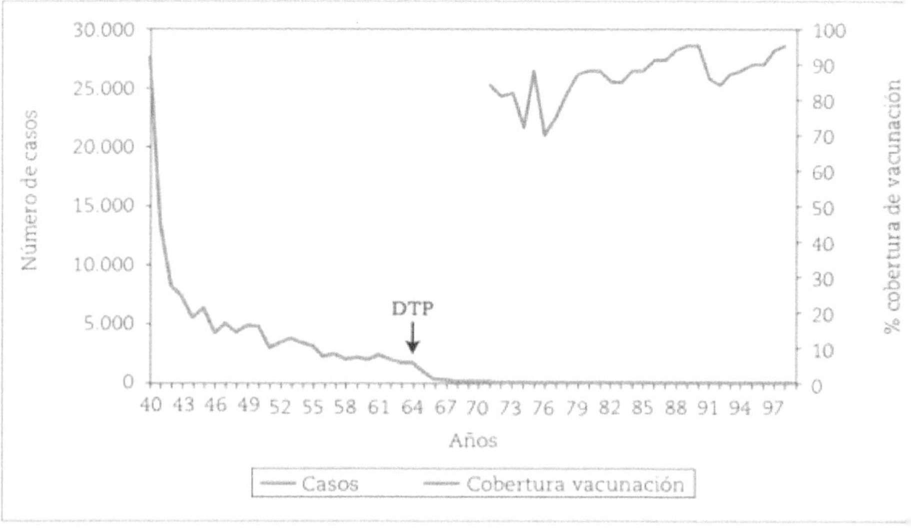

Font: Centre Nacional d'Epidemiologia. Ministeri de Sanitat i Consum.

Aquest gràfic ha de suggerir algunes reflexions segons el que hem dit fins aquí. Vegem: si la vacuna ha estat un factor important per a la desaparició de la diftèria a partir dels anys seixanta, ha d'haver-hi hagut un factor molt més important en els anys quaranta, ja que la freqüència de la diftèria va descendir 10.000 vegades més ràpidament. Quin degué ser aquest factor, més eficient que la vacuna, que va fer descendir tant l'epidèmia de diftèria? Els metges vitalistes respondrien sens dubte: la pau i la reconstrucció de les cases i les infraestructures del país devastat per una guerra que havia acabat l'any 39; per tant, la pau i la reconstrucció van ser els factors més decisius de la disminució dràstica de la diftèria de la postguerra. Algun lector, en mirar el gràfic amb atenció, podria dir que, encara que molt petita, la vacuna sí que sembla haver exercit una certa influència en l'eradicació total de la malaltia des que es va introduir en els anys seixanta i va desaparèixer totalment en els setanta. Això és el que expressa el gràfic, efectivament.

Nosaltres, lògicament, no atorguem cap efecte a la vacuna DTP en la desaparició de la diftèria. Però reconeixem que el gràfic n'assenyala l'eradicació. I cal preguntar-se: si no va ser a causa de la vacuna, a causa de què va ser? Doncs va ser conseqüència de canviar el nom de la malaltia i tractar-la d'una altra manera.

L'explicació és la següent: en aquests anys d'implantació de la vacuna DTP, és a dir, en els anys seixanta, ja s'havia refet la infraestructura sanitària i es va posar de moda en la medicina espanyola l'**amigdalectomia**. Aquest mètode de cirurgia menor es va estendre pel país d'una forma inusitada. Hi ha algun lector de més de quaranta anys que no estigui operat d'angines?[3]

---

3 Aquest metge que escriu va néixer a mitjan dècada dels cinquanta; ja no hi havia fam a Espanya, però no hi havia arribat la calefacció actual. A l'edat de set o vuit anys ja havia patit diversos quadres d'amigdalitis aguda que s'haurien catalogats de diftèria deu anys abans. Afortunadament per a mi i per als nombrosos companys que havien patit quadres d'amígdales agudes, aquests quadres ja no eren anomenats com a diftèria, sinó com a amigdalitis; i, a més, ja no es tractaven amb els perillosos sèrums antidiftèrics, sinó amb antibiòtics i extracció. Aquest canvi de nom i de tractament del quadre d'unes angines inflamades possiblement em va salvar la vida a mi i a moltíssims més espanyols de la meva generació.

La veritat és que gairebé tots els nascuts a Espanya entre els anys cinquanta i seixanta no tenim amígdales en la gola, estem amigdalectomitzats. I sense amígdales no es pot patir un quadre clàssic de diftèria, no es produeix l'obstrucció en la gola, ja que aquesta obstrucció que produïa la mort per asfíxia, la produïa la presència de les amígdales inflamades. I sense angines no n'hi ha obstrucció, no hi ha diftèria.

Els catedràtics de la dècada dels seixanta van començar a parlar als nous aprenents de metge de la diftèria, però s'hi referien com una història del passat, una malaltia epidèmica superada feliçment que ja no trobarien amb facilitat. Aquests professors insistien als alumnes que el que trobarien més assíduament, en els nostres temps, serien quadres d'amigdalitis aguda estrepto o estafilocòcciques, que ja es podien tractar amb antibiòtics en una setmana o, si eren recidivants, amb l'extracció quirúrgica.

I des de llavors, tots els metges preparats a partir dels anys seixanta, davant una amigdalitis aguda amb plaques ja no pensaven demanar un cultiu del bacteri *chorinebacterium difteriae*, la identificaven amb una amigdalitis estreptocòccica *vulgaris*, unes angines, la tractaven amb antibiòtics i es guaria en una setmana, i si resistia i recidivava, se'n proposava l'amigdalectomia.

El quadre patològic i clínic que presentava la terrible diftèria històrica va canviar de nom al final dels seixanta i de tractament... i va desaparèixer la malaltia del mapa i dels gràfics estadístics. Al quadre patològic d'amigdalitis aguda amb plaques i febre ja mai se'l va denominar *diftèria*, sinó **angines,** i es va tractar amb antibiòtics o amb una extracció quirúrgica... i va esdevenir una malaltia comuna que hem passat la majoria d'espanyols bastant fàcil de guarir. Se'n va canviar la denominació del quadre patològic i mai més es va anomenar diftèria... i va desaparèixer la diftèria d'Espanya. És un cas autèntic de l'enorme poder de creació i transformació de la realitat de les coses que té el llenguatge.

La diftèria va passar a anomenar-se *amigdalitis aguda en plaques* (estrepto o estafilocòccica), es va tractar amb amigdalectomia i antibiòtics i desaparegué el nom terrible de diftèria. I, canviant-ne el nom, va desaparèixer la terrible i històrica malaltia.

Va ser un canvi de nom que, casualment, va tenir un efecte favorable sobre la salut dels espanyols, els quals no van tornar a patir la diftèria ni a rebre perillosos sèrums antidiftèrics des dels anys seixanta, des que la malaltia va canviar de nom i, per tant, en va canviar el tractament... i fins ara.

L'ENCANTERI DE LA PARAULA EN SENTIT INVERS. OLOT 2015

Però si això ha estat possible, si ha estat possible la desaparició d'una malaltia perquè n'eradiquem el nom per sempre... seria possible que tornés la diftèria a Espanya si tornéssim a denominar aquest quadre d'*amigdalitis aguda amb plaques* amb el nom terrible de *diftèria*? Seria possible tornar enrere, revertir el sentit del que va passar en els anys seixanta? Si tornéssim a anomenar un quadre d'angines amb el nom de *diftèria*, tornaria a aparèixer pel poder transformador del llenguatge?... Per molt que pugui sorprendre el lector, la resposta és afirmativa. I així ha ocorregut a Espanya.

S'ha tornat a produir la transformació en sentit invers al dels anys seixanta i, així, en aquest any de 2015 en què escrivim aquestes reflexions s'ha produït el primer cas de suposada diftèria, en trenta anys, a Espanya; ha tornat la diftèria i concretament s'ha manifestat en un nen no vacunat de la ciutat d'Olot... ja veus, en un nen no vacunat!

De seguida, tots els representants de la sanitat oficial han sortit en totes les televisions del país vociferant dos missatges malintencionats i, per descomptat, completament mancats lògica però amb un interès espuri, que deien clarament dues coses:

La primera cosa que han dit és que el nen d'Olot ha estat la primera víctima de diftèria en 30 anys... per la senzilla raó que **no** estava vacunat... **No** s'havia pronunciat la paraula diftèria a Espanya des de feia trenta anys! Però aquesta vegada algú va pronunciar la paraula que havia estat bandejada de la realitat, del llenguatge i de la pràctica mèdica d'aquests últims 30 anys, i es va tornar a produir l'encanteri, i la diftèria va aparèixer a Olot. Ho explicarem seguidament.

I la segona, segons aquesta lògica seva, és que els pares han estat els responsables per no haver vacunat els seus fills. Aquests, desbordats per una acusació tan tremenda, s'han disculpat dient que havien seguit el consell d'algun metge o d'algun col·lectiu de salut natural que els havia aconsellat no vacunar el nen.

A causa que el que escriu aquestes reflexions és un d'aquests pocs metges vitalistes supervivents que proposem als nostres malalts que reflexionin sobre la necessitat de les vacunes, no m'amagaré ara que ens acusen col·lectivament de ser responsables "ideològics" d'aquest cas de diftèria.

Efectivament, aquest metge, humil servidor de tots vosaltres, com aquells metges vitalistes, sempre ha recomanat als seus pacients que no es vacunessin, i els ha ensenyat alhora que la millor forma de prevenir qualsevol tipus de malaltia és portar una vida com més natural i d'acord amb la naturalesa particular de cadascú millor, respectar i estimar la naturalesa i les seves lleis, és a dir, viure higiènicament i mantenir-se tan allunyat com sigui possible de coneguts tòxics industrials que envaeixen tots els ecosistemes en què ens movem. I considerem també com a tòxics molts dels medicaments industrials i vacunes actuals.

Aclarida com és la nostra visió i pràctica de la medicina, tornem al cas de diftèria declarat a Espanya, l'únic declarat des de fa 30 anys. Els tècnics que han portat el cas, el primer que han hagut de buscar segons el seu protocol és el **focus d'infecció**; i no hi van trigar molt. En pocs dies van trobar **diversos focus** i després ho van fer públic:

El focus d'infecció provenia de diverses persones de l'entorn del nen que estaven **vacunades**; els van anomenar **portadors sans** i van explicar que aquests **vacunats** havien transmès el bacil assassí al nen no vacunat. Arribats a aquesta conclusió van tornar a carregar, en tots els mitjans de comunicació, contra els irresponsables pares que no vacunen els fills.

LA INNOCÈNCIA DELS QUI NO ES VACUNEN. LA FAL·LÀCIA DE LA IMMUNITAT DE RAMAT

Arribats a aquest punt, proposem al lector una anàlisi de la informació oficial que ens han proporcionat. Una altra vegada, no són dades nostres que hàgim trobat després de moltes investigacions i molta bibliografia... són dades ofertes per les autoritats oficials que han gestionat el cas i l'han transmès i comunicat per tots els mitjans d'informació, però que nosaltres ho aprofitarem per posar-los a la disposició del lector i convidar-lo a reflexionar, i que així pugui descobrir la veritat de tota aquesta història.

Durant molt temps, els qui hem decidit prescindir de les vacunes per unes raons o altres, hem hagut de suportar l'acusació de ser un perill per als vacunats, és a dir, per a la immensa majoria. Aquesta acusació de ser un perill per als altres anava seguida d'una altra acusació, la de ser uns paràsits socials que ens aprofitàvem de la "immunitat de ramat", és a dir, que els vacunats no ens podien infectar a nosaltres. Aquesta acusació, que ha resultat ser falsa és la que serveix, d'excusa i raó suficient perquè molts metges i ciutadans considerin justa l'obligatorietat de la vacunació.

Però vés per on, el cas d'Olot, segons la mateixa informació oficial, desmenteix de forma indiscutible aquesta acusació que ha pesat sobre els ciutadans no vacunats, perquè des del principi del cas han afirmat en diversos mitjans de comunicació que **el focus d'infecció** estava en gent vacunada. És a dir, segons la doctrina oficial, els **vacunats** estan protegits pel suposat efecte protector de la vacuna, molt bé; però, a més, poden infectar-ne altres que no ho estiguin.

Aquest cas de contagi de la diftèria d'un vacunat a una persona que no ho està desmenteix totalment el pretès efecte d'immunitat **de ramat,** atès que el ramat, tal com han afirmat oficialment, pot infectar i ha infectat un individu que no era del ramat. Un nen no vacunat que era acusat de beneficiar-se de la immunitat de ramat de vacunat ha estat infectat per aquest. Llavors, on és el benefici i l'acció parasitària dels no vacunats? Aquest cas ha demostrat clarament que els focus d'infecció sempre són presents, fins i tot si tota la població estigués vacunada. Els ciutadans vacunats —i, per tant, portadors sans— continuarien sent focus d'infecció. Llavors, quina importància té que hi hagi un grup, gran o petit, que no es vacuni?

La reflexió lògica de la informació oficial ens porta a concloure que no es pot acusar el grup de no vacunats de propagar entre els vacunats malalties infeccioses, ja que aquests últims són portadors sans que poden infectar els altres. En tot cas, els vacunats portadors sans, que són el 93% de la població, tenen molta més probabilitat d'infectar els no vacunats, que són una minoria, i de reinfectar-se entre ells.

Com que, a més, la funció de la vacuna és protegir els vacunats **i no té cap acció germicida,** d'on es dedueix que els no vacunats són un perill per a algú que no siguin ells mateixos? Si la majoria de la població són portadors sans, quina importància té que hi hagi un grup reduït de portadors no vacunats? Quina importància té la grandària d'un gos o un altre, si els dos tenen puces?

Als no vacunats, se'ls pot titllar, des del punt de vista del sistema oficial, d'il·lusos, de masoquistes, de *hippies*, de temeraris, d'irresponsables... però ha quedat ben clar que no se'ls pot acusar de ser un **perill per als ciutadans** que estan vacunats, ja que aquests són portadors sans que poden infectar i, a més, segons la doctrina oficial, no es poden infectar. Quin perill els aguaita, doncs?

D'això es desprèn com d'inútil i d'il·lògic seria obligar a tothom a vacunar-se per acabar d'eradicar una malaltia, ja que el cas d'Olot ha demostrat que els **focus** d'infecció han estat els **vacunats**.

Això demostra que aquest desig polític i "religiós", aquesta dèria fanàtica d'imposar les vacunes contra la lògica més evident no obeeix a un sentit coherent i racional, sinó a un abús de poder que amaga interessos foscs i espuris.

Aquesta reflexió que proposem al lector ha de servir-li per a argumentar contra tots aquells que esgrimeixen que els no vacunats són paràsits dels altres. Ha quedat ben clar, per les mateixes declaracions oficials, que els **no vacunats** no **tenen** ni poden tenir més capacitat de contagiar a algú que els **vacunats** i que, en tot cas i segons la doctrina oficial, aquests són uns irresponsables i uns temeraris. Molt bé, tenim les nostres raons, que expliquem en aquest estudi, però **ha quedat clar** que no som un perill per a ningú.

Després d'aquesta primera reflexió, seguirem amb l'anàlisi del cas d'Olot i amb la informació oficial que ens han servit les autoritats sanitàries, ja que aquest cas resumeix totes les contradiccions, confusions de llenguatge i mentides que han caracteritzat tota la història de la teoria de la infecció i de les vacunes.

Vegem: els metges que han portat el cas han dit que el nen no vacunat s'ha infectat, precisament, per no estar-ho. Sabem que a la mateixa ciutat d'Olot hi ha diverses desenes de nens no vacunats i, a la resta d'Espanya, diverses desenes de milers que, com el nen d'Olot, estan envoltats sobretot de nens vacunats i portadors sans, com els que envoltaven a l'anomenat nen.

Aleshores, com és possible que s'hagi produït sols un cas a tot Espanya i a Olot mateix en un període de 30 anys? Té cap sentit que no hi hagi hagut cap cas en milers de nens no vacunats, envoltats per molts altres milers de nens vacunats i amb capacitat d'infectar els primers?

Potser el lector es preguntarà davant aquesta realitat tan estranya: és molt difícil i complicat el mecanisme d'infecció de la diftèria? Es necessita potser contacte intravenós o visceral entre individus perquè es produeixi el contagi, com s'afirma en els casos de la SIDA o en l'hepatitis B o C? Perquè, si el contagi de la diftèria fos molt difícil i complicat, potser aquesta dificultat podria justificar l'absència de contagi durant un període de trenta anys.

La resposta a aquestes preguntes és negativa, ja que la diftèria, segons tots els manuals oficials de salut, es contagia a través de l'alè. Hi ha alguna cosa que comparteixin i intercanviïn més els nens que juguen junts que l'alè?

Sabent això el lector es pot preguntar amb més raó: si la diftèria es contagia veritablement i si, a més, és per mitjà de l'alè, com podien passar trenta anys amb només un cas de contagi quan viuen desenes de milers de nens **no vacunats** envoltats de més milers de nens **portadors sans** amb capacitat d'infectar-ne altres no vacunats? Si això no és possible, lògicament, simplement... és que és impossible.

Per tant, el que ha succeït no és, ni pot ser, un cas d'una malaltia epidèmica, com se li suposa a la històrica diftèria, sinó que ha estat un quadre d'amigdalitis aguda amb plaques i febre alta, és a dir, un quadre d'angines; un quadre mitjanament freqüent avui dia i que qualsevol metge internista espanyol atén diverses desenes de vegades a l'any. Per tant, el nen es va presentar amb un quadre d'angines i febre... només que inversament al que va passar a Espanya en els anys seixanta, quan es va canviar el nom de *diftèria* pel d'*amigdalitis aguda,* i va desaparèixer la diftèria. Pel mateix efecte transformador del llenguatge actuant en direcció oposada, és a dir, designant amb el nom de *diftèria* un quadre d'*amigdalitis aguda,* ha tornat la diftèria a la realitat espanyola. Perquè en realitat no són malalties diferents, com ja hem explicat, són un únic quadre, la *diftèria* i l'*amigdalitis* són la mateixa malaltia, són el mateix gos però amb diferent nom al collar. Curiós, veritat?

Aquesta conclusió que oferim a la reflexió del lector, l'explicarem més detalladament, i per a això ens servirem, de nou, dels esdeveniments fets públics pels tècnics oficials que han portat el cas; i cal dir que han donat bastants dades en els mitjans de comunicació, encara que ho hagin fet amb la intenció d'escenificar el seu paper de protectors i salvadors i, també, per descomptat, per atacar els irresponsables que no es vacunen.

EL TEST DE LA VERITAT: L'ÚLTIMA PARAULA DE LA CIÈNCIA

Volem presentar al lector un "personatge" nou en aquesta llarga història medicoindustrial. De nou es tracta d'un invent tecnològic, un producte de la biotecnologia d'última generació que, segons la comunitat mèdica oficial, és capaç de diagnosticar, sens dubte, i distingir una amigdalitis aguda amb plaques comuna... d'una amigdalitis diftèrica; i encara que nosaltres afirmem que són la mateixa malaltia amb noms diferents... en l'actualitat hi ha un test que sembla voler insistir que són malalties diferents. Aquest test és tan recent (7 anys) que és totalment desconegut per la majoria de metges en actiu, i n'hem sabut de l'existència gràcies al cas confús de diftèria a Olot.

Demanem atenció especial al lector perquè en les reflexions sobre aquesta prova diagnòstica, aquest test modern que és l'únic mètode objectiu i acceptat pel sistema oficial, capaç de fer un diagnòstic diferencial correcte entre unes **angines** i una **diftèria**, hi trobarà la resposta a tota la realitat de la història de les vacunes; ara que estem arribant al final de la pel·lícula descobrirà la veritat. Vegem:

Diversos mitjans que han informat sobre el cas del nen d'Olot han dit que l'infant va ingressar al centre mèdic amb un quadre de faringoamigdalitis amb plaques i febre alta (angines), i que un metge (als avantpassats del qual els havia atacat suposadament el bacil de la diftèria, fa uns seixanta anys) tingué la idea que aquest quadre faringi d'angines amb plaques i amb febre podria ser diftèria.

Com que no hi ha manera de diferenciar clínicament un quadre patològic de diftèria d'un d'amigdalitis aguda (angines), és a dir, no es pot distinguir pels símptomes que presenta el malalt, pensem que aquest col·lega, que sospitava de la presència de diftèria, davant l'estranyesa del cas, i per assegurar-se del diagnòstic de diftèria, que era el que li apuntava el seu ull clínic extraordinari, pensà de fer una prova analítica per no ficar la pota i no fer-se de notar en un país on no hi havia hagut cap cas en trenta anys. I per assegurar-se bé va demanar un **test de diftèria,** que es va realitzar al Centre Nacional de Microbiologia, a Madrid. Aquest test de diagnòstic sembla, segons l'última opinió mèdica oficial, la prova definitiva que decideix el diagnòstic diferencial entre els quadres d'angines i distingeix, clarament, les angines que són d'origen diftèric de les angines diguem-ne *corrents.*

Aquest modern test es basa en la PCR (reacció en cadena de la polimerasa), una prova de biologia molecular complicada descoberta en 1993, que només es realitza en centres altament equipats des de fa pocs anys. Concretament a Espanya es pot realitzar a l'Institut de Salut Carlos III des de l'any 2007. Aquestes dades cronològiques tenen molta importància per a les reflexions que proposem al lector en les properes línies.

El resultat positiu del test realitzat per la doctora Silvia Herrera a Madrid degué fer cridar "Bingo!" al metge alemany Schneider, que havia portat el cas des del principi; no són d´estranyar els salts d'alegria i goig, ja que comptant només amb **olfacte** i **ull clínic** havia aconseguit detectar i descobrir l'únic cas de diftèria des de feia trenta anys a Espanya, un país de més de quaranta milions d'habitants. El lector ha de tenir en compte per admirar el talent intuïtiu del metge que aquest tenia una oportunitat entre diversos centenars de milions en aquests trenta anys... i l'encertà.

No em dirà el lector que no és un cas absolutament impressionant d'ull clínic i de clarividència extraordinària, gairebé, gairebé divina. Doncs bé, aquest personatge, que podríem qualificar sens dubte d'extraordinari, va ser el metge que va atendre el nen que venia amb una faringoamigdalitis aguda febril, és a dir, unes angines agudes; si l'hagués atès un altre metge espanyol, un normalet, és completament improbable que hagués pensat en una diftèria, atès que des dels anys setanta es dóna per desapareguda i, des de llavors, en les facultats espanyoles ens entrenen als metges a tractar els quadres d'angines amb plaques com a tals; ningú pensa en la diftèria i, per això, a ningú se li ocorria demanar un cultiu de bacteris. I com que el test era una cosa del futur, tampoc ningú els ha demanat mai. I com que mai s'han demanat perquè no s'havien creat encara i, per tant, no en coneixíem l'existència, no podia haver-hi casos de diftèria a Espanya.

Durant els últims quaranta anys, els metges europeus no pensen en la diftèria davant els milers de casos d'amigdalitis aguda amb plaques que, anualment, es presenten en les diferents consultes de medicina interna. És per això que ens atrevim a assegurar que cap metge normal hagués sospitat que el quadre que presentava el nen era res diferent del que semblava presentar, és a dir, una amigdalitis aguda amb plaques (angines).

Però el desventurat nen no es va creuar amb un metge normalet, sinó amb un metge amb unes característiques especials que el van fer pensar, immediatament, en la diftèria i, a més i per si no n'hi havia prou, aquest metge estava presumptament dotat amb el do de la profecia, ja que ja havia advertit, feia uns anys, als irresponsables pares espanyols que deien que no vacunaven els fills del perill a què s'exposaven. Des de feia anys era portaveu de les vacunes en terres de Catalunya, però es queixava que només algunes famílies feien cas dels seus advertiments. I un dia que estava de servei, va sospitar de diftèria davant un quadre febril amb amígdales que presentava un nen **no vacunat.** Era el cas que estava esperant... per fi es complirien les seves prediccions profètiques. I va pensar en veure el nen inflat per la febre i les angines: "Per fi s'ha complert el meu advertiment i s'ha infectat algú!". Dies després afegia en els mitjans de comunicació: "Ja ho havia advertit, són uns irresponsables!", dirigint-se als pares per reprendre la seva rebel·lia i la suposada irresponsabilitat.

El resultat del test que ningú hagués demanat, excepte l'extraordinari mèdic Schneider, canviaria fatalment el destí del nen; perquè des que va donar positiu al test va passar d'un minut a l'altre de presentar un simple quadre agut d'angines amb plaques, que es tracta en la salut pública amb antibiòtics i antipirètics i sol guarir en més o menys una setmana, a un quadre de la temible **diftèria** històrica.

S'havia produït l'*encanteri* semàntic que convertia una malaltia en una altra. Aquest *encanteri* havia **transformat** la terrible **diftèria en angines** en els anys seixanta... el mateix *encanteri* semàntic utilitzat en sentit invers **va transformar** les **angines en diftèria** a Olot en 2015. I vam tornar a tenir diftèria a Espanya. És el mateix efecte del "poder creador i transformador de les paraules", però utilitzat en sentit invers.

La nova situació que s'havia presentat amb l'aparició del nom de diftèria va espantar pares, metges i ciutadans, però sobretot **va complicar** el tractament del nen, atès que ja no era qüestió d'unes angines grosses i inflamades... sinó de diftèria; ara calien, a més de la càrrega tòxica i abundant d'antibiòtics, calmants i antipirètics, un **sèrum antidiftèric.**

El tractament amb sèrum antidiftèric, com hem dit, és tan antic i perillós que havia estat totalment abandonat per la pràctica mèdica a Europa occidental, i per això van haver de trobar-lo a Rússia. Aquest país conservava algunes unitats de sèrum antidiftèric que havien usat en la dècada de la dissolució de l'URSS, tal com hem explicat abans. Que poguessin trobar aquest sèrum de més de vint anys a Rússia, ja que no en quedava als països del nostre entorn, no va ser un esdeveniment afortunat per al petit pacient, ja que ja no hi havia excusa, havíem tornat enrere en el temps. L'encanteri havia revertit el sentit i s'havia fet realitat la diftèria, havia tornat el terrible mal i van pensar tractar-lo com sempre. I l'hi van administrar intravenós per sanar-lo, com en els vells temps de la teràpia dels sèrums d'animals. El nen va morir "misteriosament" després d'uns dies d'administrar-li el sèrum antidiftèric, malgrat estar en una unitat de vigilància intensiva ben moderna d'un dels millors hospitals.

Les teràpies amb sèrums antidiftèrics s'havien abandonat en tots els països occidentals a partir dels anys seixanta, per la quantitat de problemes de reaccions immunològiques que ocasionaven en els temps en què es van utilitzar. Els sèrums d'animals provoquen en el receptor una reacció immunològica de rebuig de teixits... i els metges que s'atrevien amb aquests sabien que sempre que s'administressin s'havia de témer la reacció del receptor als sèrums, és a dir, del pacient. Atès que en un percentatge important de casos, es produeixen reaccions greus de rebuig, *shocks* anafilàctics i reaccions inflamatòries generalitzades. Precisament, quan en els anys cinquanta i seixanta es van començar a utilitzar els antibiòtics, es van abandonar definitivament els tractaments amb sèrums.

No podem comprendre l'elecció del tractament de sèrum d'animal en un hospital modern, com ha ocorregut en el cas del pacient d'Olot.

Però per què són tan tòxics aquests sèrums? Això és a causa que aquests sèrums antidiftèrics es treuen de la sang de cavalls i que inocular-los al mitjà intern causa una reacció immunològica gairebé impossible de preveure ni de controlar. Per aquestes raons, s'havien bandejat als EUA i Europa, tret de la URSS.

El nen d'Olot es va haver d'enfrontar a aquesta teràpia tan agressiva, havia estat *assenyalat* per un test modern, i després d'un mes d'UCI va morir "misteriosament". Però malgrat totes aquestes vicissituds que hem tret exclusivament de la informació oficial, les autoritats van sortir en els mitjans de comunicació dient dues coses: el nen havia mort a causa de la diftèria, sens dubte. No van comentar res de l'empitjorament que va patir el nen després d'haver-li administrat el sèrum, no van comentar com havia pogut morir un nen (encara que fora de diftèria) en una moderna unitat de vigilància intensiva. Només hi van afegir la sentència que els responsables eren els pares per no haver-lo vacunat.

El cas ha durat poc més d'un mes en els mitjans de comunicació i després desapareixerà de la memòria col·lectiva; la de l'existència en eltemps que ens ha tocat viure ho exigeix així. I en el conscient col·lectiu i en les estadístiques nacionals apareixerà com un cas únic a Espanya en els darrers 30 anys. Però abans que això passi a la història, volem proposar al lector, com sempre, unes quantes reflexions que potser li oferiran unes respostes que no esperava. Vegem:

El primer que podem treure del relat dels fets descrits pels tècnics oficials que han portat el cas és que, segons la medicina moderna, l'única cosa que pot diferenciar un quadre d'amigdalitis amb plaques d'un quadre típic de diftèria és el **test** que li van realitzar en l'Institut Carlos III. Si aquest test hagués donat negatiu, el nen hauria seguit el tractament d'una amigdalitis vulgar amb antibiòtics i antipirètics, i segurament s'hauria recuperat en una setmana.

Aquest test sembla la fórmula definitiva de diagnosticar la diftèria, però recordem que se n'afirma això després de més de cent anys d'assegurar que la presència de bacils era la prova i la causa de la malaltia. Nosaltres no valorem ni discutim la inhabilitat del test, però la ciència mèdica oficial diu que és la prova definitiva i que està a la disposició dels metges espanyols des de l'any 2007.

Però si tot això és veritat, tal com afirmen els responsables de Sanitat, i només per mitjà d'un test de **fa set anys** es pot saber científicament si unes amígdales inflamades són diftèriques o no, no ho discutim perquè, com el nostre venerat filòsof, el vell Sòcrates, no sabem res, només ens fem preguntes i les proposem al lector: considerant que la diftèria es pot diagnosticar amb seguretat i diferenciar-la de les angines comunes des de fa vuit anys, mitjançant l'únic **test o prova analítica infal·lible** admesa per la ciència actual,[4] podem fer-nos, lògicament, algunes preguntes.

Com es diagnosticava la diftèria a principis del segle XX, sense aquest test? Com hem pogut diferenciar els metges espanyols durant

4 S'utilitzen dos tests: l'ELEK, per distingir el bacteri que es considera capaç de segregar la toxina que produeix la diftèria d'altres denominades *difteroides*, i la PCR, que detecta la presència del gen de la toxina i és el que es considera definitiu. No obstant això, els mateixos documents oficials dels protocols d'actuació davant casos de diftèria en reconeixen la manca de fiabilitat. Així, el *Protocol de Vigilància de Diftèria* elaborat per la *Xarxa Nacional de Vigilància Epidemiològica* diu a la pàgina 106 sobre la PCR aplicada a la diftèria: *"No obstant això, no demostra si la soca expressa la toxina diftèrica, per la qual cosa els resultats s'han d'interpretar amb cautela, ja que alguns aïllaments de les espècies toxigèniques de Corynebacterium tenen el gen de la toxina, però biològicament no l'expressen"*. Document complet en Internet: *http://www.isciii.es/isciii/es/contenidos/fd-servicios-cientifico-tecnicos/fd-vigilancias alertas/protocolos_renave.pdf*. L'assumpte és molt més greu quan se sap una cosa desconcertant: que a més dels diftèrics, hi ha altres bacteris capaços de produir la toxina de la diftèria, com la *C. Ulcerans* i la *C. Pseudotuberculosis* (A EFSTRATIOU, RC GEORGE "Laboratory guidelines for the diagnosis of infections caused by Corynebacterium diphtheriae and C. Ulcerans". *Commun Dis Public Health* 1999: 2: 250-7; *https://www.gov.uk/government/uploads/system/uploads/attachment_data/file/355490/guides_coryne.pdf*

tota la vida un quadre d'angines d'un quadre de diftèria, si admetem que mai hem utilitzat el nou test? Naturalment, no l'hem utilitzat perquè sempre hem tractat els quadres d'amigdalitis com si fossin casos d'amigdalitis, no en teníem dubtes ni sospites, ni un ull clínic tan poderós com el del doctor Schneider. Simplement, els tractàvem com un quadre d'angines i els guaríem amb antibiòtics o sense. I aquesta és la causa que els metges espanyols i europeus no tinguem consciència d'haver-nos trobat mai amb un cas de diftèria.

L'amigdalitis aguda mai ha estat un quadre difícil de tractar, i aquest metge no recorda cap cas d'amigdalitis aguda que no guarís en un període de més o menys una setmana. N'hem tractat centenars, potser milers, en més de trenta anys d'exercici de la medicina, i no creiem que l'amigdalitis sigui difícil de tractar; mai se'ns ha presentat un cas que acabés fatalment, i estem segurs de compartir aquesta opinió amb la majoria dels metges en actiu en consultes de la seguretat social de tot el país.

Una altra informació, perfectament oficial, que ens ha arribat del cas és que, per buscar el suposat focus de la infecció, es va fer el test infal·lible a les persones de l'hàbitat més proper al nen... i, inesperadament per als tècnics, van donar positiu diverses persones que estaven vacunades, concretament 8 entre un total de 57, és a dir, el 18%. Inexplicablement se'ls varen administrar antibiòtics encara que estaven sans i sense cap tipus de molèstia ni símptoma. No tenien cap molèstia, però se'ls van administrar perquè el test deia, clarament i analíticament, que **tenien la diftèria**.

Si algun d'ells hagués presentat una amigdalitis en aquest mateix moment... se li hagués administrat el sèrum antidiftèric? Afortunadament, aquests portadors sans no presentaven amigdalitis, i això potser els va salvar que els etiquetessin de *diftèrics* i que els injectessin el sèrum.

Però si en l'entorn limitat del nen d'Olot han trobat, analíticament, "diftèria" amb facilitat i rapidesa en diverses **persones sanes**... cal seguir fent-nos algunes reflexions lògiques i contestar-nos-les:

Què passaria si ens fessin el test a tota la població? Cal pensar que, com ha succeït a Olot, molts vacunats (el 18% de la població) i no vacunats (no sabem quants) donin positiu al test que denuncia que patim la malaltia, la suposada **diftèria**.

Què hagués passat a les generacions d'espanyols que, com l'autor, van patir d'angines en els anys seixanta i ens les van extirpar? Què ens hagués passat si ens haguessin sotmès al test? El lògic és que molts (no sabem quants, el 18% o més) hauríem donat positiu i en comptes de rebre antibiòtics i amigdalectomia hauríem hagut d'enfrontar-nos als sèrums antidiftèrics. Encara sort que els metges que ens van tocar ja havien abandonat el costum d'anomenar la diftèria i de pensar-hi així veien un quadre d'angines i no tenien, encara, a l'abast, el test definitiu.

Què hauria passat amb els milers de casos d'amigdalitis aguda que hem atès els metges espanyols els 30 últims anys si els haguéssim sotmès al nou test?

La resposta és clara: en comptes de tractar-los i guarir-los amb facilitat d'amigdalitis, a molts d'ells, els hauríem diagnosticat **diftèria**. I ells, com a pacients i nosaltres com a metges, ens hauríem hagut d'enfrontar als perillosos sèrums antidiftèrics que hauríem hagut de prescriure. Afortunadament per a pacients i metges espanyols, l'amigdalitis aguda amb plaques o angines ha estat això i res més; l'hem tractada com el que era, mai hem demanat aquest test en trenta anys... i s'han guarit.

Serien les estadístiques les mateixes que han estat sense el test? Naturalment que no. No hauríem estat 30 anys sense casos de **diftèria**, com s'ha demostrat clarament a Olot. Si als metges espanyols que formats en els setanta se'ns hagués entrenat per fer el diagnòstic diferencial entre la diftèria i l'amigdalitis aguda amb plaques, amb aquest test, amb les dades que tenim i ens han relatat les autoritats tècniques que han portat el cas, cal concloure lògicament que no hauríem estat 30 anys sense diftèria a Espanya sinó que, com a mínim, el 18% de la població de ciutadans que han tingut angines i que estan operats d'amígdales haurien patit en realitat diftèria.

I, finalment, què passaria si arran del cas d'Olot i seguint l'exemple de Schneider, a partir d'ara, els metges espanyols féssim el test en tots els casos que trobem d'amigdalitis amb plaques?

Si l'apliquem a partir d'ara, és lògic pensar que tornarà la diftèria (de fet, ja ha tornat a Olot, on el 18% de la població dóna positiu al test de diftèria) a les estadístiques espanyoles, i tornarem a haver de fabricar sèrums i aplicar-los als nens amb amigdalitis que, durant tots aquests anys, s'han guarit de l'amigdalitis amb plaques sense necessitat d'utilitzar sèrums.

HISTÒRIES DE TOTA UNA VIDA... QUE NO EREN VERITAT

Arribats a aquest punt, la mateixa **informació oficial** del cas d'Olot encara ofereix un punt de reflexió i uns detalls que, si els analitzem amb sentit racional, segurament arribarem junt amb el lector, a unes conclusions que desvelaran que tota aquesta llarga pel·lícula de les vacunes i dels microbis, d'epidèmies i sèrums salvadors i de microbis assassins... han estat històries de la nostra vida que han resultat no ser veritat. Vegem:

Sabem que només hi ha un mètode científic i segur per saber si hi ha **diftèria**, segons els mateixos tècnics del sistema oficial. Aquest mètode nou és capaç de diagnosticar-la i de distingir-la clarament d'una amigdalitis, és el test PCR, amb menys de deu anys al mercat.

Amb aquestes dades i aquestes dates, amb l'ajuda del nostre millor aliat, el implacable pas del temps ... ara que som al final de la pel·lícula i podem veure'n tots els actors, podem fer-nos amb sentit lògic les preguntes següents.

Amb quin grau d'objectivitat científica pot afirmar una estadística del Ministeri de Sanitat, com la que hem mostrat abans, que l'any quaranta hi havia molts casos de diftèria i que en els setanta ja no hi havia diftèria a Espanya, si ni en primera data ni en la segona s'havia aplicat el test infal·lible que distingeix, segons la doctrina mèdica d'última hora, l'amigdalitis aguda de la diftèria?

Com va es va fer el diagnòstic diferencial en aquest període si faltaven 50 anys perquè n'inventessin el test?... A ull?... per intuïció? O a força d'ull clínic, com Schneider?

I com es va fer aquest diagnòstic diferencial en temps de Lóffler (1880) i a principis del segle XX, quan la premsa anunciava epidèmies de **diftèria** per tot arreu i predicava i aplicava sèrums antidiftèrics?

Què va ser en realitat aquella epidèmia famosa de diftèria d'Alaska, narrada i cinematografiada mil vegades, que ens va deixar bocabadats a tots els ciutadans i convençuts de la bondat *divina* i de la necessitat imprescindible dels sèrums antidiftèrics?[5]

Com distingien en aquells temps l'amigdalitis amb plaques de la veritable diftèria? Faltaven setanta anys perquè aparegués la prova analítica infal·lible, el test determinant de la PCR que es començà a utilitzar en microbiologia després de l'any 2000 i que va descobrir

---

5 El doctor González, en defensa de les vacunes, també confessa en el seu llibre que aquesta història d'Alaska el va impressionar en la infància tant que ens la torna a explicar per si hi hagués algú que no la conegués. Aquesta història i les diverses versions cinematogràfiques va impressionar tothom, tots ens quedem sorpresos del valor i el sacrifici dels salvadors que hi portaven el sèrum i finalment ens relaxàrem quan vam veure que la gent, per l'acció del sèrum, es guaria... i tots quedarem convençuts de la bondat dels sèrums, de les vacunes i de la ciència mèdica que ens protegia dels gèrmens. Però ara el lector té informació per a saber que en aquell temps (1924) faltaven més de 70 anys perquè aparegués el test que permetria **diferenciar**, sens dubte, les angines amb febre no diftèriques d'altres diftèriques. Llavors, com sabien que era una epidèmia de diftèria? L'amigdalitis és freqüent a l'hivern, peró cal preguntarse: per què, o per quina evidència objetiva algú va decidir el 1924 que les angines d'aquest hivern havien de ser diftèriques? Per què es va radiar pertot explicant com de terrible que era la diftèria i com de bons que eren els sèrums si no es podia saber si era diftèria? Faltaven més de 80 anys perquè aparegués el test de la veritat, i no hi havia forma objectiva o científica de saber-ho. Però si informem el lector que l'any anterior, el 1923, s'havia creat en *la Fundació Pasteur* la segona generació de sèrums antidiftèrics, que són més o menys els que s'han mantingut al mercat fins ara... potser amb aquesta informació comprendrà més fàcilment com d'oportuna va ser aquesta història impressionant i transmesa a tothom per als interessos comercials de la indústria dels sèrums, la qual en va multiplicar la producció i la venda per tot el món. Però tota aquesta història, les posteriors, la quantitat de pel·lícules que ens han convençut de la realitat paranoica... eren històries que no eren veritat. Com a símbol de la poca veritat d'aquestes històries ha quedat el monument al gos pigall d'aquesta expedició salvadora erigit all Central Park de Nova York. El doctor González ens explica que el gosset que está allà representat no és el vertader... està suplantat per un altre; fins al record escultòric és una història impressionant i emotiva... però que no és veritat.

que a Olot hi ha diversos casos de diftèria quan es pensava que a Espanya havia estat absent trenta anys.

Algun lector entès en microbiologia, per respondre a aquesta última pregunta, pot intentar explicar que a principis de segle XX ja es podien aconseguir cultius bacterians i que amb aquests es podia detectar la presència del bacil diftèric a les goles dels amigdalítics. Davant aquesta explicació cal dir el que ja hem explicat abans: tots els ciutadans normals tenim els quatre tipus d'espècies de bacil diftèric vivint amb nosaltres, sense causar-nos cap tipus de dany. Per això no serveixen els cultius com a diagnòstic, ja que sempre donarien positiu.

Aquesta és la causa de la introducció recent d'aquest nou test de la PCR, que segons l'opinió oficial és l'única prova que jutja el diagnòstic diferencial entre amigdalitis i diftèria. Però arriba cent cinquanta anys tard. Durant tot aquest temps, durant tota la llarga pel·lícula hi ha hagut mil epidèmies anunciades oficialment, s'han administrat tones de sèrum antidiftèric, s'ha vacunat milions de persones, s'han escrit lleis i llibres, s'han explicat llegendes i s'han fet pel·lícules que ens han omplert a tots de terror davant el microbi cruel i hostil i després ens han retornat l'esperança amb els seus productes salvadors. I resulta que si filem bé els fils de la realitat real, la veritat és que tan sols des de fa aproximadament deu anys es pot saber veritablement i científicament si un malalt amb amigdalitis (angines) té o no té diftèria.

Resulta que en aquesta pel·lícula, ara que som al final, estem descobrint que tot era mentida: els microbis no eren enemics sinó amics, no eren alienígenes sinó propis, ara sabem que les primeres vacunes no podien protegir de res sinó que eren altament perilloses; les epidèmies històriques que ens han contat, els noms de les quals ens omplien de terror... ara sabem que no podien tenir nom perquè els tests que l'hi podien posar, faltaven dècades perquè els creessin. Ara sabem que els gràfics i estadístiques històriques i oficials no tenien un criteri objectiu per poder tenir realitat,

No té el lector la impressió que ens han enganyat a tots? Que totes aquestes històries de terror i de mort que hem escoltat han estat trucades per justificar la necessitat i conveniència de vacunar-nos?

No té la impressió que ens han explicat una pel·lícula de terror per crear-nos una necessitat que mai hem tingut?

L'anàlisi del cas d'Olot, al costat de la informació oficial que l'acompanya, curiosament, ha de conduir el lector a la conclusió lògica i decebedora que tota la llegenda de la diftèria ha estat una **farsa** per vendre vacunes que ha fet passar una afecció aguda de gola i molt freqüent -la faringoamigdalitis febril amb plaques, que és un quadre comú, corrent i fàcilment tractable en un ambient favorable, ben atès i sense misèria- per una malaltia causada per un alienígena assassí, el bacil de la diftèria, una malaltia amb fama de mortífera, de terrible, i de la qual els metges industrials afirmen que sense sèrums o vacunes produeix la mort.

Però ha passat molt de temps i una mentida no pot viure eternament, i aquest cas de falsa **diftèria** a Espanya ha desvelat les falsedats i contradiccions que té la teoria de la infecció de la diftèria.

Les estadístiques que ens han presentat tots aquests anys, el relat de les vides que es van salvar històricament gràcies als sèrums... tot era mentida. Era mentida que existís un bacil alienígena perquè és endèmic... era mentida que ens podíem infectar uns a altres perquè tots en tenim... era mentida que els sèrums antidiftèrics guarissin perquè són perillosíssims... tot era fals, tot estava manipulat, les dades eren imaginàries. I tot estava fet per fer-nos creure als ciutadans que no érem autosuficients, que hi havia perills terribles que podien matar-nos perquè superaven amb escreix la nostra capacitat vital d'enfrontar-nos-hi i vèncer-los, i que per això necessitàvem desesperadament la seva protecció sàvia, el seu poder demiürgic, la seva bondat i el seu desinterès pel guany, els seus invents, les seves medicacions noves i les seves vacunes "miraculoses".

L'existència de la diftèria és, en realitat, un problema del llenguatge que s'utilitza, és una qüestió d'entendre la naturalesa dels fenòmens i d'utilitzar una paraula o una altra, de designar un mateix fenomen amb un nom o un altre.

Si trobes un metge que entengui que presentes un quadre d'amigdalitis aguda, d'angines, i que els teus bacils són amics... estàs salvat. Si en trobes un altre i et diu que el que tens és diftèria i que cal neutralitzar les toxines d'uns bacils enemics que hi ha al teu interior, prepara't a rebre una dosi important d'antibiòtics i de sèrum de cavall i a sobreviure a la prova. Segons el nom amb què el metge designi la malaltia és la clau del pronòstic i el destí del pacient. Però això no canvia la veritable naturalesa del quadre que presentes... és el mateix.

Com hem dit al principi d'aquest capítol, el cas de la història de la diftèria és totalment equivalent al de qualsevol de les malalties infeccioses històriques i altament publicitades i introduïdes en el conscient col·lectiu dels ciutadans, com la tos ferina, el tètanus, el còlera, la pneumònia, la meningitis, etc. Totes anaren desapareixent del mapa a partir dels anys seixanta i encara que el sistema oficial i la seva propaganda anunciava que aquesta desaparició era efecte innegable de la vacunació massiva, el lector ja sap que va ser un efecte lingüístic. Se'ls va canviar el nom i, com va ocórrer amb la diftèria, van desaparèixer del mapa... i si les tornem a esmentar, poden esdevenir reals[6].

Totes requereixen el modern test o prova de la PCR per ser diagnosticades, ja que tots, sans i malalts, tenim els bacils (pneumococ, meningococ i molts altres cocos més) que acusats de produir aquestes malalties en la història de les epidèmies i de les infeccions. I en tots els casos de les altres malalties infeccioses atribuïdes als nostres gèrmens... tampoc no hi ha resposta a les mateixes preguntes lògiques:

Com es podia saber en els anys 50 que s'havia declarat una epidèmia de tos ferina o de pneumònia infecciosa sense el test que apareixeria gairebé 50 anys després? Amb quines bases de dades s'han elaborat tots els gràfics i estadístiques oficials que ens han acompanyat durant

---

6 Els quadres, per exemple, de la terrible tos ferina que havien estat freqüents en les postguerres europees, a partir dels anys cinquanta es van començar a anomenar "bronquitis agudes", "bronquiolitis del lactant", "bronquitis asmàtica", "traqueïtis aguda"... La medicina moderna tracta aquests quadres amb antibiòtics, broncodilatadores i oxigen amb relativa facilitat. Però en els anys quaranta eren mortals i s'atribuïen al microbi *pasteurella pertusis*. Els quadres de còlera *morbo històric* van passar a anomenar-se: "gastroenteritis", "colitis aguda", "disenteria" o "diarrea coleriforme"... i va desaparèixer el còlera. Les pneumònies infeccioses pel pneumococ van passar a anomenar-se "pneumònies agudes", "pneumònies víriques", "pneumònies tòxiques"... varen canviar els terribles noms històrics i van desaparèixer les malalties infeccioses.

tots aquests anys? Qui posava nom a les malalties i com era el seu criteri i el seu mètode objectiu? No hi ha resposta oficial, però el lector té prou elements per a fer-se una idea més real sobre aquesta història i aquesta cultura de la paranoia que tots portem dins.

Creiem que, amb aquesta informació, el lector ha de tenir clar en virtut de la seva reflexió les realitats següents sobre la teoria de la infecció, les vacunes i els nostres gèrmens:

1r. Que els nostres gèrmens no són alienígens, sinó que són **simbionts**, fins i tot molts són **endemismes** de l'espècie humana i no es troben en altre hàbitat. Com és possible, doncs, la infecció per gèrmens alienígenes?

2n. Que tots els bacils que s'havien identificat com a únics culpables, amb DNI personal i exclusiu —vibrió *colèric*, *bacillum difteriae*, *bordetella pertusis*...— en realitat no són únics, ni estrangers, ni culpables de res... sinó que són indispensables, son necessaris y útils per a mantenir el nostre equilibri orgànic.

3r. Que els pares històrics de les vacunes "varen salvar" la humanitat amb unes vacunes que, en l'actualitat, si algú les administrés, l'acusarien d'intent d'homicidi. Però llavors no els va passar res perquè els cobais humans que se sacrificaren en nom de la ciència no tenien drets i, no obstant això, ells tenien tota la impunitat que els donava el Progrés. Aquesta impunitat i el suport incondicional de la **premsa** van fer possible la permanència d'aquestes vacunes primitives fins als anys quaranta del segle passat.

4t. Que els avanços en medicina de la meitat del segle passat que revelaven la naturalesa benèfica i la relació de simbiosi dels nostres gèrmens, en lloc de rebre's com una bona notícia que posés fi a la paranoia no va ser ben acollida aquesta nova realitat entre la classe acadèmica, política i mediàtica, ja que contradeia la visió bel·licista que s'havia seguit. Després de tants anys... tots hi estàvem implicats.

5è. Com que ja no es podia sostenir que els nostres gèrmens, que estan presents en tots nosaltres indistintament en estat de salut o de malaltia, fossin els causants de les malalties de les quals se'ls acusava, per mantenir tota la història van admetre que els nostres bacils són bons, però que, si els ataca un virus, es tornen dolents com abans i, per tant, la vacuna torna a ser necessària.

6è. Que després de tota aquesta llarga història de la cultura de la paranoia que se'ns ha ficat en el si de la nostra existència, que ens ha portat a manipular els nostres cossos i els dels nostres fills per protegir-los de tantes epidèmies històriques, cinematogràfiques i novel·lesques... resulta que només podem saber que veritablement van ser el que van ser des de fa deu anys, gràcies a l'últim test de la veritat, encara que a mesura que han transcorregut els fets seria molt més apropiat anomenar-lo el **test de la mentida**.

ELS ÚLTIMS CONVIDATS, ELS VIRUS... I TORNA A COMENÇAR

El microscopi electrònic i els avanços en fisiologia que havien contribuït a qüestionar la teoria de la infecció pels nostres gèrmens, i l'eficàcia i conveniència dels sèrums i les vacunes antigues, van introduir alhora en la història de la biologia humana uns nous i convidats desconeguts: **els virus.**

Aquests nous convidats anaven a produir dins de la classe mèdica una nova divisió de punts de vista, semblant a la que havia produït l'aparició dels bacteris cent anys enrere. Uns quants metges, molt pocs a hores d'ara, conservaven l'antiga visió vitalista dels seus predecessors, i quan van aparèixer els virus van imaginar que sempre havien estat aquí i que era bastant improbable que causessin malalties. Que el més probable era que fossin productes de rebuig de les mateixes cèl·lules humanes. Una altra vegada s'obstinaven a dir que aquests virus no eren alienígenes assassins, sinó part de la nostra realitat fisiològica i que, tard o d'hora, com havia ocorregut amb els microbis, se'n descobriria el veritable origen i funció en l'organisme i la seva fisiologia.

La major part dels metges dels anys cinquanta en avant ja tenien una visió industrial de la medicina i la teoria de la infecció formava part del seu ADN; i en les facultats se seguia ensenyant la teoria de la infecció com tota la vida, encara que s'haguessin abandonat les vacunes i sèrums antics, se seguia ensenyant que els microbis i/o les seves toxines produïen les antigues malalties. L'error és difícil d'assumir i fins i tot avui dia se segueix ensenyant de la mateixa manera.[7]

Per a aquests metges moderns, l'aparició dels virus no suposava res de nou, és a dir, es tractava una altra vegada d'enemics nous als quals combatre amb vacunes i medicaments nous. Es tornava a inaugurar una altra etapa quan estava a punt d'expirar la vella. Des de llavors fins als nostres dies, el 90% dels nostres nens reben múltiples vacunes contra malalties suposadament causades per virus.

Aquestes campanyes gairebé totals de la població han pogut dur-se a terme per diverses raons: perquè les noves i "depurades" vacunes contra les antigues epidèmies, tal com hem explicat, i les noves vacunes contra els virus que es van fabricar a partir de llavors ja no tenien els tremends "inconvenients" i no produïen reaccions de rebot com les seves antecessores. Ara, amb els pocs inconvenients a curt termini que tenien les noves vacunes, fou possible introduir-les i que metges i ciutadans en general les acceptessin.

Una altra raó que considerem d'importància cabdal és el factor psicològic, o millor dit, el factor cultural, o la psicologia cultural dominant: tots els ciutadans actuals hem crescut dins d'una atmosfera de desinfectants, antibiòtics, vacunes... hem viscut amb paranoia vital. I contra la sensació contínua d'inseguretat produïda per un cosmos agressiu, una naturalesa hostil, etc., comprar immunitat i guanyar seguretat davant la mort per infecció amb simplement un producte que et regala el govern o que adquireixes a bon preu... és una idea massa dolça d'empassar perquè no sigui majoritària en la societat de consum. I amb el pas dels anys i les generacions, les vacunes ja formen part del nostre concepte de salut, vacunar els nostres fills és una etapa

7 El doctor González, digne representant de l'oficialitat, manté en el seu llibre aquesta ambigüitat: d'una banda acusa el *corinebacterium difteriae* de produir la diftèria, encara que després diu que el bacil no la pot produir i que de fet no la produeix, i després acaba dient que és la toxina la responsable final de la malaltia. En l'actualitat és aquest tipus d'ensenyament ambigu que s'imparteix en les facultats el que manté una indefinició i una ambigüitat que permet que les campanyes de vacunació contra els nostres propis gèrmens continuï impunement.

més de la seva formació i creixement. Com s'havia d'arxivar tot això? Com desarrelar un costum que ens van transmetre els nostres pares? I com renunciar a la sensació de seguretat que la vacuna produeix en el conscient col·lectiu?

Després de tots aquests avanços en el coneixement mèdic, després dels ajustos, les rectificacions, els secrets i els silencis, els canvis de tractament, els canvis en la composició de les noves vacunes antibacterianes, els nous metges havien aconseguit salvar en part, i amb prou feines, la teoria de la infecció i les vacunes i, de sobte, apareixien uns nous enemics còsmics que vindrien, com enviats del cel, per reforçar la teoria paranoica dels enemics invisibles que havíem estat a punt de superar.

Els van anomenar virus i eren "éssers" més petits que les cèl·lules, com trossos d'aquestes, i tenien nucli, membrana i una composició química igual que la de la cèl·lula. Si els virus tenen els mateixos components bioquímics que les cèl·lules a les quals "suposadament" ataquen, per què pensar que són alienígenes? Per què no pensar que tenen un origen intern a la cèl·lula? Per què no pensar que són producte de processos de recanvi de material cel·lular, o de deixalla, o de mort cel·lular, ja que estan fets de les mateixes substàncies que formen l'estructura de les cèl·lules?[8]

Com veurà el lector, les dues velles visions sobre la relació de l'home amb el cosmos es van tornar a enfrontar... i torna a començar. Es va iniciar una història gairebé igual a la que hem narrat sobre les vacunes contra els bacteris; com diu el refrany, "De moliner mudaràs, i de lladre no te n'escaparàs". Històries similars, mètodes similars, científics similars, interessos mediàtics i comercials similars, que no tornarem a descriure per no esgotar el lector i perquè seria repetir

8 En aquesta primera part, com ja advertim al lector, només ens hem referit als avanços mèdics i les teories mèdiques oficials. Als esdeveniments tal com ens els han narrat la premsa, la política i la ciència del sistema oficial. No hem parlat dels científics dissidents del sistema que naturalment hi ha hagut, això sí, al marge del sistema i fora dels cercles acadèmics oficials i allunyats del món mediàtic. Aquests científics i els seus punts de vista, totalment allunyats de la paranoia de viure, els exposa en la segona part el meu company i amic Jesús García Blanca.

el que hem escrit fins aquí, això sí, amb alguns matisos i canvis de forma importants com les modernes vacunes ja d'última generació i amb menys accidents "misteriosos".

Els metges i acadèmics que dirigien la salut d'occident, tal com havien fet cent anys abans davant l'aparició dels bacteris, no van dubtar a acusar aquests convidats nous d'agressius i de voraços, de tenir la missió de destruir l'home... i els van acusar formalment de ser la causa de malalties ja conegudes i d'algunes de noves. I de proposar, una vegada restaurada i reforçada la teoria paranoica, la creació i aplicació de vacunes i medicaments nous per protegir-se'n, i si era possible destruir-los, esborrar-los de la faç de la terra. (I en alguns casos, diuen, ho han aconseguit.)

Els partidaris de la teoria de la infecció i de les vacunes es van posar a revifar l'assumpte, però aquesta vegada no fabricarien vacunes noves contra els virus, amb els mateixos inconvenients i errors que les del passat; la tecnologia mèdica del moment ho feia possible i no ho van dubtar. Van aparèixer vacunes noves per a tractar malalties velles, el xarampió, la rubèola, etc., i també virus nous que semblaven provocar noves malalties que requerien vacunes noves. Fins avui, cada any, apareixen més classes de virus i mes vacunes noves... i el que queda.

A partir dels anys seixanta i fins als nostres dies vivim en una societat vacunada en més del 90%; des de llavors, múltiples vacunes han aparegut als mercats i tothom que viu en la societat del benestar se sent segur, més segur que els seus ancestres i creu que part d'aquesta seguretat la hi proporciona l'existència i el consum massiu, gairebé global, de vacunes.

El somni de Prometeu s'ha fet realitat cent anys després que es gestés en la ment de l'home industrial. Aquest nou humà es va proposar canviar el món i ho ha aconseguit... però l'ha millorat?... Si fos així... parlaríem en l'actualitat dels greus problemes de contaminació planetària, de desforestació, de desertització, d'extinció d'espècies, d'escalfament i de canvi climàtic? També es va proposar canviar el nostre organisme i sistemes orgànics amb el convenciment de poder fer-ho i amb la promesa d'aconseguir millorar i superar el disseny natural propi... i aquest Prometeu afirma que ho ha aconseguit i ha aconseguit també crear una raça d'humans nova que són més perfectes, sans i longeus que els seus avantpassats humans, que no havien gaudit del foc creador de la indústria.

Si és així, potser ha valgut la pena tant d'embolic i tanta història, tant d'esforç i sacrificis humans. Però res bo pot sortir de la mentida, res bo pot sortir d'una guerra contra nosaltres mateixos, res bo pot venir de l'intent de voler millorar un sistema biològic i no haver-ho assolit, res bé pot resultar d'haver confós els amics amb els enemics... I ara que som al final de la pel·lícula en podrem veure, o millor dit, en podrem viure i experimentar personalment el desenllaç final, el resultat d'una història que ha estat més mentida que veritat... ho exposarem al lector en els paràgrafs següents.

6. El resultat final de l'obra del nou Prometeu

EL TEMPS I LA RESOLUCIÓ DEL DILEMA

Nosaltres, a aquesta alçada de la pel·lícula, reconeixem el poder de l'home i de la civilització industrial, el poder titànic del nou Prometeu per a actuar sobre la Naturalesa i canviar-la, reconeixem que amb els seus productes industrials ha canviat també l'organisme i els sistemes vius que ens han mantingut vius durant mil·lennis: això és evident i innegable. El que neguem rotundament és que aquests canvis i transformacions artificials i industrials hagin millorat la nostra realitat biològica; més aviat, ens han portat i ens porten a una situació inquietant, a un estat de salut que, encara que la premsa del sistema digui el contrari, apunta a la catàstrofe.

Si aquest efecte de millora del sistema immunitari promès per la pràctica de la vacunació s'hagués produït, seria lògic que una vegada que s'ha manipulat tota la població pogués afirmar-se que hem millorat l'espècie. I, a més, s'hauria demostrat que els productes industrials, veritablement, són capaços de millorar, fins i tot, els complicadíssims sistemes biològics i, per tant, accelerar el lent esdevenir còsmic i millorar l'espècie humana. No estaria gens malament; i en aquest cas hauria valgut la pena tota aquesta història. Però... és aquesta la realitat real? Som els ciutadans actuals, amb els nostres sistemes biològics manipulats per Prometeu, una raça o una espècie humana superior biològicament als nostres pares i avis? La manipulació industrial dels nostres sistemes ens ha aportat alguna capacitat biològica o psicològica que no tinguessin els nostres avantpassats?

La doctrina oficial i la premsa afí així ho afirmen i tothom ho creu. I, a més, els ciutadans actuals se senten afortunats de pertànyer a aquest temps i a aquesta societat de Prometeu: una societat industrial de gran cobertura mèdica, on tothom té consciència que es viu més i millor i on es pot gaudir dels assoliments de la civilització moderna. Davant aquesta "realitat" cultural de la superhumanitat actual, el lector potser es preguntarà: per què deien els antics vitalistes que cap producte de la indústria podria millorar mai la funció de cap sistema orgànic? Com es que afirmaven que no es pot millorar el cosmos? En realitat tenia raó l'home industrial, el Prometeu que afirmava que podia millorar el cosmos, perfeccionar la naturalesa humana i crear éssers superiors? La premsa i la cultura actuals tenen convençuts els ciutadans del tercer mil·lenni que pertanyen a una societat més sana i més longeva que la dels seus ascendents... però encara que tothom estigui convençut d'aquesta "realitat", veurem que aquesta és un producte de consum més que, perquè la gent se'l cregui i el compri, n'hi ha prou que estigui ben publicitat; no importa ni que sigui veritat ni que aquesta "realitat" sigui real. Però nosaltres posarem a la disposició del lector unes dades que demostren de manera aclaparadora com és la veritable realitat d'aquesta "realitat" publicitada per Prometeu i que tothom viu com a realitat real. Vegem.

Ha passat prou temps perquè gairebé tota la població estigui vacunada, ja són diverses generacions en què s'ha vacunat pares, fills i néts... hem dit que el temps era el nostre aliat per a trobar la veritat, i n'ha passat prou. És el moment de plantejar-nos un dilema:

Si la visió correcta de la nostra realitat biològica i la nostra naturalesa és la visió de la medicina indústrial moderna, el resultat no pot ser un altre que... hem millorat el nostre sistema immunitari gràcies a la medicació industrial. Hem fet un salt evolutiu i ens hem fet hiperimmunes pel que fa als nostres avantpassats. El nou Prometeu, l'home industrial amb foc demiürg ha creat un nou món que, naturalment, ha de ser millor que el que va trobar.

Si la visió correcta de la nostra naturalesa i la del cosmos és la dels vitalistes que afirmaven (i afirmem) que cap artifici humà, molt menys un producte industrial, no pot millorar ni gens ni mica el disseny Intel·ligent dels sistemes vius, per simples que siguin (o semblin), i que l'home no té prou poder demiúrgic per a millorar la naturalesa, llavors no pot esperar-se res bo del fet d'haver-ho intentat; i, molt menys, d'haver simulat resultats positius i d'ocultar els negatius amb l'únic fi de simular que els mètodes industrials eren vàlids i d'haver-los mantingut insistentment sobre la població.

Ha passat prou de temps perquè puguem plantejar-nos aquestes dues visions oposades sobre quin és el veritable poder de l'home davant de la natura i com és el veritable paper de l'humà: o bé som prometeus i tenim el poder de canviar el cosmos al nostre gust i millorar-lo amb la nostra ciència i la nostra tecnologia, o bé som éssers integrats en aquest cosmos, fils que formen part del gran tapís de la creació i que contribueixen amb la seva existència a l'expressió i manifestació del disseny intel·ligent de l'Existència única.

Proposem al lector que resolgui aquest dilema amb només amb la informació que tothom coneix per haver aparegut en els mitjans de comunicació i, a més, per haver estat temes de gran repercussió social. És a dir, proposem al lector que arribi a una resposta coherent per resoldre aquest dilema amb la informació general dels últims trenta o quaranta anys. No necessita absolutament cap estudi ni referència bibliogràfica ni estudis estadístics, ni cap balanç de xifres i resultats... només la història mediàtica i cultural dels últims anys li proporcionarà les respostes amb naturalitat i claredat racional.

LA BOGERIA DEL SENTINELLA: L'ENEMIC ÉS A DINTRE

La vacunació sistemàtica i global de la població es va iniciar, com hem dit, fa cinquanta o seixanta anys. La propaganda estatal feia apologia de les vacunes i ens mostrava a tots aquest tipus de gràfics, que ja hem pogut comprovar que eren molt "fiables" i realitzats amb "criteris vàlids i constants", que tots hem consumit; i la premsa cantava tot tipus d'èxits en sanitat i anunciava la desaparició d'antigues epidèmies, tot gràcies a les vacunes i antibiòtics... tothom se sentia segur i vacunava tots els éssers vius que estimava.

En aquest temps, els metges que actualment hem tombat la seixantena, ens preparàvem en la facultat i ens sentíem part d'aquesta societat moderna i segura. En arribar als cursos de patologia (3r i 4t curs), els catedràtics i professors van començar a parlar-nos als estudiants, per primera vegada, d'unes **malalties noves** que tenien noms i símptomes nous, que no estaven descrites en els tractats mèdics de sempre... i no eren infeccioses, és a dir, no es podien atribuir als gèrmens. Però el que més preocupava els nostres mestres era el pronòstic, ja que acabaven, a mitjà termini, incapacitant greument els pacients i, fins i tot, matant-los. Una altra cosa que també els preocupava i que els portava a fer la veu d'alarma era la circumstància que, cada dia, aquestes malalties noves i desconegudes eren més i més freqüents i, paradoxalment, afectaven la població més protegida sanitàriament, es a dir, als joves.

Perquè el lector no crea que exagerem la nota, transcriurem aquí el text d'un llibre que els estudiants dels anys setanta teníem, per consell dels professors, com a llibre de consulta i referència. Era un tractat recent de Patologia Bàsica del doctor Robbins[1]. Doncs bé, aquest catedràtic, en dirigir-se als estudiants, diu així en l'inici del capítol VI, que tracta sobre l'estudi de les malalties del sistema immunitari:

> *«La immunitat i els trastorns immunològics són, per a la medicina actual, el que la bacteriologia i les malalties bacterianes van ser per al món mèdic a principis del segle XX. En la literatura mèdica actual hi ha malalties noves del sistema immunitari...»*

Efectivament, en els anys seixanta i setanta els metges de la societat del benestar, que ja no tenien necessitat d'enfrontar-se a les malalties infeccioses perquè havíen canviat de nom, van haver d'enfrontar-se a unes **malalties noves** que començaven a descriure's en les publicacions mèdiques i en els tractats de patologia més nous amb noms, també, nous i desconeguts: lupus, esclerosi lateral amiotròfica, -popularment coneguda per ELA-, malaltia de Khronn, esclerodèrmies i dermatitis al·lèrgiques, quadres asmàtics al·lèrgics, distròfies i atròfies musculars al·lèrgiques, etc. La nova paraula **al·lèrgia** va començar a acompanyar en forma d'adjectiu un munt de noms de malalties noves.

Els estudiants aviat vam aprendre què era el que passava amb aquestes malalties al·lèrgiques que apareixien en la nova societat, els

1 ROBBINS, Stanley i ANGELL, Marcia. *Patología básica.* Interarmericana, 1979.

mateixos professors ens ho van ensenyar clarament. Ara no era un enemic exterior que ens amenacés, no era un microbi; l'atac als sistemes orgànics no provenia d'una cosa externa que ens havia envaït, l'enemic estava dins de la fortalesa, i era el guardià que ens havia de defensar. El causant d'aquestes malalties noves era... el nostre sistema immunitari.

Ho tenien tan clar que des del principi les van denominar malalties i alteracions **autoinmunitàries** i així ens ho van ensenyar a nosaltres. El causant era clarament el sistema immunitari... però per què reaccionava contra els mateixos sistemes orgànics, en lloc de defensar-los tal com havia fet sempre? La resposta als estudiants va ser, generalment, el silenci.

La ciència mèdica actual no admet conèixer (o reconèixer) què ha pogut passar amb aquest sistema, cent anys després d'haver-lo manipulat industrialment amb l'objectiu de millorar-lo. No, no pot explicar-se què ha pogut passar. La medicina mateixa es veu obligada a explicar que en aquestes noves malalties **autoimmunes** el sistema immunitari està alterat i ataca els propis sistemes orgànics, no reconeix les estructures i teixits com a propis i els agredeix com si fossin gèrmens invasors.

El nostre exèrcit intern, el nostre sistema defensiu que havia actuat durant milers d'anys de sentinella i guardià de la nostra fortalesa orgànica, defensant nostre **jo** biològic... s'ha tornat boig o traïdor, per alguna raó desconeguda (desconeguda?), i ataca la mateixa població.

Si el lector volgués comprovar aquest gran augment de malalties greus d'origen immunitari en la població, no té més que posar-se en contacte per telèfon amb les noves associacions nacionals de malalts espanyols que pateixen aquest tipus de malalties **autoimmunes**: Associació espanyola de malalts de Khronn, d'ELA, de colitis ulcerosa, d'esclerodèrmia, de lupus eritematós, d'artritis reumatoide...

En aquestes associacions de malalts l'informaran del següent: que són de nova creació, que van néixer en els anys setanta o vuitanta. Des de llavors no para de créixer vertiginosament el nombre de membres i de famílies afiliades, a pesar que es tracta de malalties de molt mal pronòstic i gairebé totes acaben matant el pacient. A pesar que hi ha moltes defuncions, no para d'augmentar el nombre d'afectats de totes les edats... els tracten amb **immunosupressors** i antiinflamatoris...

saben que ara com ara no tenen cura... esperen amb ansietat que la medicina els proporcioni alguna solució... i mai no els han parlat, ni remotament, de la possibilitat de relacionar la quantitat de vacunes que els han administrat per millorar-los el sistema immunitari i el fet que aquest sistema sigui el que funciona malament.

Com hem explicat, la medicina oficial coneix perfectament que el sistema responsable és l'immunitari... però en comptes de preguntar-se què ha passat, ha preferit eludir la qüestió, una altra vegada, i proposar les seves solucions industrials: si el sistema immunitari funciona malament i agredeix la resta de l'organisme, doncs, ens carreguem el sistema immunitari, i tot arreglat!, desapareix el problema i no hem de fer-nos preguntes ni donar explicacions.

Per aconseguir un propòsit tan intel·ligent i responsable, la indústria mèdica va crear medicaments nous; això no seria un problema per a la indústria, sinó tot el contrari, ja que si apareixen malalties noves... doncs sintetitzem més medicaments i els distribuïm. I així van aparèixer els immunosupressors, els antihistamínics, els corticoides sintètics... Aquests medicaments, efectivament, aconsegueixen calmar o minorar alguns dels símptomes, però no guareixen la malaltia i acaben de destruir el sistema immunitari, l'hormonal i l'ossi... Els quadres de malalties autoimmunitàries, com hem dit, tenen un pronòstic fatal a mitjà termini.

El poder acadèmic diu desconèixer la causa d'aquest canvi de comportament del nostre sistema defensiu, ho hem repetit diverses vegades a propòsit; perquè volem preguntar al lector si té alguna sospita de quina pot haver estat la causa desconeguda per la ciència mèdica.

Si no se li acut res, proposarem nosaltres una pregunta: pot haver-hi alguna relació entre l'aparició, per primera vegada en la història, de malalties i trastorns del sistema immunitari nous i el fet o la circumstància d'haver intentat manipular amb productes industrials, per primera vegada en la història, aquest sistema immunitari?

Creiem que la pregunta resulta lògica si tenim en compte com s'han desenvolupat els esdeveniments històrics als quals ens hem referit i segurament el lector l'ha contestada amb lògica coherent.

Però la medicina oficial, el poder polític i el poder acadèmic no s'han fet aquesta pregunta... més encara, no permeten que ningú la hi faci. No toleren que cap metge (traïdor?) apunti cap relació entre la manipulació industrial del sistema immunitari i la possible destrossa. Als qui s'atreveixin a proposar dubtes, moratòries o dades que posin en dubte el caràcter exclusivament benèfic i sense efectes secundaris de les vacunes, als qui proposin preguntes i reflexió, als qui no siguin adeptes i s'oposin al dogma, se'ls expulsarà de la comunitat mèdica, se'ls suspendrà als col·legis de metges.

El sistema mèdic industrial no tolera crítiques, no admet errors, no fa correccions, no respon a preguntes... té "infal·libilitat faraònica" i prou poder polític, mediàtic, acadèmic i legal per a eliminar a qualsevol que se li oposi. Això li permet tots els excessos i aquesta fugida sense perdre cap privilegi i conservar tota l'autoritat patriarcal que es va guanyar gràcies a la teoria de la paranoia contra els gèrmens que ara sabem que va ser falsa, inventada, radiada i cinematografiada fins que ens la van ficar a l'ànima... ens van ficar en l'ADN una mentida, un missatge espuri i ben comercialitzat.

Però no ha acabat aquí la història del sistema immunitari de l'homo *sapiens vacunatus*; la medicina dels anys seixanta i setanta havia assistit a la irrupció de les noves malalties autoimmunes i, com hem dit, va sintetitzar nous medicaments industrials (immunosupressors) per no haver de mirar enrere, recapacitar i corregir... i poder així continuar fugint d'estudi.

SÍNDROME D'IMMUNODEFICIÈNCIA ADQUIRIT. VIH, L'ÚLTIM RODER

Però aquesta fugida d'estudi no podia ser eterna, perquè davant les lleis naturals no es pot amagar el cap sota l'ala i, com pensaven els antics metges vitalistes, no és possible millorar un sistema viu amb mitjans artificials; i voler solucionar un quadre d'intoxicació industrial que havia produït estralls en el sistema immunitari afegint-n'hi més és impossible. I, efectivament, dècades després començaren a aparèixer els senyals del col·lapse del sistema immunitari:

En els anys vuitanta, al bell mig de la societat del benestar, a la ciutat de San Francisco, es va detectar una altra malaltia nova, desconeguda fins llavors i que, també, afectava el sistema immunitari; a la nova i desconeguda malaltia la van anomenar SIDA, que són les sigles de: Síndrome d'Immunodeficiència Adquirida; volem que el lector es fixi en l'adjectiu **adquirit**, ja que és molt apropiat; potser caldria afegir que l'adquisició d'aquesta síndrome és recent, desconegut anteriorment, per això es va catalogar com a malaltia nova.

De seguida van aparèixer milions de ciutadans als EUA, a Europa, a tot el món, amb immunodeficiència... però, com que immunodeficiència? Però si aquestes generacions de ciutadans ja pertanyien completament a la nova espècie d'humans, *homo sapiens vacunatus i hipermedicatus*; tots havien estat vacunats contra múltiples malalties infeccioses possibles, haurien de ser *supermans* de la immunitat; eren els nens que històricament havien tingut cobertura amb vacunes des dels primers anys de vida, haurien de tenir un sistema immunitari preparadíssim, un nivell de vitalitat elevat... Això sí, si aquestes vacunes haguessin tingut els efectes que els seus promotors asseguraven que tenien.

Segurament, a hores d'ara, el lector, ja ha resolt el dilema que li plantejàvem al principi del capítol i és possible que comenci a estar més d'acord amb el punt de vista dels metges vitalistes; pensem que, si és així, dóna mostres de coherència mental i de lògica elemental; no obstant això, la medicina industrial encara no vol mirar enrere i rectificar, continua entossudida a mantenir les seves tesis. Però hi ha més realitats biològiques que caracteritzen la nova raça superior a més de la de **tenir un sistema immunitari aberrant, autoagressiu i deficient.**

Tot s'enfonsa, però la comunitat mèdica no vol replantejar-se res i per continuar fugint a la deriva torna a afirmar, amb aquesta infal·libilitat faraònica tan coneguda, que la recent Síndrome d'Immunodeficiència no té —ni pot tenir, ni tan sols es pot proposar que tingui— cap relació amb les vacunes i els immunosupressors ni amb cap altre producte industrial que hagi nascut en els sants forns de la indústria farmacèutica. I imposa per dogma indiscutible que res d'això ha pogut espatllar el nostre sistema immunitari, que cal buscar un culpable "exterior i agressiu" al qual carregar amb tot... que sigui l'únic responsable del daltabaix del sistema immunitari del súper *homo vacunatus*.

No van trigar a trobar un culpable en la "persona" d'un virus nou, desconegut fins al moment, que mai es va saber d'on havia sortit, encara que se'n van barrejar deu mil teories; la premsa, tal com havia fet al llarg de tota aquesta història, va aprofitar la morbositat sociològica que lògicament provocava tal amenaça a la supervivència de la humanitat: la SIDA i el seu responsable, el virus VIH van sortir a tot arreu, se'n van fer pel·lícules, documentals, novel·les i prospectes que es van repartir per tot el món; es repetia la història de la paranoia, però ara a escala i velocitat majors; ben aviat, la immensa majoria dels ciutadans eren conscients que la SIDA era una malaltia nova del sistema immunitari i que, sense cap dubte, la produïa un virus nou. I aquesta és la idea que en tenen fins a l'actualitat tant ciutadans com metges.

Però el lector ha de saber, ja que segurament no ho sap, que des del principi hi ha hagut metges i biòlegs moleculars de gran renom dins del món científic que es van oposar a aquesta farsa, per exemple el premi Nobel doctor Kary Mullis, o el doctor Duesberg de la Universitat de Califòrnia que, en el temps que va aparèixer la SIDA, era considerat el millor retroviròleg del món. Aquest metge valerós, va acusar directament les vacunes i els antibiòtics de ser els responsables de la SIDA; i va eximir de responsabilitat l'acusat retrovirus VIH d'espatllar el sistema immunitari dels humans de la nova espècie, *homo sapiens vacunatus*.

Aquest acte d'autèntic amor a la humanitat li va costar la marginació, la sanció i el desprestigi al doctor Duesberg i als altres metges i periodistes delators del sistema; aquest no consentiria que ningú, fos metge o no, l'acusés de res. I ara que tenien convençuts a tots que un retrovirus inèdit era el culpable de tot, i que això explicava l'ensulsiada massiva del sistema immunitari i, el més important, si acusaven el virus VIH de destruir el sistema immunitari, es podia desvincular totalment aquest desastre immunitari del possible efecte secundari de les vacunes... no consentirien que ningú negués l'existència d'aquest nou virus, ni la seva agressivitat extrema, ni per descomptat l'exclusiva responsabilitat en la destrucció del sistema immunitari dels *homo sapiens vacunatus*.

Havien trobat el culpable que els eximia de replantejar-se res i assumir responsabilitats i, a més, podien seguir amb el tipus de medicina industrial que els havia encimbellat. Des de llavors, com el lector potser sap, es van fabricar medicaments industrials per matar el virus, tan cars que molts països no se'ls han pogut permetre (no hi ha mal que per bé no vingui) i si ningú ho impedeix, d'aquí a una mica tothom incorporarà al *seu currículum* vital... l'enèsima nova vacuna[2].

Però el lector d'aquest estudi ja té prou informació per a resoldre el dilema que hem plantejat al principi del capítol. La manipulació històrica del sistema defensiu humà, atesos els resultats i comptades les faves, ha estat un èxit o un fracàs? Tenien raó els metges vitalistes que creien impossible millorar-lo per mètodes artificials o els metges industrials que es creien capaços de millorar-lo amb productes industrials?

LA NOVA RAÇA "SUPERIOR" D'HUMANS EN PERILL D'EXTINCIÓ

Sabem a hores d'ara pels mateixos esdeveniments de les últimes dècades que aquest intent de millorar el sistema defensiu de l'humà no l'ha millorat, l'ha tornat autoagressiu i deficient, segons totes les dades, incloent-hi les oficials, encara que aquesta deficiència que s'admet oficialment s'atribueixi a un virus nou que només existeix per a ells. Però la veritat, el que és innegable és que aquest *homo sapiens vacunatus*, aquesta espècie humana nova es diferencia dels seus avantpassats, entre altres coses, per tenir un sistema immunitari **alterat** i **autoagressiu** i perillós per a la integritat del propi organisme.

2 Des de les primeres crítiques realitzades per Duesberg, el qüestionament de la versió oficial de la sida ha crescut exponencialment i ha aprofundit en les seves múltiples facetes: científica, mèdica, sociopolítica, econòmica, mediàtica... A hores d'ara, milers de científics i metges de tot el món han signat la declaració inicial demanant una reavaluació de la teoria viral, i s'ha presentat evidència per qüestionar totes les afirmacions oficials relacionades amb la sida, així com per raonar que no es tracta d'un problema cientificomèdic, sinó d'un Muntatge que ha de resoldre's en l'àmbit sociopolític i, fins i tot, criminal. Llibre pioner a Espanya que qüestiona la teoria viral de la sida: COSTA Verger, E.: *SIDA: Juicio a un virus inocente.* Mandala, 1994. Anàlisi recent que abasta tots els aspectes del Muntatge SIDA en GARCÍA BLANCA, J.: *La Sanidad contra la Salud.* Ediciones i, 2015.

Fa vora vint anys, quan encara estàvem assimilant que érem immunodeficients amb l'aparició de la SIDA i començaven a fer-se comunes les malalties autoimmunitàries, va aparèixer un altre fenomen nou, fruit d'aquesta transformació per "millorar" en què estava embarcat el nou home de la nova raça industrial; en els anys 70 i 80 d'una manera sobtada, van començar a néixer nens amb unes malalties tan estranyes i desconegudes que la mateixa comunitat mèdica les denomina **malalties rares**.

No està malament el nom, ja que sembla que amb aquest es vulgui admetre d'entrada que no se'n té ni remota idea ni de la causa, ni del curs, ni, per descomptat, de la solució. Al màxim que ha arribat la medicina moderna, desbordada davant la magnitud i l'aparició sobtada del tremend esdeveniment, és a batejar-les amb noms poètics: malaltia de la pell de papallona, síndrome dels ossos de cristall, síndrome de vellesa prematura, nens bombolla... Encara que els quadres són variadíssims, tots tenen en comú el desequilibri, la disfunció o la destrucció caòtica de diversos dels **seus sistemes orgànics bàsics**, els pilars de l'existència que haurien de funcionar bé i que no ho fan.

I la segona característica que tenen en comú **aquestes malalties rares** és l'augment alarmant de la seva freqüència en la societat del benestar, en la raça "superior", en els nous humans nascuts en la nova societat industrial de Prometeu. Perquè el lector sàpiga que no exagerem, en tindrà prou, com en el cas anterior, si truca per telèfon a l'Associació d'aquestes malalties[3] o si entra a l'INE (Institut Nacional d'Estadística)[4].

La premsa no sol parlar d'això, però ara i adés se li escapa alguna cosa per aquí o per allà... i així, sense més, en la televisió espanyola van informar que a Espanya en l'actualitat hi ha 3.000.000. de casos de malalties rares. Tres milions en un país de quaranta! I 27.000.000 a Europa... i 25.000.000 als EUA... i aquests humans nous han aparegut en la societat del benestar, al mig de la raça industrialitzada "avançada"... i en vint o trenta anys.

---

3 *http://www.enfermedades-raras.org/index.php.*

4 *http://www.ine.es/inebmenu/mnu_salud.htm.*

És un fenomen mèdic social absolutament desconegut per **la seva magnitud** i per la **velocitat** d'aparició i generalització. Una altra característica d'aquest fenomen gegantí i terrible és que és **endèmic** i exclusiu de les societats més desenvolupades, més industrialitzades, més vacunades i medicades amb productes industrials... aquestes malalties noves són pròpies de la Raça superior, dels humans "transformats", dels fills i criatures nascudes del somni i de la bogeria civilitzada de l'home de la Revolució Industrial, els fills de Prometeu i de Frankenstein... i són els últims actors de la pel·lícula.

Mai abans, ni tan sols en les històries imaginàries, veritables o falses contades per la premsa[5] de tots els temps, s'havia parlat d'una epidèmia de tal magnitud: un 8% dels fills del nou *homo sapiens*, és a dir, de la nova espècie superior, neixen amb malalties rares i la proporció va en augment. Que està passant amb la gestació i criança dels nous fetus de la nova espècie des de fa 20 anys? Ningú respon, ningú sap... algú apunta que aquestes malalties rares són d'origen genètic, o resultat de males gestacions, o que les mares estan contaminades per tants tòxics...

Estan perdent les superfemelles de la nova espècie la capacitat de gestar correctament? Potser l'excés de medicaments i de vacunes amb productes industrials i la pol·lució general amb productes tòxics de tota classe està afectant el sistema de gestació de la nova espècie?

Davant aquesta última pregunta, el sistema de salut oficial, s'apressa a respondre que de cap manera... que no hi ha... ni pot haver-hi cap relació entre **la manipulació recent de tots els sistemes orgànics del nou *homo sapiens*** amb productes químics i industrials... i l'aparició gairebé immediata d'aquestes malalties rares. El sistema no té ni admet dubtes sobre aquesta qüestió, però... encara que potser no és metge, quina és l'opinió del lector?

5 Aquesta és una ocasió més on es demostra que la premsa no està de part dels ciutadans i que col·labora amb el sistema, tant quan parla com quan guarda silenci; perquè, com és possible que aquest problema de les **malalties rares** no hagi entrat mai als debats públics? Amb aquest volum de població implicada, com és possible que no hagin ocupat cap primera pàgina ni portada? Pensen per ventura els de la premsa que aquest fenomen és una nimietat?

Un altre problema relacionat amb la capacitat de procreació del ciutadà del tercer mil·lenni, del superhumà de la nova espècie, també s'ha produït en els últims trenta anys: la **castració tòxica** dels homes joves... castració química dels homes de la nova espècie? La resposta és afirmativa; per constatar aquesta gran epidèmia d'infertilitat dels nous joves, nascuts i criats en el si de la societat del benestar, no calen grans estudis ni investigacions, n'hi ha prou escoltant les notícies.

Fa poc poguérem escoltar amb tota la tranquil·litat en les notícies les dades d'esterilitat dels homes espanyols; segons els noticiaris, els bancs de semen estan rebutjant el 90% dels donants per la falta de qualitat i vitalitat del seu esperma. El problema de la qualitat i quantitat de semen dels nostres joves de quaranta anys cap avall, és a dir, d'aquells que han rebut totes les atencions medicoindustrials des del naixement, és gravíssim; s'ha convertit en un fenomen tan general i comú en la societat del benestar, que estem segurs que el lector coneix, personalment i en l'entorn familiar, una parella de joves que necessiten recórrer a la fecundació artificial.

En un telenotícies de TVE de fa uns mesos, poguérem escoltar les locutores que informaven de la incidència de la infertilitat en les diferents autonomies espanyoles i, entre rialletes, com si es tractés d'una competició esportiva, van explicar que els campions de la infertilitat eren els catalans i els madrilenys, seguits de prop dels bascos.

En aquesta exposició esquemàtica es veu clarament que aquestes poblacions són les més modernes i industrialitzades de la península, les que han estat més a l'última en cobertura mèdica, les zones de nivell econòmic i industrial més alt i on les campanyes de sanitat industrial s'han fet amb més eficàcia... i on els ciutadans hipermedicats se senten més protegits pel sistema i amb més nivell sanitari. Molts d'aquests joves passen molts anys utilitzant condons i quan decideixen ser pares s'adonen que són estèrils. Segons l'INE, la fertilitat del semen dels joves espanyols ha disminuït més d'un 50% des de la dècada dels 80 en una corba progressiva que no para. La castració química industrial dels homes, l'alteració del sistema immunitari i les malalties rares, són **endèmiques** en les societats desenvolupades, són pròpies i exclusives de la raça superior. És el càstig de Prometeu?

Per a qualsevol naturalista, biòleg o metge, i per a qualsevol que ho pensi, aquesta castració dels homes de la nova espècie que afecta més de la meitat de la població i que augmenta cada any, suposarà l'extinció de l'espècie en vora cinc generacions... és una catàstrofe sense remei. Ja no es tracta d'uns casos d'intoxicació, o d'una epidèmia que afecta una àrea geogràfica... ara es tracta de gairebé tota la població, es tracta de tota la col·lectivitat de nous humans. La intoxicació per productes industrials ja no és personal o individual, sinó col·lectiva. Els tòxics industrials acumulats durant generacions han tocat l'arrel col·lectiva i això assecarà l'arbre sencer.

L'extinció de la nova espècie d'humans no pot trigar, ja que d'una banda hi ha els qui tenen capacitat reproductora i són capaços d'engendrar i gestar nens, però amb al·lèrgies, immunodeficiència i malalties rares, i, per l'altra, els qui ni tan sols no poden engendrar. I si, a més, els dos grups han aparegut en els últims trenta anys i augmenten ràpidament i afecten les generacions joves... quin futur hi ha?

FUGIDA CAP A UN MÓN FELIÇ

La cultura mèdica oficial, davant el fracàs del sistema reproductor del nou *homo sapiens*, continua la carrera cap endavant i li ha proposat que no es preocupi per haver perdut la capacitat genuïna de procrear, tal com podien fer els seus avis o els seus pares, no ha de preocupar-se perquè la tecnologia mèdica actual li permetrà procrear i reproduir-se industrialment i artificialment. Que no hi haurà cap diferència i, si n'hi ha, serà per a millor; perquè tenim tecnologia i podem manipular el procés de fecundació i millorar-lo, i així podrà tenir nens sense malalties, amb els ulls del color que vulgui, més intel·ligents i bons. Llavors, per què preocupar-se?

En realitat, per a la cultura mèdica de l'home industrial, la pèrdua del sistema reproductor humà no ha estat una catàstrofe de cap manera; ha estat un esdeveniment del Progrés humà que ens transformarà, ara sí, i ens[6] portarà a crear **una altra espècie nova** de superhumans, la segona en menys de cent anys, aquesta vegada directament fabricats en laboratoris cada vegada més i més sofisticats.

El món de noves criatures del nou Prometeu, en el millor dels casos, convertirà la nostra societat d'humans amb capacitat genuïna de reproduir-se per si mateixos en el Món Feliç de la novel·la del metge i escriptor Aldous Huxley: una societat d'estèrils, els ciutadans de la qual es fabricaven en factories-mare, es programaven des de la proveta de fertilització *in vitro* per a desenvolupar una funció social determinada, per a ser eficients i productius, per a no pensar ni estimar, per a no sentir dolor ni compassió, per a no sentir inquietud ni angoixa, per a no saber res ni preguntar res, només per produir i consumir automàticament durant una quantitat programada de temps... un món feliç.

I amb aquesta nova promesa del Progrés s'han creat milers i milers de centres de reproducció artificial. Ja n'hi ha milions de nens de la primera generació artificial i tothom se sent fora de perill sota la cúpula de cristall. La cultura i la medicina industrials continuen prometent proeses, tal com ha fet durant més d'un segle, continuen insistint que poden dominar la Natura i superar-la. Però el lector ja en coneix la història, ja pot analitzar-ne els resultats, ja pot treure'n conclusions nascudes de l'experiència real, ja té un grau alt de consciència que li permeti sortir de l'al·lucinació col·lectiva, que li permeti escapar del somni de Prometeu, de les seves creacions demiürgiques i dels seus resultats monstruosos.

---

6 Si tota aquesta fantasia fos tan fàcil d'aconseguir com afirma la publicitat i la premsa... el primer que caldria pensar en *encarregar a un nen* a la proveta seria que tornés a recuperar la capacitat natural de tenir fills com podien fer els seus pares. Però aquesta elecció tornaria a fer desaparèixer els centres de fertilització artificial... per la qual cosa, segurament, aquesta petició no estarà inclosa en la carta.

7. El fals mite de la longevitat de la nova raça

MITES VERITABLES, FALSOS MITES I PROPAGANDA

Els mites són relats narrats en llenguatge poètic i al·legòric que tracten d'explicar als pobles realitats d'ordre metafísic i cosmogònic; però que utilitzin aquest tipus de llenguatge, tan allunyat del de la ciència moderna, no significa que no siguin veritat. Simplement, s'han de ser llegir i entendre de manera simbòlica. Però els humans, fins i tot els de mentalitat materialista i industrial, necessiten els mites per donar sentit a la vida.

Un d'aquests mites de l'era del nou Prometeu és la **longevitat** suposada dels ciutadans de la societat del benestar, allò que s'ha anomenat "la vida mitjana dels ciutadans". Tothom té la creença que el nou home nascut dels forns del Prometeu industrial és més longeu que els seus avantpassats... i diem que tenen la "creença" perquè, com ara explicarem al lector, no és ni pot ser una afirmació científica i comprovada amb objectivitat rigorosa i, sobretot, no concorda amb la realitat social que el lector pugui trobar en el transcurs quotidià de la seva existència, ni en la seva realitat familiar i social.

Per començar a analitzar aquest fals mite de la longevitat de l'home nou, cal considerar-ne l'extensió en el conscient col·lectiu d'occident. Ho van inventar, naturalment, els metges industrials en forma de promesa messiànica que els va atorgar la impunitat i el poder que hem descrit en pàgines anteriors, els van seguir els mediàtics, els polítics i els industrials que van alimentar i publicitar la creença en el fals mite de la longevitat de les generacions d'humans prometeics.

Els ciutadans, receptors passius dels mites, després d'haver-se sotmès a les pràctiques industrials, han acceptat de bon grat la informació que això que els han fet, el fet de deixar-se manipular l'organisme amb productes nous, ha servit d'alguna cosa; i si aquesta cosa és ni més ni menys que la tan desitjada longevitat... al ciutadà no li ha costat cap esforç acceptar l'estupenda "realitat" d'aquest mite de Prometeu, perquè un gust no amarga a ningú. I per això aquest fals mite de la longevitat s'ha introduït amb molta facilitat i rapidesa en el conscient col·lectiu de l'home modern.

Aquesta creença, com ocorre amb la vacunació, la comparteix més del 90% de la població i a tots els nivells; és una veritat absoluta o una espècie de dogma de fe modern que ningú gosa discutir. Tothom afirma que ara, en la societat del benestar, es viu molts més anys que en les societats històriques del passat. Més encara, s'arriba a creure i a afirmar que els nostres avantpassats no vivien molt més enllà dels 45, 50, o 60 anys, i que els octogenaris i nonagenaris actuals són pràcticament les primeres generacions d'ancians de la història de la humanitat; ho hem sentit moltes vegades a polítics, metges, economistes, etc. Tothom ho creu amb naturalitat. Estem segurs que el lector és una d'aquestes persones... i no ens estranya atès que aquesta creença és generalitzada i feliçment acceptada.

Com que en aquest estudi estem desmuntant amb anàlisi racional, amb dades i notícies conegudes per tots i amb l'ajuda inestimable del temps tots els falsos mites de la medicina industrial, potser podrem fer-ho també amb el més fals de tots: el de la longevitat major dels fills de Prometeu.

Per començar, si el lector vol fer llum sobre aquest tema, en tindrà prou si obre una enciclopèdia universal i comprova per ell mateix que moltíssims personatges de l'antiguitat, de l'Edat Mitjana, del Renaixement... van ser octogenaris i nonagenaris venerables: el filòsof Demòcrit va viure 90 anys; al bondadós Sòcrates el van condemnar a mort amb 72 anys i gaudia de salut i vitalitat; el seu deixeble Plató va viure 81 anys malgrat haver tingut una existència atzarosa i castigada; Erasme de Rotterdam va viure 80 anys; Isaac Newton en va viure 85; Lamarck també 85, Kant 84...

Amb un simple repàs a aquestes dades enciclopèdiques es pot dissipar una d'aquestes irrealitats que inclou el fals mite: la que diu que la gent d'abans no era longeva i que, per tant, no hi havia ancians de 70, 80, o

90 anys. No obstant això, sempre n'hi ha hagut. En les llars espanyoles de fa cinquanta anys hem conegut els nostres avis i besavis, que eren octogenaris i nonagenaris, i ens trobàvem llavors al principi del canvi industrial, és a dir, al principi de la creació del nou home. Però ells ja hi eren des de feia molts anys i hi havien sobreviscut sense totes aquestes transformacions que ens havien de convertir en la raça nova i longeva. La qual cosa exclou que aquesta longevitat natural siga conseqüència d'haver-se beneficiat dels avanços de la societat de Prometeu.

UNA REFERÈNCIA EN EL TEMPS: ELS ANYS CINQUANTA

Per seguir amb l'anàlisi necessitem recordar al lector les nombroses vegades que, al llarg d'aquesta primera part, ens hem referit a l'època del final la Segona Guerra mundial, com a data d'inici generalitzat de totes les pràctiques mèdiques de naturalesa industrial sobre la població i a escala quasi total. En els anys cinquanta i seixanta (segons els llocs d'Europa) es va iniciar el gran experiment i la gran transformació de la població a escala gairebé total, tret d'alguna oposició valerosa i d'alguns llocs i pobles recòndits.

A partir d'aquests anys, per primera vegada en la història biològica de la humanitat, s'inoculaven vacunes a tots els nens a partir dels tres mesos de vida, a tots o gairebé tots se'ls tractà amb antibiòtics o amb algun producte mèdic industrial des del primer any de vida... però el lector, per tenir en compte els temps, no ha d'oblidar que quan tota aquesta transformació començava a materialitzar-se, en aquest mateix temps dels anys 50 i 60, a les nostres cases ja estaven els nostres ancians de 70, 80, i 90 anys, que havien arribat a aquesta edat d'una forma natural i genuïna, sense tota aquesta revolució que se'ls desplegava davant els ulls per primera vegada en la història.

És important tenir un punt de referència temporal per comprendre l'anàlisi que proposem al lector, i aquest punt d'inflexió o de canvi social, el situem precisament en les dècades del cinquanta i seixanta. I aquesta data ens servirà per a dividir la població en dues meitats que actualment viuen juntes: els qui van néixer abans de 1950-60 i els que van néixer després.

Els qui van néixer abans, per dir-ho aproximadament, estaven poc medicats, havien nascut a deshora i no es "van beneficiar" de l'acció de Prometeu; i per aquesta circumstància podem considerar-los humans dels de sempre, dels de tota la vida i la història. I els qui vam néixer en aquests anys i posteriorment hem estat els primers humans de la història que veritablement i objectivament ens n'hem "beneficiat" de la nova societat prometeica d'una manera global.

Aquest últim grup és la nova humanitat, el nou home sortit de la forja industrial de Prometeu, el primer home que ha estat des del moment de la gestació, a través de la mare i des del primer any de vida, en contacte íntim (orgànic) amb substàncies industrials que se li administraven amb l'objectiu de millorar les seves funcions innates i de fer-lo immune davant els atacs dels microbis suposadament agressius i des d´aleshores ha utilizat eixos medicaments industrials com a norma.

Creiem que ha quedat prou clara la diferència essencial entre els dos grups d'humans que en aquests moments compartim l'existència en aquest planeta. El més antic és el que anomenarem tradicional, i és el de les persones de seixanta anys cap amunt, i, naturalment, minva en proporció a mesura que creix el nombre de ciutadans de les generacions joves nascudes amb tota la cobertura mèdica industrial de fa seixanta anys. A aquests últims, els anomenarem joves Prometeus.

GRÀFICS I ESTADÍSTIQUES LLEUGERAMENT AVANÇADES EN EL TEMPS

En aquest punt de l'estudi, creiem que ha quedat demostrat el poc valor objectiu i la poca realitat científica que han tingut els gràfics i estadístiques oficials que el Sistema de salut ha anat presentant durant moltes dècades. Ja sabem que eren falses, però han estat i són molt útils per a mantenir l'al·lucinació col·lectiva i la creença en el món de Prometeu; i, com que són molt útils, continuen utilitzant-se a tot arreu, i en tots els àmbits es comenta i es dóna per fet que els joves prometeus són gent que viu més que els seus avantpassats.

Però mostrarem al lector que aquestes estadístiques sobre la longevitat suposada de les noves generacions de joves prometeus són tan falses com les seves germanes anteriors; però sobretot estan desubicades en el temps, estan trucades, s'avancen als esdeveniments... i oculten dades; és a dir, són falses tot i que agradables de creure, de publicar i de comentar per als ciutadans.

Els llibres d'història i socials que estudien els nostres nens els ensenyen amb tota naturalitat xifres de vida mitjana dels ciutadans de diferents èpoques. I asseguren que ha pujat en els últims anys i que en general aquesta xifra disminueix a mesura que ens retrocedim en la història. Està tan assimilat aquest pensament que moltes persones creuen que, per exemple, un home de 50 anys del Renaixement era un ancià i, com hem dit abans, creuen també que en aquests temps no hi havia ancians nonagenaris.

És fins i tot corrent trobar en tractats moderns de demografia, i per descomptat si són oficials, gràfics estadístics que detallen la vida mitjana dels ciutadans en diferents àrees geogràfiques i arriben, fins i tot, a matisar-ne percentatges: per exemple, estadístiques que semblen demostrar que la vida mitjana del segle XIX era de 45 anys a Itàlia i de 50 anys a França, etc. Però el lector hauria de saber que l'estadística, com a ciència aplicada, va començar a introduir-se en la medicina molt tímidament a les darreries dels anys trenta del segle XX. I, immediatament després, va venir la Segona Guerra Mundial, que va produir vora cent milions de morts, i diem vora cent milions perquè els historiadors no es posen d'acord si en foren 80, 70, 90 o més de cent milions. Aquesta divergència de diverses desenes de milions entre els historiadors pot donar una idea al lector, del grau d'exactitud i del valor real de l'estadística inicial d'aquests temps, els anys cinquanta.

Tenint en compte aquestes dates, queda explicat que qualsevol gràfic demogràfic de caràcter mèdic i relacionat amb qüestions de salut que reflecteixi fets esdevinguts abans dels anys cinquanta, és fals, és inexistent, és imaginari. Les úniques estadístiques que podrien tenir un cert valor real són les que s'han fet a partir dels anys cinquanta, totes les anteriors són producte de la fantasia, el pensament i la intenció dels qui les van crear i difondre. És el mateix cas que hem explicat en referir-nos als gràfics i estadístiques oficials que durant tot el segle ens han parlat de l'existència d'epidèmies aquí o allà, però, dècades abans, de tenir la prova definitiva (test de la PCR), dècades abans de saber distingir objectivament uns bacils d'altres.

D'altra banda, aquestes estadístiques oficials modernes que tracten de mostrar als joves prometeus que són una raça superior també són falses. Aquesta vegada són falses per prematures, s'avancen en el temps perquè inclouen els ancians actuals com si fossin joves prometeus, i hem explicat clarament que no ho són, ja que els nostres ancians octogenaris i nonagenaris actuals són membres del grup tradicional, és a dir, van néixer i van créixer abans de la manipulació industrial dels anys seixanta. Si barregem els dos tipus de població, no podrem saber si hi ha diferència entre aquestes:

Per exemple posem Picasso (1881-1973); o la regna mare d'Anglaterra, que va ser centenària i va morir al final l'última dècada del segle XX; o, fins i tot, els pares d'aquest metge, que van morir nonagenaris en l'última dècada del segle. Quan van morir aquests ancians nostres, ja feia dècades que Prometeu anunciava la longevitat dels nous humans i, a més, utilitzava aquests personatges famosos i longeus com a exemples que la longevitat s'estava fent cada vegada més gran.

Però el lector ha de tenir en compte la divisió de població que hem fet anteriorment, on teníem com a referència haver nascut **abans** o **després** dels anys seixanta, perquè és molt diferent el destí biològic d'una població i l'altra. Si prenem els exemples referits, podem veure que Picasso, la mare de la reina d'Anglaterra i els meus pares van viure en aquesta societat industrial durant la segona meitat de les seves vides, però cal tenir en compte que en els anys seixanta, quan comença la gran transformació biològica, aquestes persones ja tenien 50, 60, 70 anys o més; per qüestió de temps es van salvar de tota aquesta transformació industrial que, a més, estava sobretot dirigida als nens, i, per tant tots aquells que en aquests temps ja no eren infants es van salvar d'aquest programa de protecció i prevenció amb productes industrials que se'ls subministraria des dels primers mesos i anys de vida, els nous membres de la nova raça dels joves prometeus.

És a dir, que incloure en les estadístiques els octogenaris i nonagenaris actuals en el grup de joves prometeus és faltar a la realitat, ja que aquells van néixer diverses dècades abans de l'inici de les vacunacions i l'ús d'antibiòtics i altres medicaments industrials. Per uns anys es van salvar de ser membres de la nova raça d'humans, a aquests nous individus que des d'abans del naixement, des del primer any de vida i amb repetició de la jugada a intervals de temps, durant tota la infància i fins a l'adolescència, se'ls vacunaria de múltiples infeccions suposades, rebrien antibiòtics i altres tòxics industrials amb la finalitat de convertir-los en els futurs membres de la nova raça de joves prometeus.

Amb aquesta explicació de les referències històriques i dels elements que cal tenir en compte, és clar que fer estadístiques que demostren que l'home actual, el jove Prometeu, viu més que els seus avantpassats és, com a mínim, prematur, ja que els joves prometeus tenen com a màxim **seixanta anys**, no en poden tenir més, ja que aquest és el temps de la seva existència sobre la Terra, van néixer de l'aplicació massiva de la medicina industrial fa a tot estirar sis dècades. I, per tant, no han arribat a esgotar totes les seves possibilitats vitals. Per aquesta simple raó de cronologia, fer estadístiques que tracten de demostrar que els joves prometeus són més longeus, és avançar-se a la realitat.

Aquest costum d'avançar esdeveniments assolits i aconseguits, a l'inici de cada aventura médicoindustrial, com ha comprovat el lector, ha acompanyat el missatge de Prometeu durant tota aquesta història de la medicina nova i revolucionària; no és res nou, però una cosa és parlar i una altra, actuar.

ELS VERITABLES VALORS ESTADÍSTICS, ELS TENIM DAVANT DEL NAS

És clar que l'afirmació que les generacions de joves prometeus són més longeves que les anteriors és, com a mínim, prematura, ja que aquestes generacions tenen com a màxim seixanta anys i caldrà esperar que passin, almenys, més de trenta anys per a poder demostrar que superen les passades. En les competicions esportives cal esperar que algú bata l'última marca per a poder dir que s'ha superat, mai no s'anuncia el nou rècord abans. Per tant, aquells que afirmen que hem batut el rècord de longevitat, simplement, s'avancen amb el desig o la idea fanàtica i s'oposen a la realitat social i matemàtica més evident. Per tant, per saber amb objectivitat el resultat de la competició biològica entre els dos grups d'humans, els tradicionals i els joves prometeu-vos, caldrà esperar unes poques dècades, però no moltes; perquè ha anat passant el temps, fins i tot, per als joves prometeus que ja no són nens "afortunats" als qui s'havia promès, fins i tot assegurat, més nivell de salut... fa 60, 50, 40, 30 anys. Com hem dit, no han arribat encara a l'ancianitat, però ja han viscut una quantitat de vida suficient, ja han passat unes quantes dècades i molts ja no són nens, ara són pares que donen als seus fills encara més cobertura medicoindustrial que la que ells van rebre. Ha passat prou temps per a poder albirar si aquesta promesa de Prometeu sembla possible i si aquesta nova raça d'homes serà més longeva que els seus antecessors.

I si parem esment i atalaiem l'horitzó, podem veure fàcilment que els signes que mostra aquesta nova raça no apunten que, quan acabi la competició biològica de la longevitat i la salut, sigui la raça victoriosa. Vegem:

Si el lector acudeix a través d'Internet, al Ministeri de Sanitat i a l'INE (Institut Nacional d'Estadística), trobarà amb facilitat la següent i realitat curiosa:

Les **úniques malalties** que es tenen per disminuïdes en freqüència i nombre de defuncions, i algunes fins i tot per eradicades, són les d'origen infecciós. Les **epidèmies històriques** suposadament **produïdes pels nostres gèrmens**, els gràfics i estadístiques de les quals ja hem mostrat al lector que són impossibles i, per tant, no poden ser veritat. En aquesta història tot l'argument ha estat una mentida del principi al final i per això, com a colofó, l'única cosa que pot trobar el lector en les estadístiques oficials és que les malalties han disminuït, fins i tot n'han desaparegut algunes, que el lector que hagi entès ben tot el que li hem explicat, ja sap que aquestes malalties **infeccioses mai van existir de debò**. Curiosament, aquestes malalties són les úniques que els ministeris reconeixen que han disminuït o desaparegut.

Però, a més, trobarà en **tots** els estudis estadístics **oficials** realitzats des de la dècada dels seixanta fins ara alguna cosa que no concorda amb aquesta promesa de longevitat; són dades estadístiques que no indiquen la millora de la raça, són realitats inquietants, dades objectives que indiquen irrefutablement que augmenten les malalties anomenades degeneratives i tòxiques.

Els càncers de tot tipus baten *rècords* cada dècada sense que s'aconsegueixi aturar-ne l'augment, els infarts de miocardi i les malalties circulatòries que fa quaranta anys eren pròpies de gent de més de seixanta anys, ara es presenten als 45 o 50 anys; creix cada any el nombre de nens que neixen ja amb càncer i amb malformació d'òrgans; augmenten els trastorns mentals i les malalties neurològiques, etc. Totes les dades oficials que el lector pugui trobar sobre aquest tema en aquests organismes oficials, d'una forma natural, sense haver de forçar la intel·ligència, el portaran a pensar que els joves prometeus, per molt que ho vulguin dissimular, no tenen ni de lluny l'aparença de ser biològicament superiors als seus avis, sinó tot **el contrari**.

Si a aquesta informació oficial hi afegim les malalties noves causades directament per la medicina industrial que hem explicat al lector en capítols anteriors, és a dir, les alteracions greus dels sistemes orgànics encarregats de la gestació i la reproducció que afecten milions de joves prometeus i, a sobre, els milions de nens amb malalties rares que tenen catalogats els moderns ministeris de salut, després de tota aquesta realitat, encara li queden ganes al lector de pensar que ara som més longeus? Li queden arguments coherents per a pensar que la medicina industrial de Prometeu ha millorat biològicament l'ésser humà?

El jove Prometeu no té ja les capacitats biològiques bàsiques que tenien els seus avantpassats, les ha perdudes al llarg d'aquesta pel·lícula, ha sigut víctima d'una promesa falsa i ara és membre d'una raça nova que es creu longeva i superior; però que amb prou feines té temps i possibilitats d'evitar la pròpia extinció. Si aconsegueix despertar d'aquest hipnòtic, si aconsegueix recordar qui és en realitat i quin és el seu lloc i quina la seva veritable funció en el cosmos.

Epíleg
Guia per a perplexos

Després de l'anàlisi i la descripció de la realitat de la societat de Prometeu, ens ha quedat un sabor amarg a la boca que, segurament, compartim amb el lector que ha arribat fins a aquest punt. És fruit de la perplexitat que sentim en descobrir la capacitat enorme que tenim els homes d'al·lucinar i de crear, amb la nostra neciesa intel·lectual, una societat monstruosa i de fer inhabitable el nostre planeta... i d'insistir-hi fins al final.

Malgrat aquesta perplexitat que sentim uns pocs ciutadans, la cultura de Prometeu està en l'apogeu i se la creu la majoria de la població. Aquesta realitat social, com hem dit, serà absolutament insostenible en el termini de 20 o 30 anys, i començarà a ser evident per a tots, encara que massa tard. Nosaltres no creiem que la societat reaccioni abans i, per això, estem convençuts que la solució i la salvació de l'extinció serà qüestió individual o, com a màxim, de grups marginals petits que s'entossudeixin en la creença en la vida genuïna i natural, s'abstinguin de participar en la intoxicació industrial i rebutgin la idea i el desig de pertànyer a aquesta raça superior.

Alguns dels lectors, en aquest punt de l'estudi, prendran consciència que són autèntics joves prometeus, ells i els seus fills; altres, fins i tot, experimentaran en carn pròpia els efectes de pertànyer a la suposada raça superior, i alguns hi hauran participat més o menys. Ja hem dit que els estimem i que tenen tota la nostra consideració i compassió, perquè tots hem estat per activa o per passiva els actors d'aquesta pel·lícula i tots junts, els exemplars nous i els de sempre, formem la humanitat des de la nit dels temps.

A les persones o col·lectius petits que, havent comprès el sentit del missatge que enviem des d'aquí, vulguin mantenir-se al marge de la cultura de Prometeu, fins i tot si hi han participat fins avui, han d'abstenir-se a partir d'ara d'ingerir o injectar-se productes industrials, han de tornar a ser receptius de les forces naturals, han de viure en harmonia amb el seu medi i han de tornar a creure en les seves possibilitats innates. I si han de sobreviure, ho faran.

La *vis natura medicatrix*, la força natural de curació que subsisteix en cada ésser viu, aquesta potència vital que veneraven els antics metges, **funciona** mentre bategui un sospir de vida i tracti de mantenir-nos vius; ni els metges vitalistes actuals ni els antics coneixem fins a on arriba el seu potencial que no deixa de sorprendre'ns amb el seu poder de curació i de transformació. Per tant, l'única sortida que veiem per a l'home modern és la de tota la vida, és tornar a la naturalesa i viure en harmonia amb el cosmos i tots els seus éssers; reprendre la dansa de l'existència i recarregar de nou el poder vital que ens pertany gratuïtament.

No proposarem consells particulars, però proposarem als lectors una guia per a conservar la salut i la longevitat, és una antiga guia i no calen despeses afegides... l'hem extreta d'un tractat de medicina antic, un text xinès de fa quatre mil anys, escrit a manera de diàleg entre el llegendari emperador groc Hoang-Ti i el seu metge personal, el savi Chi-Po. És un diàleg on l'emperador pregunta al metge sobre la salut i vigor vital de la població d'aquell temps... i el metge li descriu amb senzillesa com és el camí de la salut de l'home i com és la conducta que cal seguir per aconseguir la plenitud de la vida humana. Nosaltres creiem que 4.000 anys després les paraules del vell metge vitalista xinès no han perdut valor i, des de llavors, marquen el mateix camí, apunten en la mateixa direcció: cap a la plenitud de la vida humana.

> *«He sentit dir que la gent de l'alta antiguitat vivia més de cent vint anys, sense manifestar debilitat i mantenint el seu vigor. Es deu això a canvis en l'entorn natural, o és culpa de l'home?»*

I el metge respon:

«Els homes de l'antiguitat coneixien les lleis del Tao[1] *(Principi metafísic) i les seguien, obeïen l'alternança del Ying i del Yang, que és el model permanent del Cel i la Terra, van romandre en harmonia amb els ritmes i els números que regeixen els principis de la naturalesa humana, van menjar i beure amb moderació i van viure la vida quotidiana seguint un model ordenat sense excessos ni abusos. Per aquest, motiu les seves ments i cossos van romandre en harmonia perfecta entre ells i amb el cosmos, conseqüentment, pogueren viure la durada natural de la vida i mantenir el vigor a l'edat de més de cent vint anys...»*[2]

1 Per evitar discussions sobre el significat del Tao i la seva equivalència al concepte cristià de Déu, ens ajudem directament del llibre canònic del taoisme Tao-te-King de Lao-Tzu, que al capítol XXV diu: «Hi ha "alguna cosa" inherent i natural que va existir abans que el Cel i la Terra. És immòbil i insondable. Ho omple tot i mai s'extingeix. Ho podem considerar Mare de l'univers. No en conec el nom perquè és inefable. Però em veig forçat a donar-li'n un i per això l'anomeno *Tao*, el que transcendeix totes les coses...». Nosaltres pensem que si Això no és Déu... s'assembla molt al que es pot entendre per tal nom.

2 *Sou Wen Nei King*. Capítol primer.

II
Microecologia
Una mirada global a la Xarxa de la Vida

El canvi profund en el coneixement científic de les ciències naturals progressa de l'antibiosi a la simbiosi.
HEINRICH KREMER

Un recorregut pels principals descobriments antics i recents que aporten una altra visió de la biologia, de l'origen i evolució de la vida, i del paper dels microbis, contribueix a recuperar una visió holística de la salut i ens ajuda a prendre decisions responsables més d'acord amb la naturalesa.

Com Afrodita, hem nascut de l'oceà. Som bombolles d'aigua marina habitades per incomptables organismes que comparteixen un equilibri nutrici.

És una història llarga que va començar fa milers de milions d'anys, però que podem sintetitzar en una única paraula: simbiosi, que en grec significa "viure junts". Aquesta és la paraula que ens acompanyarà durant tota la segona part i ens inspirarà per apropar-nos d'una altra manera a la naturalesa i als secrets de la vida. I, per descomptat, per prendre decisions sobre la nostra salut i la dels nostres fills.

Des que **Ernst Haeckel** proposés en 1869 el terme Ecologia, molts investigadors en diferents camps del coneixement ens ajuden a recuperar l'antiga saviesa dels pobles ancestrals connectats amb la Mare Terra: **Kropotkin** i la seva filosofia del suport mutu, **Murray Bookchin** i el concepte d'Ecologia social que proposa noves relacions socials que integrin la humanitat en l'ecosistema mitjançant un equilibri dinàmic; la teoria de la simbiogènesi —origen bacterià de les nostres cèl·lules— de **Lynn Margulis** que, junt amb **James Lovelock,** també va proposar la idea del planeta com un ésser viu, una idea que connectava amb els descobriments de **Wilhelm Reich** sobre l'energia vital còsmica en què es troba immers el planeta, com la resta de planetes, estels i galàxies.

Aquest oceà d'energia que ens embolcalla i alimenta és també el suport dels processos vitals sotmesos a una pulsació constant. I aquesta pulsació, aquest flux i reflux que constitueix el secret de la vida, es produeix en una ameba microscòpica i en la formació d'huracans i tornados: el mateix principi de càrrega i descàrrega vital d'energia es repeteix en orgasmes i tempestes... "Com és a dalt és a baix", diu el *Kybalió*, el llibre de saviesa tradicional egípcia.

Autors més propers, com **Arne Naess**, **Humberto Maturana** o **Fritjof Capra** han anat molt més enllà de la mera preocupació pel medi ambient fent propostes radicals sobre el creixement, el consum i els modes de vida respectuosos amb la naturalesa.

Són només els noms més coneguts d'un corrent que creix i desborda els límits de la biologia i connecta sabers i inquietuds més enllà dels dogmes que —com denuncia el biòleg britànic **Rupert Sheldrake**— estan bloquejant l'avanç de la ciència.

Volem recollir i posar en relació alguns d'aquests descobriments lliures de prejudicis i de condicionants econòmics que ens ajudaran a contemplar d'una altra manera la salut i la malaltia, i en particular el tema central d'aquest llibre: les vacunes.

1. Biologia de l'Evolució

FORMEM PART D'UN ECOSISTEMA I TAMBÉ *SOM* UN ECOSISTEMA. ELS BACTERIS VAN FER POSSIBLE LA VIDA SOBRE LA TERRA, ES VAN UNIR PER CREAR LA CÈL·LULA I IMPULSAREN AIXÍ L'EVOLUCIÓ CAP A ORGANISMES MÉS COMPLEXOS QUE ORIGINAREN ELS FONGS, LES PLANTES I ELS ANIMALS, INCLOENT-HI L'ANIMAL HUMÀ.

Somosbacteriasyvirus
Nom de la pàgina oficial del biòleg i ecòleg
MÀXIMO SANDÍN

Si contenim la respiració, podem comprovar de manera directa i immediata quin és el nostre marge d'independència: al cap d'un, dos, pocs minuts ens veiem obligats dramàticament a reprendre el contacte amb l'ecosistema, és a dir, a tornar a prendre aire.

Malgrat la industrialització brutal dels aliments, sabem bé que depenem dels fruits de la terra per a nodrir-nos, i malgrat la degradació a què ha arribat la societat moderna, especialment en les grans ciutats, sabem també molt bé que no es té la mateixa qualitat de vida vivint al costat d'un polígon industrial que en un petit poble de muntanya o al costat de la mar.

Així que tots sabem —encara que ho oblidem a poc a poc— que la salut humana està arrelada amb la salut del planeta. Amb aquestes paraules ho expressava un vell cap indi: «*La saba que circula per les venes dels arbres porta amb si les memòries dels pells vermelles*». Som un i som molts; som *Gaia* i som trilions d'éssers microscòpics navegant en un oceà d'energia còsmica i connectats per una consciència global.

Si ens aboquem a aquesta xarxa complexa des de la nostra mirada d'animals humans, veiem que s'estén cap amunt i cap avall: formem part d'un ecosistema però també *som* un ecosistema. Si mirem cap amunt, cap a l'exterior, ens veurem com a part d'una multitud d'éssers vius que habita *Gaia*, la Mare Terra, l'ecosistema planetari; i si mirem cap avall, cap al nostre interior, podrem veure o intuir una altra multitud d'entitats vives que ens conformen: cèl·lules i microorganismes vivint en simbiosi.

UNA BIOLOGIA QUE NO S'OCUPA DE LA VIDA[1]

Desgraciadament, la biologia que s'estudia en els instituts i les universitats es va concebre durant la primera meitat del segle XIX sota la influència de les idees d'un economista anomenat **Thomas Malthus** i del naturalista **Herbert Spencer**, defensors ferms de la desigualtat, el racisme i la llei del més fort. **Charles Darwin** i els seus seguidors van aplicar aquestes idees socials a totes les espècies per explicar l'evolució com a resultat d'un enfrontament permanent en el qual triomfava el més apte.

Però encara que els neodarwinistes han aconseguit que es relacioni la idea d'evolució amb Darwin i que qualsevol qüestionament resulti immediatament titllat de *creacionista*, la pura veritat és que la primera teoria integral de l'evolució és obra de **Jean-Baptiste-Pierre-Antonine de Monet, Cavaller de Lamarck**, un naturalista francès que va viure entre 1744 i 1829, que va modernitzar la classificació taxonòmica, va descriure noves espècies i va encunyar el terme *biologia*. En el seu llibre *Filosofia zoològica*, publicat en 1809 —cinquanta anys abans *que L'origen de les espècies*—, va exposar la teoria sobre el canvi orgànic plantejant que les dues forces responsables dels canvis evolutius són la tendència cap al progrés des de formes senzilles a altres més complexes i l'adaptació a l'ambient.

Aquestes van ser les idees que van tergiversar els darwinistes, fins al punt que el professor **Haugton**, autor d'una autobiografia de

1 Les dades per a aquest apartat, inclosa la cita de Darwin, s'han extret de diversos articles del Professor Màxim Sandín recollits en *Pensant l'Evolució, pensant la vida* (veure secció *Perseguir la pista*).

Darwin, es va referir així a la seva teoria evolutiva: *"Tot el que hi havia de nou era fals, i tot el que hi havia de cert era vell"*.

El llibre de Darwin, *L'origen de les espècies*, va servir per la seva banda per a donar un aval científic a les idees eugenèsiques del seu cosí **Francis Dalton**. Vegem per exemple aquest paràgraf extret del Capítol V del llibre esmentat:

> *Hi ha en les societats civilitzades un obstacle important per a l'increment numèric dels* ***homes de qualitats superiors****, i Grey i Galton insisteixen sobre la gravetat d'aquest, i és: que els pobres i mandrosos, degradats també de vegades pels vicis, es casen normalment a edat primerenca, mentre que els joves prudents i econòmics, adornats gairebé sempre amb altres virtuts, ho fan tard a fi de reunir recursos amb què mantenir-se i mantenir els seus fills [...]. Resulta doncs que els mandrosos, els degradats i amb freqüència viciosos, tendeixen a multiplicar-se en una proporció més ràpida que els pròvids i en general virtuosos [...]. En la lluita perpètua per l'existència hauria prevalgut la* ***raça inferior****, i menys afavorida sobre la* ***superior****, i no en virtut de les seves bones qualitats, sinó dels seus greus defectes.*

Tots els fills de Darwin van destacar posteriorment com a líders del moviment eugenista i alguns com a presidents de l'*Eugenics Education Society*, la societat eugenèsica de Londres.

Aquests plantejaments retrògrads —que arribaren a inspirar lleis de millora de la raça en diversos països i van culminar amb els horrors del nazisme— es van combinar amb la concepció de la Naturalesa com si fos una màquina en la qual una sèrie de peces encaixen de forma lineal, previsible i fàcilment manipulable, i donà lloc a una biologia que poc o res tenia a veure amb la vida i la seva meravellosa complexitat. Com ja ens ensenyava la història del *Doctor Frankenstein*, en l'ésser viu la suma de les parts no és igual al tot. Podem desmuntar un rellotge i tornar a muntar-lo, però no podem fer el mateix amb un ésser viu: hi ha alguna cosa intangible que se'ns escaparà sempre.

Així i tot, els poderosos interessos de grups financers i grans empreses multinacionals —especialment químiques i farmacèutiques— van imposar de forma dogmàtica aquestes i altres teories que han estat determinants en l'origen i desenvolupament de la medicina moderna; entre aquestes, la Teoria Microbiana desenvolupada per **Louis Pasteur**, **Robert Koch** i altres, que considera els microbis com a causants de malalties, i la seva complementària, la Teoria de la Immunitat, que postula un exèrcit intern al nostre cos per enfrontar-se als microorganismes patògens.

TOT ESTÀ INTERRELACIONAT

Aquesta concepció militarista continua dominant els sistemes sanitaris del planeta, cosa que provoca danys enormes a la salut i genera por i dependència. Per contra, el concepte de salut que deriva dels nous coneixements de la biologia ens retorna la capacitat de decisió perquè ens aporta una explicació racional dels problemes de salut relacionant-los amb els nostres hàbits de vida i amb les condicions de l'entorn que habitem. Això obre el camí a la prevenció mitjançant un canvi d'aquests hàbits i de les condicions del nostre hàbitat, és a dir, a actuacions individuals però també socials.

Per penetrar en els secrets de la vida, hem de mirar doncs cap amunt i cap avall: cap al macrocosmos i cap al microcosmos. La Naturalesa és molt més que aquesta màquina que van concebre els darwinistes i que continuen defensant els seus representants actuals. Per exemple, el zoòleg britànic **Richard Dawkins**, en el seu llibre *El gen egoista* diu:

> *«Som **màquines** de supervivència, vehicles robòtics cegament programats per a preservar les molècules egoistes conegudes com a gens»*[2].

Desafortunadament per a Dawkins i afortunadament per a la humanitat, no és només que els gens no siguin egoistes, és que senzillament es tracta d'un concepte que ja no té sentit en biologia des que l'anomenat Projecte ENCODE —una sèrie d'observacions directes del genoma de les nostres cèl·lules— ha demostrat que la

2 DAWKINS, Richard. *El gen egoista.* Salvat Editores, 2014.

informació genètica és el resultat del treball coordinat de quantitats ingents d'elements dispersos per tot el genoma, incloent-hi aquesta part que els mecanicistes superbs van denominar "genoma escombraria", simplement perquè no havien aconseguit esbrinar per a què servia. No són els gens els que controlen la vida, sinó que són les condicions de l'entorn, l'ecosistema en què es troba la cèl·lula el que determina el comportament del genoma.

«*El que fem a la terra ens ho fem a nosaltres mateixos*», va dir el **Cap Seattle** en el seu famós discurs. Els nous biòlegs han redescobert recentment aquesta saviesa ancestral: el professor **Máximo Sandín** —pioner a Espanya de la nova biologia— diu que la vida tendeix a la complexitat, de manera que l'evolució ha consistit en un procés permanent d'integració de sistemes en sistemes més complexos que ha produït transformacions brusques que expliquen els canvis en les espècies. Col·laboradors essencials en aquest procés han estat els virus, als quals Sandín anomena "missatgers" pel seu paper de transmissió d'informació entre diferents espècies.

EL LLENGUATGE DELS BACTERIS

Els microorganismes connecten el món orgànic i l'inorgànic i fan possible la vida: els bacteris purifiquen l'aigua, reciclen productes de rebuig i substàncies tòxiques, regeneren sòls i ecosistemes marins i terrestres, possibiliten que les plantes utilitzin nitrogen, i més encara: tots els gasos de l'atmosfera, els produeix el metabolisme de diferents tipus de bacteris.

En els últims anys s'estan realitzant descobriments que comencen a apropar-nos als sistemes de comunicació dels bacteris. Podem dir que tots els bacteris poden *parlar* entre si fabricant *paraules* químiques que reconeixen i que els serveixen com a consignes per a dur a terme accions de grup que únicament fan efecte quan se secunden massivament, a causa de les dimensions reduïdes del bacteri.

☞ La *Vivrio fisheri* és un bacteri que viu en simbiosi amb un calamar enfront de les costes de Hawaii. Es tracta d'un calamar que durant el dia dorm, enterrat a la sorra, i surt de nit a caçar. El seu sofisticat sistema de protecció contra depredadors és el següent: projecta un raig de llum que té exactament la mateixa intensitat que la llum que rep des de la lluna o els estels, i amaga així la seva ombra. Com ho aconsegueix? Al dors té detectors per a percebre la intensitat de llum que rep i per sota té un obturador que obre o tanca per permetre que es projecti la llum dels bacteris que viuen en el seu interior, una llum la potència de la qual depèn que tots es posin d'acord per emetre luminescència.

Al costat de la banya d'Àfrica, es produeix un altre fenomen de bioluminescència de proporcions gegantines, l'anomenat Mar d'Adora pot arribar a 250 quilòmetres de llarg per 50 d'ample. Són *Vibrio harvery*, que es coordinen per il·luminar l'oceà i atreure-hi els peixos per menjar-se'ls, ja que en els intestins d'aquests peixos podran incubar la generació següent3.

La *Vibrio fisheri* o la *Vibrio harvery* solament són exemples cridaners —i fins i tot tenyits de bellesa peculiar— d'una cosa que els bacteris fan constantment: comunicar-se per cooperar. I així s'han observat gran quantitat de fenòmens que mostren com de sofisticada i complexa pot arribar a ser la seva organització[4]:

- La **formació de biopel·lícules** requereix decisions conjuntes de multitud de bacteris per recobrir superfícies i segregar substàncies, que habitualment creen aquestes estructures enormement complexes pressionades per l'estrès.
- Utilitzen un mètode que s'ha denominat **Detecció de Quòrum** per decidir comportaments en funció de la quantitat de bacteris presents.

3 BASSLER, Bonnie. *El llenguatge secret dels bacteris.* Conferència dictada en el TED 2008: *http://www.ted.com/talks/bonnie_bassler_on_how_bacteria_communicate?language=es*

4 SANTOS LEAL, Emilio. "Los microorganismos de nuestro cuerpo. Formas que tienen de ayudarnos". En *Microbiótica*, Madrid, Edicions i, 2014.

- Alguns tipus de bacteri són capaços de **transformar-se en endòspores**, un tipus de cèl·lula enormement resistent, capaç de resistir temperatures altes, radiació, dessecació o desinfectants.
- Sota **estrès antibiòtic**, els bacteris s'organitzen per maximitzar la disponibilitat de nutrients o per intercanviar gens de resistència entre membres de diferents espècies.
- Hi ha indicis que aquest **intercanvi** s'ha produït fins i tot entre bacteris que no han arribat a entrar en contacte.

Per comprendre això últim, hem d'entrenar-nos a fons fins a aconseguir una altra mirada del món, molt diferent de la que ens van gravar a foc a l'institut. Lynn Margulis: "Els organismes vius visibles només funcionen gràcies a connexions ben desenvolupades amb la xarxa de vida bacteriana [...] tota la vida està embeguda en una xarxa bacteriana autoorganitzadora, que inclou xarxes complicades de sistemes sensors i de control que tan sols comencem a percebre[5]".

En 2008 es va descobrir un poble d'origen yanomami perdut a la selva amazònica i que no havia tingut contacte amb l'exterior. Un estudi va posar de manifest que el grau de diversitat d'espècies bacterianes que presentaven els integrants d'aquesta tribu era el doble que la dels nord-americans. Però el més sorprenent és que, malgrat l'aïllament i que el dispensari mèdic més proper es trobava a dues setmanes a peu entre muntanyes, els bacteris d'aquests yanomami havien desenvolupat resistència a antibiòtics sintètics d'última generació amb els quals no havien tingut contacte.

ELS MISSATGERS DE LAMARCK

El nombre de virus és molt major que el de bacteris, alguns experts creuen que vora vint-i-cinc vegades major. Com hem apuntat, el professor Sandín[6] atribueix als virus un paper clau en la transferència

5 Citat per SANDIN, M. "Els cecs i l'elefant". Novembre 2000, *GEAM, 2.* Facultat de Biologia, Universitat Autònoma de Madrid: *http://www.uam.es/personal_pdi/ciencias/msandin/ciegos.html*

6 Opus citada: *Pensant l'evolució, pensant la vida.*

d'informació genètica entre espècies al llarg de l'evolució, i el seu paper actual en l'ecosistema inclou el manteniment de l'equilibri entre espècies de plàncton marí i de la cadena alimentària, i molt possiblement dels sòls terrestres, on s'uneixen a una altra multitud d'éssers petits vius denominats "enginyers de l'ecosistema": cucs, tèrmits, formigues i arrels de plantes que produeixen recursos aprofitables per a altres éssers vius en una cadena complexa de la qual tots formem part.

En l'ecosistema *micro*, els virus tenen també —continua el professor Sandín— un paper fonamental: la immensa majoria dels genomes animals i vegetals està formada per virus endògens i elements mòbils i seqüències repetides derivades de virus; tot això considerat fins fa molt poc com a "ADN escombraries" i que només molt recentment es comença a comprendre. Dos exemples d'aquestes funcions desenvolupades pels virus endògens són la contribució a la formació de la placenta i a la immunosupressió materna durant l'embaràs.

ELS ORÍGENS DEL MICROBIOMA

Més encara, al conjunt de tots els microorganismes —bacteris, arqueus, llevats, eucariotes unicel·lulars, helmints, fongs i virus— que viuen al nostre interior com a simbionts, se'l denomina *microbioma* o *microbiota*. La primera descripció la devem al microbiòleg **Joshua Lederberg,** que va rebre el Premi Nobel de Medicina per aquest treball en 1958.

Fins fa molt poc es creia que el fetus era estèril, és a dir, lliure de microorganismes a l'úter matern, i que les primeres colonitzacions es produïen en el tracte genital durant el part i posteriorment a través de la llet materna.

No obstant això, investigacions molt recents publicades en 2013 demostren que en animals de diferents espècies —inclòs l'animal humà— **la mare transmet poblacions de microbis al fetus durant**

l'estada a l'úter. S'han trobat bacteris a la placenta[7], al cordó umbilical, al líquid amniòtic, en membranes fetals i al meconi[8].

En un article titulat *Mamà ho sap millor: la universalitat de la transmissió microbiana materna*, publicat en la revista *PLOS Biology* a l'agost de 2013, els autors conclouen:

> *«Amb una contribució microbiana del 99% a la informació genètica present en el cos humà, la transmissió microbiana materna hauria de considerar-se com un mecanisme addicional de gran importància en els canvis genètics i funcionals de l'evolució humana. De manera similar a les mutacions nocives en el nostre codi genètic, les alteracions de l'adquisició microbiana materna durant la infància podrien* mutar *la composició de la comunitat microbiana i provocar interaccions inadequades hoste-microbi que podrien resultar perjudicials durant el desenvolupament.*
>
> *»La transmissió materna és també un factor clau en la conformació de l'estructura del Microbioma en les espècies animals al llarg de l'evolució [...] per tant, les implicacions de la transmissió microbiana materna tant interna com externa representen un canvi de paradigma per a les ciències bàsiques i biomèdiques».*

D'aquesta manera, les primeres poblacions de microbis arriben al fetus a través de la sang procedents de la boca de la mare, de l'interior dels pits i de l'úter. Posteriorment, se sumen les que es transmeten durant el part vaginal —d'aquí la seva importància i els inconvenients d'una cesària— i una vegada nascut mitjançant el contacte directe de la pell amb la mare i a través del calostre i la llet, que contenen més de 700 espècies bacterianes la funció de les quals és encara desconeguda, però que molt probablement tenen

7 AAGAARD, K. i equip. "The placenta habors a unique microbiome". *Science Translational Medicine,* 21 May 2014: Vol. 6, Issue 237, pàg. 237ra65.

8 FUNKHOUSER, L. J. I BORDENSTEIN, S. R. "Mom Knows Best: The Universality of Maternal Microbial Transmission". *PLoS Biol* 11(8): e1001631: *http://journals.plos.org/plosbiology/article?id=10.1371/journal.pbio.1001631*

relació amb els mecanismes d'equilibri i convivència que caracteritzen la simbiosi[9].

De fet, la investigació mostra que els nens nascuts per cesària —especialment si és programada— tenen més possibilitats de patir al llarg de la vida obesitat, asma, malalties celíaques i diabetis tipus I, i això a causa de les diferències en la microbiota respecte als nens nascuts pel canal vaginal.

Tan important és la "colonització vaginal" que ja s'estan desenvolupant protocols per compensar els bebès que neixen per cesària. La doctora **Maria Gloria Domínguez-Bell**, professora associada a l'Escola de Medicina de la Universitat de Nova York per al *Programa Microbioma Humà* planteja dur a terme una "sembra" col·locant una gasa en la vagina de la mare abans de la cesària i exposant posteriorment el bebè nounat a la gasa perquè els bacteris li passin a la boca i a la resta del cos[10].

Així mateix, hi ha estudis que han relacionat l'excés de neteja i l'esterilització obsessiva habitual en la nostra societat amb una incidència major d'obesitat, diabetis, dermatitis atòpica, malalties autoimmunes, al·lèrgies i malalties degeneratives.

Un estudi de la Universitat de Cambridge que recull dades de 192 països publicat a l'agost de 2013 relaciona l'esterilització dels ambients industrialitzats amb una incidència major d'Alzheimer[11]. Així mateix, un estudi publicat en 2014 en el *Allergy and Clinical Inmunology* conclou que els nens menys exposats al contacte amb microorganismes presenten taxes més altes d'al·lèrgies i d'asma[12].

---

9 CABRERA-RUBIO, R. i equip. "The human milk microbiome changes over lactation and is shaped by maternal weight and mode of delivery". *Am J Clin Nutr* September 2012 vol. 96 no. 3 544-551: *http://ajcn.nutrition.org/content/96/3/544.full.*

10 SONG, S. J., DOMINGUEZ-BELL, M. G., & KNIGHT, R. "How delivery mode and feeding can shape the bacterial community in the infant gut". *Canadian Medical Association Journal*, 185(5), 373-374, 2013.

11 *http://www.cam.ac.uk/research/news/better-hygiene-in-wealthy-nations-may-increase-alzheimers-risk*

12 LYNCH, S. V. i equip. "Effects of early-life exposure to allergens and bacteria

I és que l'entrenament per conviure amb els microbis continua durant tota la infància entrellaçat amb els processos d'aprenentatge, el desenvolupament de la psicomotricitat, l'exploració del món i la recerca de la seva autonomia, que comença arrossegant-se pel sòl, tocant la terra, agafant pedretes, esgarrapant l'arena o trepitjant tolls: un món ple de vida invisible que no hem de témer, sinó comprendre.

NECESSITEM UN CANVI RADICAL

Hem vist doncs, que les condicions de l'entorn influeixen en el nostre estat de salut, però el nostre comportament també repercuteix en la salut del planeta, un comportament que de fa un temps no és precisament d'harmonia exemplar: pesticides, hidrocarburs, contaminació electromagnètica, metalls pesants, radioactivitat, sorolls, nanopartícules, cultius transgènics, industrialització accelerada, desaparició de cultius tradicionals, control d'aliments i aigua potable per les grans corporacions multinacionals, destrucció de cultures i hàbitats, inundacions, huracans, encongiment de les capes de gel, augment del nivell del mar, pèrdua de diversitat biològica, desaparició de grans boscos i selves, avanç dels deserts, fams, pobresa, desigualtat, guerres, invasions... tot això no són meres agressions aïllades, estem davant una actitud destructiva generalitzada i arrelada en el nostre sistema social.

☞ Així ho descriu un manifest recent titulat "Última trucada": *«la crisi ecològica no és una qüestió parcial sinó que determina tots els aspectes de la societat»*. El text adverteix sobre *«la dinàmica perversa d'una civilització que, si no creix, no funciona i, si creix, destrueix les bases naturals que la fan possible»*. És obvi que hem de canviar radicalment d'hàbits, de producció i de consum, l'organització territorial,

on recurrent wheeze and atopy in urban children". *The Journal of Allergy and Clinical Immunology*, Set. 2014. Volume 134, Issue 3, Pages 593–601.e12.

el disseny de les ciutats i, per sobre de tot, els valors que regeixen la nostra manera de vida[13].

Com podrem revertir aquesta situació de crisi absoluta? D'on traurem la força, la convicció, la consciència necessària per a aquest canvi radical? Un bon grapat d'autors s'ha plantejat aquesta qüestió des de fa anys. El científic rus **Vladimir Vernadsky** va publicar en 1926 el llibre *La Biosfera*[14], en el qual descriu el planeta com una sèrie de cinc esferes concèntriques: les dues primeres conformarien la part geològica: la *litosfera* i *l'atmosfera*; la tercera, la *biosfera*, seria el conjunt dels éssers vius; la *tecnosfera* és el resultat de les alteracions que les societats humanes han produït; i la cinquena esfera, que va denominar *noosfera*, és la "capa mental de la terra", l'esfera del pensament, de la consciència, que estaria latent fins que les contradiccions i alteracions de la *tecnosfera* conduïssin a un punt límit que fes necessari un canvi total. Ha arribat aquest moment?

Altres autors —científics, filòsofs, biòlegs— han plantejat idees molt semblants a les de Vernadsky: els *camps morfogenètics* de Rupert Sheldrake, el *cervell global planetari* de **Peter Russell**, la *consciència supramental* de **Sri Aurobindo**, el *camp psi planetari* d'**Oliver Reiser**, o la mateixa *Gaia* de James Lovelock. D'alguna manera, tots apunten a una última esperança que farà conscient la connexió col·lectiva, la pertinença de tota la humanitat —de tots els éssers vius— a una mateixa xarxa que ens empara i condiciona alhora.

I per començar a obrir-nos a aquesta consciència, a aquest futur desitjable cap al qual anem, potser un primer pas hauria de ser esbrinar d'on venim.

---

13 *https://ultimallamadamanifiesto.wordpress.com/el-manifiesto/*.

14 VERNADSKY, Vladimir. *La biosfera*. Fundación Argentaria-Visor Dis, 1997.

DESCENDIM DELS BACTERIS

Així s'expressava la biòloga nord-americana Lynn Margulis, a qui devem l'impuls fonamental a una visió nova de l'origen i l'evolució de la vida al planeta:

> *«La vida és bacteriana, i els organismes que no són bacteris han evolucionat a partir d'organismes bacterians [...] La vida és l'estrany nou fruit d'individus que van evolucionar a partir d'una simbiosi [...] els bacteris del Proterozoic, que vivien en associacions íntimes, van donar lloc a miríades de quimeres, una progènie en expansió d'éssers mixts de la qual representem una mínima fracció [...] la vida és una trama d'aliances entre regnes»*[15].

Coneguda com a simbiogènesi, o més precisament com a *Teoria de l'Endosimbiosi Seriada* (*SET* en les sigles angleses per a *Serial Endosymbiosis Theory*), es tracta d'una idea anticipada pel biòleg rus **Konstantin Merezhkovski** en 1909, en el seu treball *Teoria dels dos plasmes com a base de la Simbiogènesi, nou estudi sobre l'origen dels organismes.* Encara que probablement va ser el biòleg **Ivan Wallin**, nascut en 1883, el primer a parlar explícitament del paper de la simbiosi en l'evolució.

En 1896, el zoòleg i embriòlego **Edmund Beecher Wilson** plantejaria en el seu llibre *La cèl·lula en el desenvolupament i l'herència* la similitud entre mitocondris, cloroplasts i microbis de vida lliure. Durant els anys trenta del segle XX es realitzen experiments a Alemanya i Regne Unit que servirien per a establir que els mitocondris de llevats i fongs tenen genoma propi. Posteriorment, dos botànics —**Hugo De Vries** i **Carl Correns**— demostren per separat que els cloroplasts de les cèl·lules vegetals tenen també genoma propi. I durant els anys seixanta nombrosos experiments mostrarien la presència d'informació genètica fora del nucli de les cèl·lules animals.

15 En el seu llibre *Què és la vida?* (veure secció *Perseguir la pista*).

TEORIA DE L'ENDOSIMBIOSI SERIADA[16]

Per conèixer la idea que planteja Margulis, hem de retrocedir quatre mil milions d'anys:

Primera fusió: arqueobacteris fermentadors que utilitzaven sofre i la calor del sol com a font d'energia es van unir a espiroquetes, bacteris nedadors, i donaren lloc a la primera cèl·lula eucariota (amb nucli) que es convertiria posteriorment en la base de cèl·lules d'animals, vegetals i fongs.

Aquest avantpassat remot vivia en l'oceà utilitzant l'energia solar per trencar les molècules d'aigua i obtenir-ne l'hidrogen que li servia d'*aliment.* Com a conseqüència d'això, un gas verinós, l'oxigen, va anar acumulant-se fins a saturar la biosfera terrestre i, posteriorment, va penetrar en el mar amb perill d'exterminar-ne els diminuts habitants.

Segona fusió: la incorporació de bacteris capaços d'obtenir l'energia mitjançant l'ús de l'oxigen que ara estava disponible en abundància. Aquests bacteris són els avantpassats dels actuals mitocondris, generadors d'energia en les cèl·lules animals. Amb aquesta incorporació es va formar la cèl·lula completa de la qual deriven animals i fongs.

Tercera fusió: finalment, els cianobacteris van aportar la capacitat de realitzar la fotosíntesi i van donar lloc a les plantes.

En definitiva, encara que no sapiguem encara com va sorgir el primer bacteri ni hàgim pogut establir quan i com es va originar la vida a la Terra, cada vegada disposem de més evidències que el procés de formació de les espècies actuals no va ser gradual regit per l'atzar i la competència, sinó mitjançant salts *bruscs* promoguts per la cooperació i la transmissió horitzontal d'informació. Aquesta transmissió, que no es produeix de mare a fill mitjançant l'herència, tindria lloc tal com hem vist, a través dels virus als quals el professor Sandín assigna un paper de missatgers.

---

16 MARGULIS, Lynn. *Origin of eukariotic cells.* New Aven, Yale University Press, 1970; MARGULIS, L. "Serial endosymbiotic theory. Undilopodia, mitosis and their microtubulic Systems preceded mitochondria", a *Endocytobiosis and Cell,* 5, 1988, pàg. 133-162.

☞ Sense entrar en un debat científic excessivament especialitzat sobre dominis, regnes i altres classificacions, podem dir que hi ha bàsicament dues classes d'éssers vius: els que estan formats per cèl·lules sense nucli —**bacteris** i **arqueus**; aquestes últimes són en realitat un tipus peculiar de bacteri— i els que estan formats per cèl·lules amb nucli que protegeix una part de la informació genètica. Aquest són els unicel·lulars: **protistes;** i els pluricel·lulars: **fongs, plantes** i **animals** (incloent-hi l'animal humà).

Dos elements clau van permetre aquesta transformació:

- **Energia vital**: La fusió d'espècies sumant capacitats i molt especialment la capacitat d'usar l'oxigen rendibilitzant així la producció d'energia.
- **Oceà intern**: La formació d'un microentorn que reprodueix exactament les condicions bioquímiques de l'oceà primigeni en el qual vivien els bacteris.

Vegem-los una mica més detingudament.

2. Energia vital: els mitocondris

ELS MITOCONDRIS SÓN ANTICS BACTERIS INTEGRATS EN LES NOSTRES CÈL·LULES I PRODUEIXEN LA MAJOR PART DE L'ENERGIA VITAL NECESSÀRIA.
LES CÈL·LULES UTILITZEN UN PROGRAMA ESPECIAL PER RESPIRAR SENSE OXIGEN EN OBRIR EL NUCLI PER DIVIDIR-SE AMB EL FI DE PROTEGIR-NE L'ADN DE LES REACCIONS QUÍMIQUES D'OXIDACIÓ.

Durant els darreres set anys, l'autor ha estudiat la naturalesa dels mitocondris i ha arribat a la conclusió indubtable que aquests organismes a l'interior de la cèl·lula presenten una naturalesa bacteriana.

IVAN E. WALLIN

Hem vist que la biologia mecanicista d'orientació darwinista pretén que l'evolució es va produir mitjançant canvis genètics deguts a l'atzar en un món en el qual les espècies estarien, com en el salvatge oest, lliurats a la llei del més fort. No obstant això, l'esbós ha canviat i els traços que la nova investigació afegeix a poc a poc ens mostra un món que tendeix a la vida i a la complexitat mitjançant la cooperació i no mitjançant l'enfrontament.

Així, mentre els seguidors del Darwin es van centrar en la informació, l'herència, que van identificar amb els gens situats en el nucli cel·lular; la nova biologia contempla altres factors no genètics que intervenen en l'herència i posa l'accent en **l'energia com a clau evolutiva**, i desplaça així l'atenció del nucli de la cèl·lula als mitocondris.

La història d'aquesta investigació intensa s'inicia en 1890, quan un patòleg alemany anomenat **Richard Altmann** va començar a estudiar les relacions de la cèl·lula amb petits organismes al seu interior als quals Altmann va anomenar *bioblasts,* i els va proposar com a unitats últimes de la vida. Encara que les teories d'Altmann no van tenir acceptació per part de la comunitat científica, sí que van impulsar la investigació d'aquests petits organismes que acabarien denominant-se mitocondris. Entre finals del segle XIX i principis del XX nombrosos investigadors van confirmar descobriments d'Altmann i n'hi van afegir d'altres sobre les propietats dels mitocondris. En 1920, el ja esmentat Konstantin Merejkovsky va plantejar que els cloroplasts de les plantes podien ser simbionts i relacionats amb els mitocondris.

Però potser l'abans i el després de la investigació relacionada amb aquests orgànuls fascinants el va marcar en 1927 el llibre *Symbionticism and the origin of species (Simbionticisme i l'origen de les espècies)*, del professor d'anatomia de la Universitat de Colorado Ivan I. Wallin, en el qual es planteja de manera rigorosa que els mitocondris són antics bacteris i es proposa la teoria del simbionticisme per a explicar la presència universal de microorganismes en totes les cèl·lules animals i vegetals[1].

Des dels anys vuitanta, se sap que els mitocondris són els generadors d'energia de les cèl·lules animals —igual que els cloroplasts ho són de les vegetals— i constitueixen la interconnexió amb la biosfera, ja que més del noranta per cent de l'energia necessària per a la vida es produeix a l'interior de les seves membranes a partir de l'oxigen que prenem de l'exterior en respirar.

L'energia produïda en els mitocondris se sintetitza en forma d'adenin-trifosfat (ATP per les seves sigles en anglès), una molècula que utilitzen tots els éssers vius per proporcionar energia en les reaccions químiques i que no es pot emmagatzemar, per la qual cosa cal produir-la constantment. Doncs bé, el mode de respiració anaeròbic —sense intervenció d'oxigen— obté entre 1 i 2 molècules d'ATP per cada molècula de glucosa; tanmateix, el mode de respiració aeròbic dels mitocondris obté 38 molècules d'ATP per cada molècula de

1 Dades sobre la investigació dels mitocondris en el primer quart de segle extrets del llibre de Wallin: *Symbionticism and the origin of species*, Baltimore, Williams & Wilkins Company, 1927: *https://archive.org/details/symbionticismori00wall.*

glucosa, la qual cosa representa **un increment enorme en la producció d'energia que va possibilitar espècies més complexes.**

Com més gran sigui la necessitat d'energia d'una cèl·lula en relació amb la funció que ha de complir, més quantitat de mitocondris té. Les cèl·lules normals en tenen diversos centenars, les musculars diversos milers, i les que desenvolupen treballs especials —com les cèl·lules del fetge o els òvuls— arriben a tenir-ne centenars de milers.

☞ Les tradicions antigues ens parlen d'una energia vital primordial que encoratja el cosmos: el *chi* o el *ki* de les tradicions de l'Extrem Orient, o el *prana* en l'hinduisme. Tant la concepció de la salut com els fonaments de la medicina en aquestes tradicions partien d'aquest concepte que la ciència moderna va simplificar, i que privà la medicina moderna de claus importants a l'hora de comprendre els problemes de salut i abordar-ne la prevenció i el tractament.
Aquesta idea d'energia universal es va transmetre a través de l'antiga Grècia i Alexandria a moviments occidentals més recents com el Vitalisme i el Romanticisme. I al començament del segle XX començà el redescobriment d'aquests coneixements tradicionals, quan la física quàntica, buscant els constituents últims de l'àtom, va arribar a la conclusió paradoxal que el que anomenem matèria no existeix com a tal i és realment energia.

FLUX I PULSACIÓ

A partir dels anys trenta, els descobriments de Wilhelm Reich ens retornarien l'antic coneixement ancestral de l'energia còsmica universal. Partint del seu treball com a psicoanalista, Reich va arribar a la biologia i la biofísica: els problemes que observava en els seus pacients el van portar a connectar les emocions i les frustracions amb el món físic, i va plantejar que els bloquejos psicoemocionals tenien un ancoratge en la musculatura que altera o impedeix el flux d'energia vital.

Els seus treballs van servir per a relacionar matèria i emocions, individu i societat, i més tard la biologia i el cosmos mitjançant **una fórmula única per a aquest flux d'energia: tensió—carrega—descarrega—relaxació.** Amb aquest enfocament, la sexualitat era una forma de gestionar l'energia vital que passava de ser la *libido* abstracta de Freud a una energia palpable: l'*orgó*.

L'energia orgònica és l'energia original que constitueix la base de les emocions i la sexualitat, i carrega tots els materials amb més o menys intensitat. És també un oceà d'energia en moviment que interrelaciona fenòmens, transmet pertorbacions electromagnètiques, provoca canvis en la circulació de l'aire, en la temperatura, pressió i humitat, i forma tempestes potencials que influeixen en els éssers vius i la mateixa *Gaia*, el nostre ecosistema global.

EL GENOMA MITOCONDRIAL

Els treballs del metge alemany **Heinrich Kremer**[2] sobre fluxos energètics en els éssers vius en el marc de la biologia de l'evolució posen en relació els descobriments de Margulis sobre simbiogènesi i el paper clau dels mitocondris al costat d'uns altres que tractarem en capítols posteriors: el nostre mar intern i les veritables funcions d'aquest sistema denominat erròniament *immunitari*.

Kremer aborda la qüestió dels mitocondris des d'un angle molt diferent del de Margulis. Com a metge, la seva preocupació és aprendre sobre les claus de la salut i els mecanismes de la malaltia.

En tractar-se d'antics bacteris, els mitocondris tenen material genètic propi i es reprodueixen independentment de la cèl·lula. Aquest material interacciona amb el que es troba a l'interior del nucli, i juga així un paper clau en nombrosos processos vitals, però manca de protecció i de mecanismes de reparació com els que sí que té l'ADN nuclear, la qual cosa suposa una vulnerabilitat major davant possibles agressions, les quals es transmetran a les següents generacions, ja

2 KREMER, H. *The silent revolution in cancer and AIDS medicine. New fundamental insights into the real causes of illness and death confirm the effectiveness of biological compensation therapy.* Xlibris Corporation, 2001.

que una altra peculiaritat dels mitocondris és que es transmeten de la mare al fetus —sense intervenció del pare— de manera que un bebè femení neix amb 400.000 òvuls en cadascun dels quals mig milió de mitocondris guarden l'impuls vital i les claus d'informació vital per a les cèl·lules.

☞ Els mitocondris

- com a antics bacteris, tenen un genoma propi (genoma-mt), present com un plasmidi circular en el citoplasma del mitocondri (que no té nucli);
- el genoma-mt, a diferència del nuclear, no té un mecanismo de reparació efectiu ni proteïnes protectores al voltant;
- qualsevol dany en el genoma-mt es reflecteix en la producció d'ATP en la cadena respiratòria i, per tant, en el subministrament d'energia de tota la cèl·lula, en cada òrgan;
- els danys tòxics a l'ADN-mt, endògens i exògens, interfereixen amb l'exportació i importació d'àcids nucleics i proteïnes al mitocondri i des d'aquest a l'ADN nuclear;
- el genoma-mt, incloent-hi qualsevol dany genètic irreparable, es transmet al fill exclusivament a través dels òvuls.

EFECTE WARBURG: RUPTURA DE LA SIMBIOSI

Durant la seva prolixa investigació sobre l'origen del càncer i altres greus malalties que la mateixa medicina farmacològica ja admet que poden tenir un origen mitocondrial, el doctor Kremer rescata un vell descobriment *oblidat* —oblidat amb tota la intenció, d'aquí la cursiva.

En 1931, el fisiòleg alemany **Otto Heinrich Warburg**[3] va rebre el Premi Nobel de Medicina pel "descobriment de la naturalesa i el mode

3 WARBURG, O. *Wasserstoffübertragende Fermenti*, Verlag Werner Sänger, Berlin, 1948; Warburg, O., "On respiratory impairment in cancer cells". *Science*, 1956. 124: p. 269; WARBURG, O. "On the Origin of Cancer Cells".

d'acció de l'enzim respiratori". En què va consistir aquest descobriment i per què després de concedir-hi d'un dels premis més prestigiosos i cobejats es va oblidar completament? Warburg ho havia explicat set anys abans en la seva obra *El metabolisme dels tumors*: certes cèl·lules sintetitzen ATP (la molècula bàsica d'energia) fora dels mitocondris, és a dir, al citoplasma cel·lular, a partir de productes de degradació de la glucosa i amb l'ajuda de determinats enzims.

Vist des del punt de vista evolutiu, això suposa una espècie de reculada en el temps, una tornada a l'època llunyana què les avantpassades de les nostres cèl·lules obtenien energia sense la intervenció de l'oxigen. Les implicacions d'aquest descobriment són enormes: per començar, aporten la clau per comprendre l'origen del càncer, ja que aquesta cèl·lula en estat d'emergència vital que retorna a la fermentació no és altra cosa que el que la medicina oficial denomina *cèl·lula cancerosa*.

Però el més important és que aquest canvi d'enfocament assenyalava el camí per a intervenir en la cura i la prevenció, no solament del càncer, sinó de molts altres problemes de salut, ja que si certes condicions havien portat la cèl·lula a trencar la simbiosi i a un estat d'emergència crònic, era lògic pensar que canviant aquestes condicions potser podríem revertir la situació i fer que la cèl·lula recuperés el funcionament normal, és a dir, que tanqués el programa d'emergència. Que la investigació no hagi seguit aquest camí ens diu clarament quins són els veritables interessos que orienten la medicina moderna, i per descomptat no són la salut de la gent.

Però el descobriment de Warburg no acaba aquí. Aquest programa d'emergència no és exclusiu de les cèl·lules *cancerígenes*; tot el contrari, **és un programa habitual de protecció de la informació genètica que es duu a terme en totes les cèl·lules cada vegada que es divideixen,** ja que per a això el nucli ha d'obrir-se i deixar exposat el material genètic a les reaccions químiques perilloses dels processos oxidants que intervenen en l'obtenció d'energia. I el mateix succeeix

---

Science, 24 February 1956, Volume 123, Number 3191; WARBURG, O. *Oxygen, The Creator of Differentiation*, Biochemical Energetics, Academic Press, Nova York, 1966.

en les cèl·lules embrionàries que repeteixen el procés de l'evolució en pocs dies canviant temporalment l'alta rendibilitat energètica per una seguretat major.

Com es duu a terme aquesta organització tan complexa per coordinar adequadament els dos sistemes de producció d'energia amb el procés de divisió cel·lular? Com hem dit, en l'origen de les nostres cèl·lules es troba la fusió de dos microorganismes: un arqueu i un bacteri l'herència del qual tenim encara al genoma. Es calcula que el 60% del nostre ADN procedeix dels arqueus i domina la fase de síntesi de la divisió cel·lular en la qual es replica l'ADN, mentre que l'altre 40% procedeix dels bacteris i domina durant la fase de diferenciació cel·lular anomenada G2... tot això controlat pel genoma mitocondrial.

EL FLUX D'ELECTRONS

Tant la respiració aeròbica (que utilitza l'oxigen) com l'anaeròbica (mitjançant fermentació) consisteixen en una cadena d'enzims que transporten electrons, igual que una cadena humana s'organitza passant-se galledes d'aigua per apagar un foc. Pel camí, els electrons alliberen una certa energia que finalment s'utilitza per sintetitzar la molècula ATP.

L'element que cedeix electrons es diu *agent reductor* i el que els rep, *agent oxidant*. **El flux d'electrons —el flux vital d'energia— s'expressa doncs en el seu potencial de reducció-oxidació** —més conegut com a potencial *redox*. Com més complex és un organisme més alt n'és el potencial *redox*, cosa que significa un flux d'electrons més potent.

Des del punt de vista químic les reaccions de reducció-oxidació tenen lloc quan un element cedeix electrons i un altre en rep, de manera que el primer es denomina *agent reductor* i el segon, *agent oxidant*.

En el nostre cas, aquest flux l'assegura la respiració: cada dia vora 13.000 litres d'aire ens passen pels pulmons, des d'on són transportats per 7.000 litres de sang a través de gairebé cent mil quilòmetres de venes, artèries i capil·lars a la matriu extracel·lular, que alimenta al seu torn totes les cèl·lules.

UNA GUERRA AUTODESTRUCTIVA

La paraula *antibiòtic* hauria de transmetre una sensació inquietant. I és que qui va batejar així els productes dissenyats per atacar i exterminar els bacteris era perfectament conscient que els bacteris són la vida, i per això va anomenar aquestes substàncies *antivida*.

Dir que els antibiòtics han salvat vides és tan obvi com dir que l'exèrcit nord-americà ha salvat vides, sempre que recordem que ha salvat determinades vides en la meitat de conflictes provocats per ells mateixos i en els quals moltes altres persones han mort.

Si aconseguíssim canviar d'arrel la cultura sanitària en què estem immersos des de fa un segle és molt probable que els antibiòtics deixessin de tenir sentit i quedessin relegats a un ús puntual, cosa que d'altra banda ocorreria amb la immensa majoria de l'arsenal farmacològic, que constitueix un dels majors negocis del món i la tercera causa de malaltia i mort.

El que hem après sobre l'origen de la vida ens permet veure clarament quins són els enormes perills de l'ús indiscriminat dels antibiòtics. Si els microbis compleixen funcions vitals al planeta i al nostre cos, resulta tràgicament obvi que la guerra contra aquest és —com afirma Sandín— una guerra autodestructiva.

Els primers antibiòtics actuaven principalment en l'exterior de la cèl·lula, ja que estaven dissenyats per a bloquejar la producció de proteïnes en la superfície dels bacteris. Però a mesura que els microbis es feien resistents, van desenvolupar i van llançar al mercat —i al mitjà intern de les persones— noves generacions de productes dissenyats per bloquejar la formació d'ADN i capaços de penetrar a l'interior de les cèl·lules.

En tractar-se d'antics bacteris que conserven la mateixa estructura biològica, els mitocondris esdevenen objectius per als antibiòtics. L'agressió als mitocondris es tradueix en primer lloc en un dèficit en el subministrament d'energia vital. D'altra banda, es produeixen problemes en la interacció del genoma mitocondrial i el genoma del nucli, cosa que comporta alteracions en diferents processos biològics[4].

4 En aquests moments hi ha una llista creixent que ja inclou 200 malalties sistèmiques, miopaties, encefalopaties, diabetis, afeccions cardíaques, esclerosi

Però el problema és més greu encara. El fet que els mitocondris es reprodueixin independentment de la cèl·lula i que no disposin de mecanismes de reparació com els que té l'ADN nuclear, implica que transmeten la seva informació genètica —exclusivament des de l'òvul al fetus— i amb aquesta els possibles danys, i s'acumulen així les agressions al llarg de diverses generacions i provoquen nombrosos problemes de salut tals com càncers, diabetis tipus II, Alzheimer, Parkinson, immunodeficiències i fins a cent vint malalties ja documentades.

Però l'abús d'antibiòtics no es limita al camp dels usos mèdics. El metge murcià especialista en Salut Pública **Juan Gérvas** ens informa que "els antibiòtics s'han incorporat a l'arsenal terapèutic i alimentari emprat en l'agricultura i la ramaderia, on el control és encara menor que en la medicina... no és rar utilitzar antibiòtics per fumigar camps o afegir-ne 100 quilos per hectàrea de piscifactoria salmonera"[5]. Es calcula que més del 70% dels antibiòtics usats als Estats Units es prenen a través de la carn de gallina, porc i bestiar. I a això hem d'afegir-ne l'ús en productes de neteja utilitzats àmpliament en les llars.

Pot dir-se que la indústria ha arribat a un atzucac: ja no hi ha possibilitat de fabricar antibiòtics més potents, de manera que la resistència desenvolupada pels microbis s'ha convertit en un problema clau per a la sanitat mundial.

Vegem-ne un exemple gràfic amb la penicil·lina:

- En 1946, el 88% de les infeccions per estafilococs podien guarir-se amb penicil·lina.
- En 1950, la penicil·lina solament podia matar el 61% dels estafilococs.

---

múltiple, càncer, trastorns similars a l'Alzheimer i al Parkinson i nombroses malalties geriàtriques degudes als danys produïts en el genoma mitocondrial (WALLACE, D. C. "Mitocondrial diseases in man and mouse". *Science*, 283:1482-1488; JOHNS, D. R. "The other human genome: Mitochondrial DNA and disease. Mutations in mitochondrial gens a increasingly implicated in human disease". *Nature Medicine*, 2: 1065-1068.

5 GÉRVAS, J. "La resistencia a los antibióticos, un problema de salud pública". *Economia y Salud*, 35, juny 1999: *http://www.aes.es/publicaciones/eco_sal_35.pdf*

- En 1982, menys del 10% de casos d'estafilococs podien guarir-se amb penicil·lina.
- Actualment aquesta xifra està per sota del 5%.

> ☞ S'ha constatat que els bacteris aguanten temperatures extremes tant de fred com de calor, absència d'aigua, altes pressions, radiacions, falta d'humitat, ambients hipersalins, alcalins i àcids. Els bacteris disposen en les membranes mecanismes per a bombar els fàrmacs amb prou rapidesa per impedir que aquests els afectin; fabriquen enzims especials que modifiquen els antibiòtics per tornar-los ineficaços; poden fins i tot canviar les pròpies molècules perquè els fàrmacs no puguin identificar-les i atacar-les. I, com a rematada, són capaços de transmetre totes aquestes habilitats amb una rapidesa increïble als seus descendents o mitjançant mecanismes sofisticats d'intercanvi d'informació. La seva capacitat per a enfrontar-se a les agressions sembla doncs virtualment il·limitada.

La resistència als medicaments és una de les primeres causes de mort als Estats Units (més de setanta mil morts cada any segons xifres dels NIH) i la situació en la resta del món industrialitzat no serà molt diferent[6]. Lògicament, els hospitals s'han convertit en autèntics bastions de microbis resistents, de manera que d'uns quaranta milions de pacients hospitalitzats cada any, dos milions adquireixen alguna infecció que en el 60% dels casos està relacionada amb bacteris resistents a antibiòtics[7].

Des de les més altes esferes internacionals fins al més humil metge de família de qualsevol poblet europeu saben que els fàrmacs s'utilitzen malament, però cap veu s'alça per qüestionar les arrels profundes d'aquest problema.

---

6 O'SHEA, T. "The Post-Antibiotic Age: Germ Theory": *http://www.life-enthusiast.com/post-antibiotic-age-germ-theory-a-67.html.*

7 B. MURRAY, M.D., "Multiple Antibiotic Resistant pathogenic Bacteria", *New England Journal of Medicine*, vol. 330, 17, 28 d'abril 1994, p. 1247.

La paradoxa és que l'OMS fa dècades que fa exactament el mateix: detectar els mateixos problemes i recomanar les mateixes solucions que la pràctica demostra que no serveixen per res. Es publiquen documents, i guies, s'organitzen congressos, es creen comissions assessores i dispositius de vigilància, es destinen recursos milionaris... i el problema persisteix.

El16 de març de 2013, la directora general de l'OMS, **Margaret Chan,** va fer les declaracions següents:

> *«El món s'encamina cap a una era postantibiótica en la qual moltes infeccions comunes no tindran cura i tornaran amb tota la fúria... això està marcant la fi de l'era de la medicina segura... i coses tan comunes com una infecció de gola o una esgarrapada al genoll d'un nen podrien tornar a matar»*[8].

Les causes fonamentals que aquests i altres organismes apunten després de dècades d'anàlisi són: la capacitat dels bacteris per a la supervivència, l'ús inadequat de medicaments, els usos no mèdics dels antibiòtics i la impossibilitat de desenvolupar-ne altres de nous. Tot l'esforç que s'ha fet, no solament no ha aconseguit solucionar el problema, sinó que l'ha engrandit. Per què? Per la simple raó que **ningú s'ha replantejat el paper dels antibiòtics i dels microbis.**

I menys encara la medicina moderna, atrapada entre els dogmes de la infecció-immunitat, la dependència de la indústria farmacèutica i la fe cega en els avanços tecnològics, encara que aquest arsenal del qual es mostra tan orgullosa s'hagi utilitzat de manera irresponsable, insensata i arrogant. Així ho considera la mateixa OMS en considerar que *"més de la meitat dels medicaments es prescriuen,* dispensen o venen de forma inadequada", la qual cosa suposa efectes nocius per al pacient i desaprofitament de recursos. En una nota informativa de maig del 2010, constata que "més del 50% dels països no apliquen

8 *Red del Tercer Mundo*, 162, 9 de maig, 2014: "OMS dóna nova veu d'alarma davant la resistència als antibiòtics"*: http://agendaglobal.redtercermundo.org.uy/2014/05/08/oms-da-nueva-voz-de-alarma-ante-la-resistencia-a-los-antibioticos/.*

polítiques bàsiques per fomentar l'ús racional de medicaments" i que "als països en desenvolupament, la proporció de pacients tractats de conformitat amb directrius clíniques és inferior al 40% en el sector públic i al 30% en el sector privat". I en posa exemples concrets aclaparadors: "la proporció de nens amb diarrea aguda que reben rehidratació oral necessària és inferior al 60%, però més del 40% reben antibiòtics innecessaris"[9].

9 "Promoció de l'ús racional de medicaments: components centrals". *OMS*, Ginebra, setembre 2002: *http://apps.who.int/medicinedocs/pdf/s4874s/s4874s.pdf.*

3. El nostre oceà intern

EL NOSTRE MEDI INTERN ÉS UN OCEÀ EN QUÈ VIUEN LES CÈL·LULES, OCUPA TOT L'ORGANISME I SERVEIX DE CONNEXIÓ ENTRE TOTS ELS SISTEMES I ÒRGANS, MODULA REACCIONS QUÍMIQUES, ELÈCTRIQUES I ELECTRÒNIQUES I MANTÉ UN EQUILIBRI DINÀMIC.

La mar guareix tots els mals dels home
EURÍPIDES

Com hem vist, en abandonar l'oceà, els éssers multicel·lulars hagueren de resoldre un problema fonamental: trobar un medi estable en què les cèl·lules poguessin continuar vivint en les mateixes condicions que ho havien fet en l'aigua. El contacte directe i permanent dels éssers unicel·lulars amb el medi marí els permetia mantenir l'equilibri i la comunicació necessaris per a la vida. **La solució va ser un medi vital que reprodueix exactament les condicions de l'oceà primigeni.**

Com en tants altres camps del coneixement, les civilitzacions antigues ja sabien el que la ciència moderna amb prou feines ha començat a descobrir, i tenim notícies de l'ús de plantes i substàncies d'origen marí a Mesopotàmia, Egipte o la Xina. Aquests remeis es van utilitzar també en l'antiga Grècia i durant l'Edat Mitjana europea.

La investigació científica moderna va començar durant els segles XVIII i XIX: es van postular llavors diferents models per descriure el mitjà bàsic d'interconnexió de diferents sistemes amb les cèl·lules de l'organisme i d'aquestes entre si. El *mesènquima* de **Hertwig**, el *sistema bàsic* de **Buttersack**, o l'a*igua animada* de Vernadsky són algunes de les més conegudes, encara que potser la descripció més completa de la seva composició i funcions la devem a **Alfred Pischinger**[1].

Podem imaginar aquest medi intern com a grans bosses d'aigua amb propietats similars a l'aigua de mar pel que fa a temperatura, composició i estat, en l'interior del qual bussegen les cèl·lules. D'aquesta manera, la connexió de terminals nerviosos, limfàtics, i sanguinis es fa a través d'aquest abeurador que alimenta les cèl·lules i manté unes condicions estables en tot l'organisme.

A més, aquest abeurador, la denominació del qual més estesa actualment és *medi extracel·lular*, ocupa tot l'organisme tret de les capes més superficials de la pell i les mucoses, la qual cosa possibilita reaccions globals en tot l'organisme en servir de connexió entre tots els sistemes i òrgans i modular les reaccions químiques, elèctriques i electròniques amb la finalitat de mantenir l'homeòstasi, és a dir, l'estabilitat del medi a través d'un equilibri dinàmic de compensació constant.

La membrana d'aquestes bosses constitueix un filtre d'entrada i sortida de materials que assegura un medi correcte d'aliment per a les cèl·lules, de manera que un criteri bàsic de salut és mantenir aquest entorn vital en condicions adequades per afavorir la simbiosi en lloc de lluitar contra aquesta introduint-hi productes tòxics o forçant el desequilibri mitjançant una alimentació incorrecta, aire contaminat i altres agressions.

La millor forma de mantenir aquest equilibri és alimentar-lo adequadament i respectar les relacions de cooperació amb els simbionts que hi viuen: els mitocondris cel·lulars —descendents de

---

1 L. BORDEAU, *Recherches sud le tisú muqueux ou l'organ cellulaire,* París, 1767; F. BUTTERSACK, *Latent Erkrankungen des Grundgewebes, insbi sonders der serosen Haute.* Stuttgart, 1912; H. EPPINGER, *Die Permeabili tatspathologie als Leeré vom Krankheitsbeginn*, Verlag Springer, Viena, 1949; O. HERTWIG, *Entwicklung des mittleren Keimblattes der Wirbeltiere,* Jena, 1881-82; W. MOLLENDORF, *Lehrbuch der Histologie und mikrosk. Anatomie des Menschen,* Verlag Fischer, Dena, 1943. ZISCHKA-KONO, W. THUMB, N. *El sistema bàsic de Pischinger: http://www.terapianeural.com/index.php?option=com_content&task=view&id=43&Itemid=26.* GUYTON, A. C.; HALL, J. I. *Textbook of Medical Physiology*. Barcelona: Elsevier/GEA, Consultoria Editorial, 2011.

bacteris arcaics integrats en les nostres cèl·lules com a generadors de l'energia vital—, una multitud de bacteris de diferents tipus i amb funcions de regulació fonamentals, una quantitat ingent de virus i altres microorganismes que possibiliten la comunicació entre bacteris, i fragments de genomes bacterians i vírics integrats en el nostre genoma en el curs de l'evolució.

A més, aquest mitjà vital compleix moltes més funcions d'una importància enorme, entre les quals destaquen:

- regula el ritme de les desenes de milers de reaccions bioquímiques que es produeixen cada instant en cada cèl·lula, manté una temperatura constant de 37 graus centígrads i la composició salina adequada;
- regula les conduccions elèctriques entre diferents parts del cos;
- elimina materials de rebuig a través de capil·lars sanguinis i limfàtics;
- transmet informació nerviosa; regula l'equilibri àcid-base;
- crea espais d'emmagatzematge de greixos de reserva;
- intervé en processos de cicatrització.

L'equilibri d'aquest sistema determina l'equilibri de les cèl·lules de manera que les alteracions cel·lulars són conseqüència sempre de les alteracions de la matriu extracel·lular, que perd flexibilitat i volum, s'esclerotitza i es fa rígida a causa de:

- situacions d'estrès crònic, angoixa, por, tensió...
- falta d'aigua i de nutrients en la sang per consum d'aliments desmineralitzats, industrialitzats, mancats de vitamines i àcids grassos poliinsaturats —que són imprescindibles per a la flexibilitat de les membranes cel·lulars i mitocondrials;
- substàncies tòxiques procedents de la indústria alimentària, química, petroliera, atòmica, tabaquera...
- falta d'oxigen a causa d'una respiració inadequada, insuficient, bloquejada;
- impacte d'ones electromagnètiques, radicacions, microones.

EL PLASMA DE QUINTON

Claude Bernard, l'autor en 1895 d'una de les obres més emblemàtiques de la medicina moderna, *Introducció a l'estudi de la medicina experimental,* ja es va referir a un "medi líquid interior" en el qual les cèl·lules dels animals podrien continuar gaudint de les mateixes condicions originals del començament de l'evolució. Primer va considerar que aquest líquid era plasma sanguini i posteriorment hi va afegir el plasma limfàtic per a, finalment, definir-lo en 1878 com "la totalitat dels líquids de l'organisme" i destacar-ne la funció reguladora, que esmorteeix, neutralitza i transforma les agressions exteriors per mantenir unes condicionis fisicoquímiques constants.

No obstant això, és l'apassionament de **René Quinton**[2] —autodidacta els assoliments científics de la qual reconegué l'Acadèmia *de* Ciències francesa— el que condueix a descobriments prodigiosos a partir d'una intuïció: si la vida va començar en l'aigua, molt probablement en l'època precàmbrica, el medi intern dels vertebrats ha de ser l'aigua de mar. Quinton preferia anomenar-lo *medi vital,* ja que només des de la nostra perspectiva és intern, per a la cèl·lula és un medi exterior que impregna tots els teixits orgànics i que està format pel plasma de la sang, la limfa, les cavitats seroses i els plasmes de totes les substàncies unificants i permeables de tots els teixits conjuntius, mucosos, cartilaginosos. Tot això forma un conjunt homogeni de composició idèntica en totes les parts del cos, purificada constantment i renovada per la circulació sanguínia i limfàtica i pels fenòmens de difusió.

☞ D'entre els nombrosos experiments que Quinton va realitzar per desenvolupar i posar a prova la seva hipòtesi, en descriurem breument un especialment significatiu per dos motius: pel seu radicalisme i pel rotund èxit que va obtenir malgrat tractar-se de condicions límits.

2 Les dades relatives a René Quinton s'han extret del llibre *El plasma de Quinton* (vegeu secció *Perseguir la pista).*

1897: Laboratori de Fisiologia Patològica d'Estudis Superiors del Collège de France. En presència de diversos investigadors, Quinton extreu tota la sang d'un gos de carrer de deu quilos; 425 grams de sang a través de l'artèria femoral extrets en 4 minuts. A continuació, Quinton injecta 532 centímetres cúbics d'aigua de mar isotònica a 23 °C. El gos està completament abatut, no pot caminar, respira panteixant i està immòbil. Ha perdut més de la meitat dels glòbuls vermells. En pocs dies, el seu cos comença a reposar els glòbuls vermells i les plaquetes transformant l'aigua marina en sang fins a recuperar-se totalment.

A partir de nombrosos experiments, Quinton va formular la Llei de la Constància Marina:

«La vida animal, apareguda en estat de cèl·lula en el mar, tendeix a mantenir les cèl·lules constitutives dels organismes per al seu funcionament cel·lular elevat, a través de les sèries zoològiques, en el medi marí dels orígens».

I posteriorment la va complementar amb altres referides al manteniment de la temperatura i la composició salina existents en els orígens.

Una altra aportació genial de Quinton: analitzant cendres d'animals i vegetals marins, va elaborar una llista nova dels elements constituents de l'aigua de mar en la qual va incloure 17 elements nous que no havien estat detectats mitjançant anàlisis. I posteriorment es va enfrontar al repte de comprovar que aquests elements es troben efectivament en el nostre medi intern. Comprovar la presència dels elements reconeguts, és a dir, clor, sodi, potassi, calci, magnesi, sofre, fòsfor, carboni, silici, nitrogen, ferro i fluor, va ser relativament fàcil. Però, a partir d'aquí, Quinton tenia un repte molt més complicat: establir en el nostre líquid extracel·lular la presència d'una sèrie d'elements encara no reconeguts, encara que més endavant adquiriran una importància enorme per a la salut i que per la seva presència tan escassa en el cos rebran el nom d'oligoelements.

Mitjançant un treball ingent de revisió de comunicacions, articles, treballs especialitzats i estudis gairebé totalment desconeguts i disseminats en multitud de biblioteques i arxius, aconsegueix comprovar la presència de 12 d'aquests 17 elements: iode, brom, manganès, coure, plom, zinc, liti, plata, arsènic, bor, bari i alumini. Dels restants, considera probable l'or i gairebé comprovat l'estronci, el cesi i el rubidi; solament se li va resistir el cobalt. Però la conclusió és rotunda: **la composició de l'aigua del mar i de la matriu extracel·lular és idèntica.**

Totes aquestes afirmacions han estat comprovades posteriorment, en disposar-se de mitjans d'investigació més desenvolupats, però no s'ha fet en el context de les hipòtesis de Quinton, sinó de manera dispersa i sense relacionar-les.

En 1897 Quinton utilitza per primera vegada l'aigua de mar amb un malalt terminal de tifus que havien desnonat i es recupera en tan sols set hores. Entre 1897 i 1904 utilitza amb èxit aigua de mar isotònica que millora amb aigua de font filtrada per tractar gastroenteritis, sífilis i tuberculosi. La sanitat francesa reconeix l'aigua de mar i la inclou en el servei públic com a teràpia.

En 1904 Quinton va publicar la seva obra fonamental, *L'aigua de mar, mitjà orgànic,* que dos anys després rebria el vistiplau de la institució acadèmica més important del moment: l'Institut de France. En poc temps, aconsegueix també l'admiració d'intel·lectuals i polítics de diferents partits. Es publiquen nombrosos estudis sobre el seu mètode, doctors prestigiosos de tot el món comencen a utilitzar-lo, es presenten diverses tesis doctorals sobre l'ús de l'aigua de mar, i el més important: aconsegueix resultats espectaculars en lactants amb atrèpsia —atròfia general en nounats. Durant una epidèmia de còlera infantil s'aconsegueix salvar el 100% dels nens tractats amb el plasma de Quinton. El sociòleg **Gustave le Bon** li proposa escriure per a la prestigiosa Biblioteca de Filosofia Científica de l'Editorial Flammarion i Quinton respon que té obligacions més urgents que escriure. «—Quins deures?, li va preguntar le Bon. —Salvar vides humanes. —Però com?. —Obrint dispensaris».

En anys subsegüents s'obren dispensaris d'aigua marina a París, el plasma de Quinton aconseguirà salvar la vida a milers de nens i adults desnonats: tifus, còlera, tuberculosi, enteritis coleriforme, malalties gastrointestinals, intolerància làctica, hipotròfies, atrèpsia, nens prematurs... comencen llavors els primers atacs que subratllen els pocs casos de mort en comptes dels milers de guarits, acusen la teràpia marina de *faula* i assenyalen que Quinton no té títol de metge.

Entre 1911 i 1912 el mètode de Quinton s'introdueix als Estats Units —adoptat oficialment per l'American Institute of Homeopathy— i a Egipte, país on Quinton va ser convidat a causa que aquell estiu morien centenars de nens cada setmana al Caire a causa del còlera i on obté resultats espectaculars amb tractaments de 18 dies a base d'injeccions de sèrum marí.

Es produeix llavors una ruptura important: comença la Primera Guerra Mundial i Quinton s'allista voluntàriament, es comporta com un heroi de pel·lícula, el condecoren múltiples vegades, el nomenen *Cavaller de l'Ordre de Sant Leopold*, el pugen a un pedestal patri... Però, entretant, les seves teories i el seu treball comencen a caure oblidar-se. La seva mort al juliol de 1925 marcarà la frontera final, coincidint —i no per casualitat— amb el llançament dels primers antimicrobians. S'obrirà llavors un parèntesi de silenci sobre la seva obra que tancarà **André Mahe**[3] en 1956 començant una labor de recuperació gràcies a la qual hi ha ara nombrosos dispensaris marins en diversos països, se celebren conferències i congressos sobre l'aigua de mar i comença fins i tot a estar present en sistemes sanitaris com el de Nicaragua, gràcies al treball enorme de la metgessa catalana **Teresa Llari**[4].

---

3 Vegeu la secció *Per seguir la pista*.

4 *http://www.unmundodebrotes.com/2013/04/agua-de-mar-entrevista-a-la-dra-maria-teresa-ilari/*.

4. El secret del cristall líquid

ELS DESCOBRIMENTS DELS ÚLTIMS 25 ANYS HAN TOMBAT TOTS ELS DOGMES DE LA GENÈTICA DETERMINISTA BASADA EN DARWIN I MENDEL. L'ADN ÉS UNA MOLÈCULA COMPLEXA I FLUÏDA QUE CANVIA PER ADAPTAR-SE A L'ENTORN I CONSTITUEIX UN SISTEMA REGULADOR DE L'ENGINYERIA NATURAL QUE CONFORMA I MANTÉ LA VIDA.

El determinisme genètic està mort,
i ha estat mort almenys els darrers vint anys.
Mae Wan Ho

Si Darwin i l'evolució en la seva versió neodarwinista constitueixen un dels grans pilars de la biologia mecanicista, l'altre és sens dubte **George Mendel**, un altre vell conegut dels estudiants de secundària i batxillerat als quals, una vegada més, s'explica una història que no té a veure res amb la realitat.

Fa anys que sabem que les famoses *Lleis de Mendel* no són de Mendel ni es basen en els seus cèlebres experiments amb pèsols cap a 1866, sinó que les va inventar **Thomas Hunt Morgan** en 1916 com a argument retòric en una discussió sobre transmissió de gens. A més, les revisions que s'han fet dels quaderns de treball de Mendel mostren que el 95% de les observacions no encaixaven en el model estàtic que pretenia demostrar, de manera que les va ignorar[1].

1 MARKS, J. "The Construction of Mendel's Laws", *Evolutionary Anthropology*, 17: 250-253, 2008; DI TROCCHIO. F. "Mendel's experiments: a reinterpretation". *Journal of the History of Biology*, 24, 1991, pàg. 485-519.

En 1936, la revista *Annals of Science* ja va publicar un article detallat explicant que «*les dades de la majoria, si no de tots els experiments, s'havien falsificats per fer-les coincidir fidelment amb les previsions de Mendel*». Com s'expliquen llavors els resultats que va obtenir Mendel? Segons la genetista britànica d'origen xinès **Mae Wan Ho**, fundadora i directora de l'Institut de Ciències en Societat *(ISIS)*, va utilitzar un conjunt molt restringit de caràcters observats durant un nombre limitat també de generacions en condicions ambientals constants; i hi afegeix: «*Hi havia molts caràcters que no encaixaven amb el model prolix de l'herència mendeliana, però Mendel es va concentrar solament en els que sí que ho feien; per tant, la teoria resultant solament pot oferir, en el millor dels casos, una descripció molt parcial i idealitzada de l'herència*[2]».

La visió reduccionista, egoista, bel·licista i mecanicista de la vida que es desprenia de les ocurrències de Darwin i els paranys de Mendel portaren a una visió similar de cada ésser viu i, per extensió, de la salut i de la medicina, una forma de veure les coses que es va imposar definitivament després del descobriment de l'anomenada *Doble Hèlix* —és a dir, de la molècula que van denominar àcid desoxiribonucleic (ADN)—, on van afirmar que es troba el manual d'instruccions de muntatge de la vida, l'estructura de la qual va descriure per **James Watson** i **Francis Crick** en 1953, els quals van contribuir que la investigació se centrés en el nucli cel·lular i oblidés la complexitat enorme de la resta de la cèl·lula i el seu entorn.

Però en la dècada dels setanta del segle XX, una sèrie d'investigadors va reprendre la visió de Lamarck i va començar a estudiar com es relacionen entre si els components de la cèl·lula i aquesta amb l'entorn, i assentaren les bases de l'Epigenètica, que va impulsar un enfocament dinàmic de la genètica davant de la vella concepció rígida, mecanicista. Però això només fou el principi: a hores d'ara, tota la genètica determinista ha saltat per l'aire, fins al punt que per ser correctes i honests caldria deixar d'utilitzar el terme *genètica* —de seguida veurem per què.

---

2 HO, M-W. Ingeniería *genética ¿sueño o pesadilla?* Gedisa, 2009.

UN REPÀS A LA GENÈTICA DETERMINISTA

La molècula d'ADN és una cadena llarga de blocs continguda al nucli de cada cèl·lula i que es compon de quatre elements o bases anomenats *nucleòtids*:

- Adenina (A)
- Timina (T)
- Guanina (G)
- Citosina (C)

Aquests elements s'uneixen per formar *paraules* que originen així el missatge genètic, i serveixen per a produir els aminoàcids que posteriorment formen les proteïnes.

Habitualment ens proposen imaginar l'ADN com una escala de caragol retorçuda on el fosfat i el sucre en serien les baranes i les bases unides, els esglaons. Les bases d'una barana s'uneixen a les de l'altra seguint unes regles fixes: la A només s'uneix amb la T, i la G només ho fa amb la C. D'aquesta manera, cada fragment del missatge genètic estaria escrit en un llenguatge que tots els éssers vius en qualsevol circumstància llegirien de la mateixa manera, i per tant ho entendrien i executarien exactament igual.

A més, com que només han aconseguit identificar *gens codificants* —és a dir, gens amb instruccions per a fabricar proteïnes— en poc més de l'1% per cent del genoma, han resolt l'assumpte denominant la resta *genoma escombraries*, la qual cosa equival a afirmar que la naturalesa hauria dedicat milers de milions d'anys a perfeccionar una molècula de la qual gairebé un 99% no serveix per a res.

Però la ciència moderna compensa en dòlars el que no va poder invertir en temps: de manera que van gastar milers de milions de dòlars en el denominat Projecte Genoma Humà i després de tretze anys, entre 1990 i 2003, van afirmar haver quantificat "aproximadament entre 20.000 i 25.000" dels gens que produeixen proteïnes —sempre les mateixes— i que generen determinades característiques.

El mecanisme per a produir aquestes proteïnes seria lineal amb la ruta fixa ADN-ARN-proteïna, és a dir, l'ADN genera una molècula denominada àcid ribonucleic (ARN) que fa de missatger, i a través d'aquest es forma la proteïna mitjançant la unió dels aminoàcids que la componen.

Tot controlat, doncs.

Però la vida, afortunadament, és imprevisible...

EXISTEIXEN ELS GENS?

Una sèrie de descobriments en els últims vint o vint-i-cinc anys han anat tombant un per un tots aquests postulats[3]:

- **El llenguatge genètic no és universal**. Això vol dir que el mateix missatge es pot llegir de manera diferent per éssers vius diferents, i fins i tot pel mateix ésser viu en un altre lloc o situació. Per tant, no és possible transferir informació genètica controlada d'un organisme a un altre, i, si es fa, hi ha un gran perill de provocar alteracions i, en última instància, problemes de salut.

---

3 ARANDA-ANZALDO, A. "The gene as the unit of selection: a case of evolutive delusión", *Ludus Vitalis*, 5, 9 , 1997, pàg. 91-120; DE DUVE, Ch. "El origen de las células eucariotas", *Investigación y ciencia*, junio de 1996; FRIEDMAN, T. "Problemas de la terapia génica", *Investigación y ciencia*, agosto de 1997; MORENO MUÑOZ, M. "La determinación genética del comportamiento humano. Una revisión crítica desde la filosofía i la genética de la conducta", *Gazeta d'antropologia*, 11, 1995, pàg. 46-58; REGAL, Ph. J. "Metaphysics in genetic engineering: crytic phylosophy and ideology in the "science" of risk assessment", a *Coping with Deliberate Release: The limits of Risk. International Centre for Human and Public Affairs*, Tulburg/Buenos Aires, 1996; SANDÍN, M. *Lamarck y los mensajeros. La función dels virus en la Evolución*, Istmo, Madrid, 1995; SANDÍN, M. "Teoría sintètica: crisis y revolución", *Arbor*, 623-624, pàg. 269-303; SANDÍN, M. "La función de los virus en la evolución", *Boletín de la Real Sociedad Española de Historia Natural (Actas)*, 95, 1998, pàg. 17-22; TORRES, J. M. "The importance of microevolutionary tenets in the debate on germ-line human gene therapy. A research in contemporary bioethics", *Ludus Vitalis*, 2, 3, 1994, pàg. 137-149; VICEDO, M. *Arbor*, 566, 1993, pàg. 41-58.

- **La informació no flueix linealment en una sola direcció.** Encara que el "dogma central de la biologia molecular" formulat per Francis Crick en 1958 establia un origen únic de la informació i una sola direcció per a l'expressió dels gens, molt aviat es van trobar *excepcions* a aquesta regla, per exemple amb el descobriment d'un enzim que precisament es va denominar *retrotranscriptasa* perquè era capaç de fer la transcripció en sentit invers. Posteriorment, les excepcions es van convertir en norma i actualment podem dir que la informació flueix en múltiples direccions, dins i fora del nucli, partint de l'ADN o de l'ARN i fins i tot de proteïnes que no tenen un gen que les codifiqui.
- **La informació genètica no es troba exclusivament en el nucli de la cèl·lula.** Les complexes interaccions que acabem d'esmentar es produeixen tant al nucli com en els orgànuls del citoplasma, els més coneguts dels quals són els mitocondris i els cloroplasts.
- **No hi ha una estructura material que pugui denominar-se gen.** Encara que el concepte de *gen* es qüestiona des de fa dècades, és el recent Projecte ENCODE el que ha acabat definitivament amb el pilar bàsic de la genètica.

☞ Des de 2003 i durant deu anys, 442 científics van estudiar 147 tipus diferents de cèl·lules humanes mitjançant 24 experiments que mostraven amb moltíssim detall el funcionament del genoma. Els resultats han començat a publicar-se mitjançant una sèrie de trenta articles en diferents revistes científiques i són tan revolucionaris que als propis autors els costa treball alliberar-se dels prejudicis per extreure les conclusions que se'n desprenen. Així i tot, ENCODE avala la visió dinàmica que presideix els descobriments dels últims trenta anys: per començar, el mateix concepte de *gen* que aplica la genètica mecanicista queda desproveït de sentit des del moment que els elements que actuen per fabricar les proteïnes no conformen una estructura fixa, sinó que estan dispersos per tot el genoma i en moviment permanent i influïts per l'entorn; a més, el genoma qualificat absurdament d'*escombraries* té funcions determinants de coordinació d'aquests elements dispersos[4].

De manera que, en un primer moment, es va pensar que la genètica era una cadena de comandament militaritzada amb protocols rígids i automatitzats, i resulta que en comptes d'una caserna tenim una comuna *hippie* o una casa *okupa*: hi ha normes, però no són normes fixes imposades des de dalt, sinó que sorgeixen de les circumstàncies del moment i, per tant, poden canviar.

Els treballs de la doctora Mae Wan Ho, que hem esmentat, han aportat dimensions innovadores i obert camins d'investigació que transcendeixen la biologia i la genètica per explorar l'entramat d'un univers que no acaba en el purament material.

Ho reuneix investigacions disperses sobre el genoma, la bioelectricitat, les propietats insòlites de l'aigua o la fisiologia de plantes, animals i fongs per proposar un univers viu en el qual les formes i els patrons es generen per processos dinàmics a l'interior de les cèl·lules a partir de molècules d'ADN, que són cristalls líquids —un estat entre el líquid i el sòlid— compostos per elements hipermutables i d'altres ultraconservadors, condicions totes duesque han assegurat la continuïtat i l'evolució de la vida durant milers de milions d'anys[5].

Les implicacions que aquests descobriments tenen per a la salut i la vida són enormes. **La caiguda de la genètica mecanicista deixa sense cap base científica tots els desenvolupaments tecnològics que s'havien basat en aquesta**: l'enginyeria genètica, les teràpies gèniques, els tests genètics i, molt especialment en relació amb el nostre tema, les vacunes produïdes mitjançant l'autodenominada *enginyeria genètica.*

És per això que hem apuntat la necessitat d'un canvi en la terminologia que respongui més adequadament als continguts reals

4 Pàgina web oficial del Projecte ENCODE: *http://www.genome.gov/encode/*

5 HO, M-W. *Living Rainbow H_2O*, Singapur; River Edge, NJ: World Scientific, 2012. *The Rainbow and the Worm, the Physics of Organisms*, Singapur; River Edge, NJ: World Scientific, 1998. *Living with the fluid genome*, London, UK: Institute of Science in Society; Penang, Malàisia: Third World Network, 2003.

d'aquesta ciència. Si el concepte de gen ja no té sentit, tampoc en té que continuem utilitzant les paraules que es deriven d'aquest concepte obsolet: genètica, genoma, epigenètica, metagenoma, etc. Sense pretensions d'exclusivitat, aquí ens llancem a proposar un terme que creiem que recull les característiques emergents de tota aquesta xarxa de processos: *fluidoma*.

D'altra banda, el que s'ha presentat com a "esborrany del mapa genètic" en el marc del Projecte Genoma és en realitat un collage de fragments petits d'informació clonats i apegats un darrere l'altre. Cosa que qualsevol estudiant de secundària hauria pogut anticipar si en comptes dels dogmes vells se li haguessin explicat les noves troballes que hem esmentat i que el lector ja deu haver deduït sense necessitat de ser biòleg molecular: com seria possible presentar un mapa fix d'un territori en canvi constant? El biòleg titular del CSIC en l'Institut *de* Recursos Naturals i Agrobiologia de Salamanca, **Emilio Cervantes**, escriu al seu bloc: "no només no s'ha seqüenciat cap genoma eucariòtic complet, sinó que se sap molt bé que hi ha seqüències que eludeixen els programes de seqüenciació de genomes i quan apareixen se les ignora o s'eviten"[6]. Un abisme de coneixement separa el genoma mecànic del genoma fluid; un abisme que separa les màquines dels éssers vius.

6 *http://www.madrimasd.org/blogs/biologia_pensamiento/2010/01/11/130900.*

5. On està el cervell?

NORMALMENT UTILITZEM LA PARAULA *CAP* PER REFERIR-NOS A LA PART DEL COS QUE PENSA I DÓNA ORDRES. NO OBSTANT AIXÒ, JA S'HA IDENTIFICAT LA PRESÈNCIA MASSIVA DE NEURONES EN ALTRES DUES PARTS DEL COS: EL COR I ELS INTESTINS. LA COORDINACIÓ ENTRE AQUESTS ÉS D'IMPORTÀNCIA CABDAL.

Si el nostre cervell fos tan senzill per poder entendre'l, seríem tan ximples que, en qualsevol cas, no el podríem entendre.
JOSTEIN GAARDER

Un dels grans llastos que ens ha deixat la ciència mecanicista és el de la localització anatòmica: tots tenim més o menys assimilats aquests dibuixos que il·lustraven els nostres llibres de Ciències Naturals de la joventut que, en compte d'emocionar-nos amb els misteris de la vida, ens van transmetre la idea que el nostre cos —igual que el dels animals i les plantes— era un mecanisme de rellotgeria on cada cosa tenia el seu lloc perfectament localitzat i una funció perfectament definida.

De mancra que un dels primers esforços que hem de començar a fer si volem recuperar la fascinació per la vida, és acostumar-nos al seu flux i batec constants, al seu moviment sense límits o —com deia Margulis— a entendre-la com un verb més que com un substantiu. De manera que, per començar, les coses no són on ens varen dir que eren.

EL CERVELL AL COR[1]

Descobriments recents en el camp de la neurobiologia ens mostren una visió totalment nova del cervell, que sapiguem repartit ara com ara en tres zones: la ja coneguda a l'interior del crani, les parets de l'intestí, i el cor, òrgan que allotja més de quaranta mil neurones i tot un sistema nerviós independent assistit per neurotransmissors, proteïnes i cèl·lules de suport que el faculten per a aprendre, recordar, percebre i prendre decisions.

Això suposa que estem davant una altra paraula que cal canviar, ja que la paraula llatina de la qual deriva —*cerebrum*— conserva l'arrel indoeuropea *ker*, que significa *cap*.

Segons la investigadora francesa **Annie Marquier**, que dirigeix des de fa 30 anys l'Institut per al Desenvolupament de la Persona, aquest cardiocervell es connecta amb el cranial per quatre vies diferents[2]:

- **neurològica**: mitjançant impulsos nerviosos;
- **bioquímica**: a través d'hormones com l'atriopeptina (ANF), que allibera al seu torn oxitocina i contribueix a regular l'homeòstasi;
- **biofísica**: a través d'ones de pressió impulsades pels batecs;
- **energètica**: el cor genera el més poderós i extens camp electromagnètic del cos, 60 vegades més gran que el cranial i 5.000 vegades més potent.

Investigadors de la Universitat de Stanford a Califòrnia també han realitzat descobriments sorprenents en aquest camp que plantegen reptes als vells conceptes reduccionistes que veien el cor a penes com una bomba per a impulsar la sang.

> ☞ Tan sols dues setmanes i mitja després de la fecundació, el cor de l'embrió humà comença a bategar, abans que es formi el cervell: d'on vénen aquests batecs? Què o qui els

1 *https://www.heartmath.org/*

2 MARQUIER, Annie. *El maestro del corazón.* Luciérnaga, 2010.

> provoca? D'on prové la intel·ligència per a iniciar i regular els batecs del cor en un ser a penes format? Potser el cervell més petit és el centre, l'origen de tota l'expansió cerebral que encara estem lluny de conèixer i comprendre.

Marquier ens explica com els sentiments canvien els patrons de ritme cardíac de manera que el camp electromagnètic que generen —i que pot percebre's i mesurar-se a diversos metres de distància— apareix desordenat quan sentim ira o frustració, i organitzat i harmònic quan sentim amor o estima.

Així doncs, les emocions negatives desorganitzen aquesta xarxa complexa d'interaccions, encara que podem harmonitzar-les obrint-nos als altres, acceptant-ne les diferències, mantenint contactes freqüents amb la naturalesa, treballant en equip, buscant moments de solitud, meditant i vivint amb senzillesa.

EL CERVELL EN L'INTESTÍ[3]

El doctor **Michael D. Gershon**, cap del Departament d'Anatomia i Biologia Cel·lular de la Universitat de Columbia de Nova York, és considerat pare d'una nova ciència denominada *Neurogastroenterologia*. Aquest mot estrany designa la versió moderna de coneixements ancestrals com el *Hara* de les arts marcials japoneses o el *Dan Tien* de la medicina xinesa; en ambdues ciències tradicionals es considerava que la clau del control físic, mental, emocional i espiritual de l'organisme estava als intestins.

3 WILLIAMS, S. "Gut Reaction: The Vibrant Ecosystem Inside the Human Gut Does More than Digest Food", *Howard Huges Medical Institute Bulletin*, 14-17, Agost 2010; NEWGREEN, D. i YOUNG H. M. "Enteric Nervous System: Development and Developmental Disturbances". *Pediatric and Developmental Pathology*, 5, 224–247, 2002; GOYAL, R. K. i HIRANO, I. "The Enteric Nervous System". *N Engl J Med* 1996; 334:1106-1115 April 25, 1996: *http://www.anaesthetist.com/anaes/patient/ans/findex.htm#ens; htm; http://www.psyking.net/id36.htm.*

El significatiu títol de l'obra de Gershon és *El segon cervell*[4], i és que, encara que la presència de neurones al sistema digestiu es va descobrir a mitjan segle XIX, no se sospitava la importància d'aquest òrgan expandit i ocult entre els plecs del nostre intestí. Després dels treballs pioners de **Johannis Langley** i **Byron Robinson** —britànic i nord-americà respectivament— al començament del segle xx, la investigació sobre el "cervell abdominal i pèlvic" va caure en oblit fins que Gershon la reprengué en la dècada dels noranta.

Investigacions molt recents ens detallen que es tracta de 500 milions de neurones distribuïdes en dues xarxes: una més externa —l'anomenat plexe d'Auerbach— i una altra més interna —el plexe de Meissner—, ambdues escampades per esòfag, estómac, intestí prim i còlon.

Aquesta massa de neurones, també denominada Sistema Nerviós Entèric, connectada amb el Sistema Nerviós Perifèric a través del nervi vague i l'espina dorsal, envia i rep impulsos nerviosos del cervell cranial, recorda experiències, aprèn, respon a emocions, produeix neurotransmissors, etc. Durant un temps es va creure que es limitava a obeir instruccions del primer cervell, però molt aviat es va demostrar que la comunicació és bidireccional; de fet, és l'única part del cos coneguda que és capaç de rebutjar una ordre cerebral.

A poc a poc, la investigació ha desvelat més i més dades sobre aquest òrgan sorprenent: com ocorre amb el cervell cranial i amb la resta dels components del sistema nerviós, **la maduració i el desenvolupament del segon cervell depèn de factors neurotròfics i citoquines contingudes en la llet materna**; igual que el cervell localitzat al crani se sosté sobre cèl·lules glials, produeix neurotransmissors —se n'han identificat quaranta al cervell intestinal i cent al cranial— i segrega substàncies psicoactives: la major part de la serotonina —el 95% davant del 5% del primer cervell—, dopamina, noradrenalina, benzodiacepines, neuropèptids —que comuniquen les neurones entre si i amb les cèl·lules immunitàries—, glutamat i òxid nítric.

---

4 GERSHON, M. *The second brain: the scientific basis of gut instinct & a groundbreaking new understanding of nervous disorders of the stomach & intest.* Harper Perennial, 1999.

Tots dos cervells estan també connectats pel que fa a ritmes biològics subtils: el cervell cranial manté durant el son una ressonància d'ones molt lentes —amb cicles de 90 minuts— amb etapes intercalades de freqüències molt més ràpides corresponents a un son més lleuger i caracteritzat pel moviment ràpid d'ulls que ha donat nom a aquesta fase tan peculiar: REM. Doncs bé, els moviments musculars intestinals mantenen una freqüència similar —90 minuts— i també presenten freqüències ràpides intercalades. Més encara, els problemes intestinals solen reflectir-se en alteracions de la fase REM.

CERVELL CRANIAL	ELEMENTS IDENTIFICATS	CERVELL INTESTINAL
Glies	Suport	Glies
85.000	Milions de Neurones	500
100	Neurotransmissors	40
50%	Dopamina	50%
5%	Serotonina	95%

En el curs de l'evolució els dos cervells es van formar per separat, fins i tot hi ha autors que consideren que el segon cervell va ser en realitat el primer a formar-se en animals molt simples, compostos gairebé completament per un tub digestiu. A mesura que les espècies es feien més complexes es van desenvolupar també sistemes nerviosos a la mesura de les seves necessitats, però les funcions digestives —i altres associades al sistema nerviós entèric— van quedar delegades fins que tots dos cervells es van connectar.

Aquest mateix procés es repeteix en cada individu durant el desenvolupament embrionari: la cresta neural es divideix per formar per separat el sistema nerviós central i l'entèric, que posteriorment es connectaran mitjançant el nervi vague.

DISBIOSI INTESTINAL

El segon cervell comparteix doncs un hàbitat especialment delicat amb la concentració major de simbionts del nostre organisme: la denominada erròniament *flora intestinal*; i diem erròniament perquè òbviament no es tracta de plantes, sinó de bacteris, llevats, fongs i altres microorganismes. En 2008 es calculava que almenys hi havia 40.000 tipus de bacteris al tracte intestinal, moltes encara sense descriure[5].

La gran proporció de microbis, la multitud de funcions vitals associades a l'intestí i la complexitat dels processos biològics implicats —absorció de nutrients, producció d'enzims digestius i vitamines, maduració dels limfòcits i manteniment de l'ambient adequat per a la convivència simbiòtica— parlen per si mateixos de la necessitat de preservar unes condicions adequades per a la bona convivència en aquesta zona especialment sensible, així com d'analitzar-ne les múltiples connexions amb la resta d'òrgans i sistemes per poder prevenir o tractar possibles trastorns, desequilibris o malalties.

> ☞ Factors que alteren la pulsació intestinal: impactes emocionals, estrès crònic, fàrmacs –especialment antiinflamatoris i esteroides–, deficiències nutricionals –per aliments proinflamatoris com el cafè, l'alcohol, els làctics, el sucre, els fregits, els processats, picants– respiració inadequada o insuficient, mastegar poc els aliments...

Els aliments que no es digereixen adequadament es podreixen i fermenten, i generen així gasos i eleven la temperatura, cosa que augmenta encara més la fermentació i la irritació. Es produeix una inflamació —acompanyada de possibles migranyes, palpitacions, irritabilitat, dolors menstruals o marejos— que provoca una dismi-

5 FRANK, D. N. "Gastrointestinal microbiology enters the metagenomics era". *Curr Opin Gastroenterol.* 2008 Jan; 24(1):4-10.

nució en la permeabilitat de les parets de l'intestí —que tenen tan sols unes poques micres de grossor per a permetre el pas correcte dels nutrients—, la qual cosa deixa passar tòxics, proteïnes llargues i elements estranys a la matriu extracel·lular, i activa el creixement de llevats i càndides de diferents espècies.

Algunes càndides es transformen en micelis micòtics i produeixen rizoides (arrels llargues) que penetren la mucosa intestinal; altres segreguen substàncies tòxiques com l'acetaldehid, que produeix reaccions nervioses, de pànic, taquicàrdies i ofegament; altres segreguen histamina, que bloqueja enzims metabòlics, destrueix la vitamina B6 protectora de les membranes i el glutatió i la cisteïna, elements controladors de l'estrès, com veurem en el capítol següent.

Aquesta intoxicació generalitzada produeix un cercle viciós que genera més inflamació i reprèn la cadena de distorsions. A més, l'augment de substàncies tòxiques sobrecarrega l'òrgan dedicat a filtrar químics, el qual necessita nutrients addicionals que no té a causa de l'absorció deficient d'aquests. El resultat és una inflamació crònica que causa o potencia dolors musculars i articulars, febre, insomni, malaltia de Khronn, les anomenades *intoleràncies alimentàries* i *al-lèrgies*, insomni, depressió... i altera les reaccions immunitàries, el 80% de les quals es produeixen en l'intestí.

6. Hi ha un sistema immunitari?

EL QUE EN UN PRIMER MOMENT, A CAUSA DE LA INFLUÈNCIA DE LA TEORIA MICROBIANA, ES VA INTERPRETAR COM UN SISTEMA DEFENSIU ÉS, A LA LLUM DE LES NOVES INVESTIGACIONS, UN SISTEMA DE NETEJA I RECICLATGE, D'APROFITAMENT DE L'ENERGIA VITAL I DE REGULACIÓ DE LA CONVIVÈNCIA AMB ELS MICROORGANISMES.

Una màquina ha de ser perfecta.
El perfeccionisme és una característica essencial del pensament mecanicista.
La Naturalesa és imprecisa. La Naturalesa no opera mecànicament, sinó funcionalment.

WILHELM REICH

En correspondència lògica amb la teoria microbiana —que ens parla dels exèrcits invasors— es va desenvolupar una investigació per donar compte de l'*altre bàndol* en el marc d'aquesta visió bel·licista de la salut: els exèrcits defensors. L'*Enciclopèdia Britànica* ens explica així en què consisteixen:

> «*La immunitat davant la malaltia, la confereixen en realitat dos sistemes de defensa cooperatius, anomenats* immunitat innata no específica *i* immunitat específica adquirida. *Els mecanismes de protecció no específics repel·leixen de la mateixa manera tots els microorganismes, mentre que les respostes immunes específiques s'adapten a tipus particulars d'invasors. Tots dos*

sistemes funcionen junts per impedir que els organismes penetrin i proliferin dins del cos[6]*».*

Veiem doncs que la proposta d'aquest *sistema immunitari* ve a reforçar dues idees que s'han demostrat totalment errònies: que els microbis són els causants de malalties i que vénen de l'exterior, i n'afegeix una tercera complementària: que disposem d'un sistema dedicat específicament a neutralitzar o destruir aquests invasors perillosos i que gràcies a aquest aconseguim immunitat, és a dir, ens convertim en invulnerables.

A causa de la mirada *pasteuritzada* o *bacterofòbica*, els descobriments relacionats amb els mecanismes biològics que d'una manera o altra tenien relació amb microorganismes s'interpretaren sempre en un context bel·licista i es classificaren com a part d'un suposat *sistema defensiu* en la *guerra contra els microbis* decretada pels seguidors de Pasteur.

I això a pesar que s'estaven produint troballes d'importància crucial que foren immediatament relegats als calaixos de l'oblit perquè no encaixaven amb la teoria destinada a convertir-se en un dels dogmes fonamentals de la Medicina occidental moderna. I al costat d'aquests assoliments sorgien preguntes sense resposta per als qui basaven la seva teoria en l'oposició *propi/estrany*: Per què el sistema immunitari no reacciona contra l'embrió, al qual podem considerar un cos *estrany*? Com s'expliquen les malalties anomenades autoimmunes, en les quals el sistema immunitari reacciona contra el *propi* cos? Per què l'exèrcit defensiu no actua contra la flora intestinal o contra les cèl·lules canceroses? Com és possible que si el VIH destrueix les *defenses,* es continuïn produint anticossos?

És molt possible que, en aquest punt de l'exposició, el lector es faci una pregunta molt més transcendent que aquestes, una pregunta per a la qual no cal formació especialitzada sinó més aviat el contrari: estar lliure dels prejudicis que suposen estudiar una carrera de biologia o medicina totalment escorada cap a un enfocament determinat de la vida i la salut. La pregunta és la següent: **Tindria sentit que la**

---

6 *Enciclopèdia Britànica* (*http://global.britannica.com/ebchecked/topic/283636/immune-system*).

vida hagués impulsat la cooperació entre microbis fins al punt de convertir-los en part del nostre ésser i ahora ens dotés d'armes per exterminar-los?

Per descomptat es tractava d'una pregunta retòrica. Si la nostra intuïció no ens proporcionava la resposta, la síntesi dels descobriments que hem exposat gairebé no ens deixa marge per al dubte: no, no tindria gens de sentit. Però el que sí que en tindria sentit, molt, és que **l'evolució s'hagi ocupat de desenvolupar eines biològiques que ens serveixin per a regular i mantenir la col·laboració amb els simbionts**. I gran part d'aquestes eines —que han estat capaces de mantenir i desenvolupar la vida durant quatre mil milions d'anys— són precisament les que s'han interpretat incorrectament com a sistema defensiu a causa del prejudici bel·licista pasteuritzat.

> ☞ La majoria de les tècniques que s'inspiren en les medicines tradicionals o naturals parlen d'un "sistema autocuratiu". Es tracta d'un terme proposat des de la mirada mèdica, des d'un punt de vista que, encara que holístic i molt allunyat del reduccionisme de la medicina moderna, se centra en l'ésser humà sense tenir en compte la perspectiva global ecològica que hem exposat. Des d'aquesta perspectiva, que observa a l'animal humà com a part d'una comunitat vivent col·lectiva interconnectada mitjançant la simbiosi, aquest sistema, aquestes eines tenen repercussió sobre la salut en la mesura en què actuen sobre la simbiosi i haurien de denominar-se d'una altra manera.

Atès que els sistemes orgànics solen rebre el nom en relació amb la funció que compleixen, és a dir, sistema digestiu, sistema respiratori, sistema excretor, etc., proposem fer el mateix amb aquest sistema, el propòsit del qual no és en absolut conferir immunitat —cosa que seria molt difícil per no dir impossible parlant de l'ésser viu—. De manera que el pas següent és exposar quines són —a la llum de les noves investigacions— les tasques que aquest sistema desenvolupa.

SISTEMA DE REGULACIÓ DE LA SIMBIOSI

Els últims càlculs realitzats —publicats per *Annals of Human Biology* en 2013[7]— per establir la quantitat de cèl·lules del nostre cos llancen un resultat de $3,72x10^{13}$, és a dir una mica més de 37 bilions de cèl·lules, l'u per cent de les quals —o sigui, 372 mil milions— mor cada dia i s'ha de reposar mitjançant divisió cel·lular.

Part de les restes de les cèl·lules mortes són aprofitables; una altra part cal eliminar-la, incloent-hi els productes de rebuig del metabolisme cel·lular. És una cosa semblant a la gestió de les escombraries en un poble: una part pot reciclar-se si es recull i processa adequadament, i una altra part ha d'anar a l'abocador. **Es tracta de tasques fonamentals per a la salut mediambiental del poble i per a la salut humana en el cas de les cèl·lules: és indispensable eliminar les escombraries.** I, a més, és indispensable fer-ho diàriament per impedir que s'acumulin, i fer-ho a la nit, quan la resta dels treballadors descansa.

Qui fa aquesta tasca? Qui són els escombriaires del cos? Una pista: seria possible confondre els escombriaires amb els seus camions i escombres amb un exèrcit desplegat en plena nit als nostres carrers amb tancs i fusells? Doncs això és exactament el que ha ocorregut amb els nostres escombrariaires i personal de neteja: s'ha confós les cèl·lules que realitzen la tasca immensa i crucial de **reciclatge i neteja cel·lular** amb un exèrcit defensiu, i per aquest motiu se'ls denomina precisament *defenses* quan en realitat caldria anomenar-los *escombriaires*.

Tenim doncs identificada una primera labor, potser la més important, però que passa desapercebuda per dur-se a terme de manera quotidiana, amb enorme eficàcia i en silenci, és a dir, sense provocar *símptomes* visibles.

Però hem vist també que per cada cèl·lula en el nostre cos hi viuen almenys deu bacteris i cent virus, i molt més important, que la nostra cèl·lula és el resultat de la integració de diferents tipus de microorganismes que permeten realitzar les tasques complexes necessàries per a sobreviure, una de les quals és absolutament ineludible:

7 BIANCONI, E. i equip. "An estimation of the number of cells in the human body". *Ann Hum Biol.* 2013 nov-dec;40(6):463-71.

generar energia vital. D'aquesta manera, a les tasques de neteja, cal afegir-hi les que garanteixen una **producció d'energia correcta** i la de **regulació de la convivència interna**.

Per dur a terme totes aquestes tasques i com a fruit de la interacció amb l'entorn durant milers de milions d'anys, hem desenvolupat un sistema que des del paradigma bel·licista s'ha denominat *sistema immunitari* per considerar que es tracta d'un exèrcit defensiu, i que des del paradigma de la cooperació, si apliquem el criteri de batejar-lo en funció de la tasca que compleix, podríem denominar *sistema de reciclatge, sistema de regulació de fluxos d'energia, sistema d'emergència antiestrès*... o, si procurem reunir-los tots i simplificar, podríem senzillament anomenar-lo *sistema de regulació de la simbiosi* per referència a la finalitat última de totes aquestes tasques: la bona convivència.

Encara que el funcionament d'aquest sistema implica nombrosos elements en interacció amb altres sistemes, com el limfàtic, l'hormonal, el nerviós, el circulatori, el respiratori o el termoregulador, amb els ritmes biològics, els processos de creixement i desenvolupament, el psiquisme i les emocions, tot això connectat a través de l'oceà intern amb les cèl·lules i els simbionts, destacarem alguns elements fonamentals a partir d'investigacions recollides i interrelacionades pel doctor Heinrich Kremer en el llibre ja citat *La revolució silenciosa en la medicina del càncer i de la SIDA*.

Els operaris encarregats de dur a terme els treballs que hem descrit són una multitud de cèl·lules especialitzades produïdes en la medul·la òssia, entre les quals en destaquen dos tipus:

- **Limfòcits T** (que maduren en el Timo): s'encarreguen principalment de la labor diària, gairebé silenciosa però enorme, de reciclar i eliminar les cèl·lules que moren, fixant-se a les cèl·lules que naveguen en l'oceà intern.
- **Limfòcits B** (Bone Marrow: medul·la òssia): actuen de forma puntual per corregir desequilibris ecològics en la microGaia, i eliminen els elements que trenquen l'harmonia de la convivència que implica la simbiosi i que poden resultar tòxics.

Aquests dos grups de cèl·lules treballen, com hem assenyalat, en coordinació amb altres i amb nombrosos òrgans i teixits i, en última instància, impliquen l'organisme en conjunt, ja que la salut i la vida depenen de l'eliminació de les escombraries, però també d'assegurar l'equilibri en els fluxos d'energia, la cooperació amb els simbionts i la recuperació de l'equilibri quan es perd.

Centrem-nos ara en aquest segon grup de tasques.

SISTEMA D'EMERGÈNCIA ANTIESTRÈS[8]

Quan es produeixen agressions —que poden tenir un origen tòxic, psíquic, traumàtic, nutritiu o microbià— aquest sistema actua com un mecanisme d'emergència i provoca una sèrie de reaccions cel·lulars i hormonals amb l'objectiu de restablir l'equilibri perdut.

Per comprendre-ho millor, reprenem el que expliquem al capítol 2 sobre les reaccions *redox* i situem-ho ara en el context del conjunt de reaccions bioquímiques i processos fisicoquímics que tenen lloc en l'organisme i que denominem *metabolisme*.

Aquests processos poden dividir-se en dues categories oposades i complementàries:

- **Catabolisme**: consisteix a desfer molècules per obtenir energia.

---

8 Gran part del que hem exposat en aquest apartat es basa en el llibre del doctor Kremer citat i en les investigacions que va dur a terme entre 1995 i 1999 el *Grup d'Estudi sobre Immunitat i Nutrició* dirigit pel doctor Alfred Hässig, especialista en Microbiologia i professor emèrit d'Immunologia a la Universitat de Berna (Suïssa), a més de conseller de l'Organització Mundial de la Salut (OMS), del Consell d'Europa i de la Lliga d'Organitzacions de la Creu Roja. HÄSSIG, A.; KREMER, H.; LIANG, W.-X. i K. STAMPFI: «Pathogenesis of immune suppression in hypercatabolic diseases. AIDS, septicaemia, toxic schock syndrome and protein calorie malnutrition». *Continuum*, 6, vol. 4, 1997 (*http://www.virusmyth.com/aids/hiv/ahpathogen.htm*); HASSIG, LIANG WEN-XI AND K. STAMPFLI "Stress-induced suppression of the cellular immune reactions. A contribution on the neuroendocrine control of the immune system". *Medical Hypothesis* (1996) 46: 551-555 (*http://www.virusmyth.com/aids/hiv/ahstress.htm*).

- **Anabolisme:** consisteix a fabricar molècules a partir dels nutrients utilitzant l'energia disponible.

En tots dos processos té una importància cabdal el transport d'electrons per a alliberar d'energia. I, com ja assenyalàrem, el pas d'electrons d'una substància a una altra es diu reacció r*edox* —reacció d'oxidació i reducció—, en la qual la substància que *deixa anar* o *cedeix* electrons augmenta el seu estat d'oxidació, mentre que la substància que els *capta* o *rep* augmenta el seu estat de reducció. Doncs bé, les *cèl·lules T* vigilant constantment l'equilibri *redox* del medi intern perquè es produeixin adequadament els fluxos d'energia i substàncies. I aquest equilibri complex dinàmic està moderat pels simbionts i per una molècula molt especial denominada òxid nítric (ON).

> ☞ En 1860 el respectat metge, anestesista i fisiòleg anglès **Benjamin Ward Richardson** va desaconsellar l'ús medicinal del nitrit d'amil i la nitroglicerina a causa dels seus perillosos efectes. Tan sols set anys després, un altre metge respectat, en aquest cas escocès, plantejava el contrari: el nitrit d'amil podia utilitzar-se de manera eficaç per prevenir l'angina de pit, ja que dilata els capil·lars sanguinis i provoca una baixada en la pressió arterial. Posteriorment, el bioquímic **H. H. Mitchell** va arribar a la conclusió que l'òxid nítric es produïa de forma natural en el cos i, per tant, havia de tenir una funció. Però com és possible que una substància tan perillosa la pugui fabricar l'organisme i quina funció biològica pot complir un gas considerat com a tòxic?

A partir de 1973 es va reactivar la investigació de l'òxid nítric i es produïren descobriments en una vintena de disciplines i especialitats, entre les quals destaquen la Immunologia, Hematologia, Cardiologia, Oncologia, investigació del son, de l'estrès, diabetis, sèpsia, pulmó, trasplantaments d'òrgans, investigació cerebral i del sistema nerviós, l'esclerosi múltiple o la medicina sexual. En 1992, la revista *Science* la va anomenar *molècula de la dècada* i en 1998 els investigadors que n'havien descobert les importants propietats van rebre el Premi Nobel.

Pràcticament tots els tipus de cèl·lules de l'organisme produeixen petites quantitats de gas ON. A més, els enzims que sintetitzen el ON són úniques entre milers i, no obstant això similars entre mamífers —inclòs l'humà—, i bacteris, i han mantingut les seves funcions al llarg de l'evolució:

- Regulació de les reaccions redox dins de les cèl·lules i entre cèl·lules.
- Servir com a neurotransmissor entre el Sistema Nerviós Central i el Perifèric.
- Eliminació d'elements estranys o perillosos dins de les cèl·lules.
- Modulació dels perfils químics dels Limfòcits T.

Si es produeixen agressions que impedeixen mantenir l'equilibri redox a l'interior de les cèl·lules, salta un sistema d'emergència que actua més enllà de la matriu extracel·lular i que modula i adapta les reaccions seguint sempre les mateixes lleis biològiques evolutives independentment de l'origen de l'agressió, de tal manera que en condicions normals es produeix la cadena de reaccions següent:

- L'alteració produeix un **desequilibri en les reaccions redox cap a l'oxidació.**
- La reacció oxidant **canvia el perfil de les citoquines** —petites proteïnes que al seu torn regulen el perfil químic dels Limfòcits T. En 1986, **Tim Mosmann** i **Robert F. Coffman** van identificar dos perfils químics per als Limfòcits T, als quals van denominar Th1 i Th2 (per les inicials angleses de *cèl·lules T-ajudants: T-helper).*
- **Es produeix un canvi del perfil Th1 a Th2**: el primer activa macròfags i produeix òxid nítric; el segon activa Limfòcits B i produeix anticossos.
- El canvi a Th2 provoca el **replegament de Limfòcits T** a ganglis limfàtics i, per tant, disminueix o cessa el reciclatge cel·lular i les tasques de neteja.
- **S'inhibeix la producció de gas ON** que actua dins de les cèl·lules per eliminar agents tòxics o una proliferació excessiva de microbis.
- **S'estimula la producció de Limfòcits B**, la qual cosa es tradueix en un augment en la producció d'anticossos.

- **L'organisme s'inclina cap al catabolisme** segregant *adrenalina* i alliberant *proteases* i *radicals lliures*, substàncies que s'ocupen de *tallar* molècules; amb això augmenta l'oxidació i s'acumulen residus.
- Depenent de la intensitat de l'agressió, **es produeix un estrès oxidant determinat** que provoca una despesa addicional de substàncies antioxidants.
- **Se segreguen grans quantitats de *cortisol*** per controlar la inflamació.
- **Solucionada l'emergència, es restableix l'equilibri redox** i torna a canviar el perfil de les citoquines, la qual cosa provoca una tornada al perfil Th1, el metabolisme passa del catabolisme a l'anabolisme i es tornen a activar els Limfòcits T i ,per tant, les labors de reciclatge i neteja de les restes acumulades.

> ☞ Alguns dels factors que poden desfermar aquestes reaccions són: lesions repetides, operacions quirúrgiques, l'aigua contaminada, les proteïnes coagulants, l'esperma en les relacions anals, els metalls pesats (mercuri, alumini, plom, arsènic...) presents en empastaments, aliments, aigua, vacunes, antibiòtics, quimioteràpia, fungicides, insecticides, conservants i additius, les reaccions inflamatòries prolongades, el dèficit de substàncies antioxidants o l'abús de substàncies oxidants.

Aquest mecanisme d'emergència actua —de vegades sense que en siguem conscients— en el cas de petites agressions puntuals que tenen fins i tot el sentit biològic i que són indispensables per a la supervivència.

No obstant això, si la situació que genera el desequilibri persisteix, l'estrès es converteix en crònic, les reaccions redox estan fortament inclinades a l'oxidació, l'organisme s'estanca en una situació de catabolisme amb conseqüències fàcilment deduïbles: la neteja i el reciclatge es detenen de manera permanent, cosa que produeix un estat creixent d'intoxicació, es gasta més energia de la que es produeix, es fabriquen anticossos que acaben actuant contra les mateixes cèl·lules i es descontrola la proliferació de microbis i fongs, és a dir, es trenca la convivència, però en estar inhibida la producció de gas ON no es poden controlar i, encara que se segreguen grans quantitats de cortisol, l'estrès n'anul·la l'efecte, de manera que l'organisme entra en un estat d'inflamació sistèmica que en casos extrems pot conduir a la mort.

COM ES DESENVOLUPA EL SISTEMA REGULADOR DE LA SIMBIOSI?[9]

Els antropòlegs no es posen d'acord per explicar per què l'embaràs del mamífer humà és tan curt, almenys si el comparem amb el temps de vida mitjana de cada mamífer. Alguns ho atribueixen al fet que el part ha de produir-se abans que el cap del bebè superi el llindar màxim del canal a través del còccix de la mare; altres apunten una raó de tipus energètic: el novè mes la mare ja empra el doble d'energia de la que pot generar[10].

En qualsevol cas, el que sí que és evident és que el mamífer humà neix sense haver completat el seu desenvolupament, i per això Wilhelm Reich deia que cal considerar-lo com un fetus almenys durant el primer any de vida fora de l'úter.

Des d'aquesta perspectiva, podem considerar la llet materna com **un fluid de connexió entre la mare i el bebè** una vegada tallat el cordó umbilical que els mantenia en contacte íntim mentre estava en la cavitat amniòtica. De manera que aquest *segon cordó umbilical* —igual que ho feia el primer— garanteix la nutrició, i alhora assegura un

9 Juntament amb el llibre citat del Dr. Kremer, les dades per a aquest apartat s'han extret de: FICHTER, M. i equip. "Breast milk contains relevant neurotrophic factors and cytokines for enteric nervous system development". *Mol Nutr Food Cap de bestiar*. 2011 Oct;55(10):1592-6; *https://www.youtube.com/watch?v=zdmyxaguspa* (Entrevista al programa *Redes* amb la psicoanalista Sue Gerhardt, autora del llibre El a*mor maternal: la influencia del afecto en el desarrollo mental y emocional del bebé.* (Editorial Albesa, 2004); *https://www.youtube.com/watch?v=kb_4dsrmdzq* (Documental *Recuperando el paradigma original*, del neonatòleg Nils Bergman.

10 Per què dura nou mesos l'embaràs humà? *http://www.sinapsit.com/por-que-dura-9-meses-el-embarazo-humano/*

desenvolupament saludable dels diferents sistemes durant almenys els dos primers anys de vida.

- Tots els mamífers —incloent-hi l'humà— mantenen una sèrie de programes neurològics idèntics regulats pel seu cervell arcaic i connectats amb el sistema hormonal, molt similars en totes les espècies, la finalitat dels quals és satisfer quatre necessitats bàsiques que estaven garantides en l'úter: **oxigen, nutrició, calor i protecció**.
- Una vegada en l'exterior, el que garanteix la interrelació mare-bebè i l'estímul recíproc per a un desenvolupament adequat és el **contacte de la pell** entre mare i fill; d'aquesta manera, el bebè estimula la segregació de les hormones que necessita per nodrir-se i completar el seu desenvolupament neurofisiològic.
- A partir de les investigacions del neonatòleg sud-africà **Nils Bergman**, sabem que treure el bebè del seu hàbitat, és a dir, del cos de la mare, tanca el programa biològic de nutrició i n'obre un de defensa: segregació de cortisol i hormones de l'estrès, que poden danyar el sistema neurològic i potenciar la percepció del dolor.
- La **separació** sumada a condicions de llum intensa, soroll, manipulacions i anàlisis habituals en les unitats de cures de l'hospital poden multiplicar per deu el nivell de cortisol, cosa que constitueix un gran perill de dany cerebral. S'ha comprovat que en aquestes condicions, els bebès retornats als braços de les mares recuperen els nivells normals en tan sols una hora.
- Si la separació es manté i l'estrès persisteix, el bebè engega un tercer programa d'emergència, un **programa de desconnexió** per evitar costi el que costi el sofriment però que pot provocar seqüeles psicoemocionals i patologies de diferent tipus: trastorns en el son, retards en el creixement, alteracions alimentàries, dificultats en el desenvolupament psíquic, relacional i afectiu i una major vulnerabilitat a malalties.

Podem dir doncs que la lactància materna és nutrició només en una petita part, la resta de les seves funcions tenen a veure amb l'estimulació dels òrgans que han completat la formació del bebè en l'úter però que necessiten una etapa llarga de maduració garantida solament per la interacció de la díada mare-bebè:

- **El bebè regula la producció de llet** segons les seves necessitats a cada moment del dia i al llarg del seu creixement, i impulsa els canvis necessaris en quantitat i composició.
- **Mamà i bebè disposen d'un mecanisme de regulació mútua de la temperatura**: després del part, la temperatura de la mare és un grau més alta del normal i pot pujar o baixar segons ho necessiti el bebè.
- A més dels nutrients necessaris, en la proporció i quantitat adequada a cada moment i etapa, la llet materna conté **hormones, factors de creixement, cèl·lules mare per a emergències, limfòcits T per a usar a llarg termini, compostos antiinflamatoris i factors neurotròfics** necessaris per a la maduració dels sistemes nerviosos i neuronals repartits per tot el cos.
- Finalment, la llet materna conté els **elements necessaris per a la maduració i posada a punt del sistema de regulació de la simbiosi**: cèl·lules, enzims, citoquines, prebiòtics i una multitud d'espècies diferents de microorganismes que a poc a poc se sumen als adquirits en la placenta i durant el part.

Encara que no es coneix amb precisió el desenvolupament d'aquesta complexa trama de sistemes i, per tant, no se'n pot establir amb exactitud la durada, investigacions realitzades en diferents camps —neurologia, psicologia, neonatologia, endocrinologia, bioquímica, entre altres— afegeixen a poc a poc elements a un procés que dura entorn dels dos anys.

El que sí que sabem és que els limfòcits T que passen a la placenta durant l'embaràs produeixen citoquines de perfil Th2 mitjançant l'increment dels nivells de progesterona per motius de protecció i seguretat a causa que els enzims que indueixen aquest perfil impedeixen la síntesi i difusió de l'òxid nítric, potencialment tòxic en el cas del nounat, i de citoquines proinflamatòries (IL-1B i TNFa). De fet, s'ha demostrat en experiments amb animals i humans que si predominés el perfil Th1, l'embaràs podria interrompre's.

Això té com a conseqüència que **el bebè neix amb un perfil Th2** i per tant necessita un *entrenament* biològic per posar a punt les complexes reaccions de reequilibri que implica el cercle que hem descrit, en el qual participen tots dos perfils químics: Th1 i Th2, així com la complexa xarxa de processos hormonals i neurològics que els acompanyen.

Aquest entrenament el duen a terme mitjançant el contacte progressiu amb comunitats bacterianes, des de l'estada en l'úter, durant el part i posteriorment a través de la llet materna i el cos de la mare. I són els símptomes visibles, de vegades més intensos, d'aquest entrenament, el que des de l'òptica pasteuritzada es consideren malalties bacterianes i contra les quals s'empren habitualment vacunes i antibiòtics que —igual que les vitamines sintètiques, fàrmacs, nutrició inadequada i els traumes causats per embarassos, parts i criances no ecològiques ni respectuoses amb l'autoregulació natural— obstaculitzen el procés de maduració dels limfòcits T, mantenen la tendència a un desequilibri cap als Th2, distorsionant tots els processos íntimament lligats i donen lloc a problemes d'al·lèrgia, asma, immunodeficiència i altres.

7. La *malaltia* com a programa biològic

EL CONCEPTE DE SALUT QUE ES DESPRÈN DELS NOUS CONEIXEMENTS DE LA BIOLOGIA ENS RETORNA LA NOSTRA CAPACITAT DE DECISIÓ PERQUÈ EXPLICA ELS PROBLEMES DE SALUT DES DE LA SEVA RELACIÓ AMB ELS HÀBITS DE VIDA I AMB LES CONDICIONS DE L'ENTORN EN EL QUAL VIVIM, ESTIMULANT L'AUTOGESTIÓ, LA COOPERACIÓ I L'ACTIVISME PER TRANSFORMAR EL MITJÀ DES DE LA CONSCIÈNCIA.

Jo també parlo de la volta a la Naturalesa; encara que aquesta volta no significa anar cap enrere, sinó cap endavant

FRIEDRICH NIETZSCHE

Tens fred; tremoles, el front et crema, la suor t'amera el cos i sents que braços i cames et pesen insuportablement. Sents nàusees i marejos en intentar aixecar-te. La tos et tenalla la gola. Tots hem sentit alguna vegada aquestes molèsties sense parar-nos a reflexionar sobre la seva causa i sobre com actuar. Si ens prenem aquest temps, podrem comparar dues visions molt diferents de la salut, de la malaltia i de la medicina.

Segons la medicina moderna, occidental, que domina en els sistemes sanitaris de pràcticament tot el planeta, el que tens és un refredat comú o —si els símptomes són més intensos— una grip. En tots dos casos, el causant és un virus que "has enxampat" per mala sort o perquè estàs "baix de defenses"; l'estratègia de prevenció per a la grip és la vacunació —a pesar que cada any se'n fa evident la completa inutilitat— i el tractament —a més dels coneguts antibiòtics— és invariablement simptomàtic: analgèsics per al dolor, antitussígens per a la tos, antipirètic per a la febre, antihistamínics per a congestió nasal i així successivament.

Hi ha una altra forma de contemplar aquests símptomes: com a avisos del cos esgotat per un mode de vida agressiu, en tensió contínua, envoltat de prejudicis, pors i emocions negatives, allunyat de la naturalesa, obligat a treballar de manera aberrant, a consumir aire i aigua contaminats i aliments desnaturalitzats i plens de productes químics.

La primera concepció es basa —com hem vist amb detall— en una visió militarista de la salut i la malaltia segons la qual les nostres defenses lluiten constantment contra invasors estranys que volen destruir-nos. **La segona es basa en coneixements tradicionals complementats per investigacions recents que, a partir d'una visió global, aporten una altra visió de la salut i una altra manera d'actuar quan la perdem.**

Hi ha una diferència crucial entre viure atemorit i a la defensiva, depenent d'altres perquè ens protegeixin, i viure obert al món, sent responsables de la nostra vida i de la manera de viure-la: cadascuna d'aquestes actituds determina des de l'arrel el nostre estat de salut.

Un factor clau per al triomf i la imposició de l'enfocament bel·licista —juntament amb la dinàmica històrica de l'estament mèdic i la seva relació d'autoritat amb els pacients— va ser el suport interessat de la llavors naixent indústria farmacèutica que va veure immediatament el potencial lucratiu que suposaria desenvolupar i comercialitzar productes per lluitar contra els microbis o pal·liar els símptomes que alteren les nostres rutines.

Tot això va acabar imposant **un model mèdic que combina el mecanicisme simplista amb els remeis farmacològics a curt termini**, un model deshumanitzat que classifica les persones i aplica protocols estandarditzats per tractar els problemes de manera desconnectada i agressiva, i que deixa intactes les condicions que els van generar.

UNA VISIÓ HOLÍSTICA

Des de l'altre punt de vista —que denominarem *holístic* per expressar que es tracta d'una visió global que té en compte la complexitat enorme de la vida i les interrelacions dels éssers vius entre si i amb la naturalesa—, ens sobra la paraula *malaltia* i qualsevol altre terme que tingui una càrrega negativa.

A partir de la visió de la vida que hem anat relatant, desenvolupem una altra visió de la salut i, alhora, una altra visió dels trastorns com a avisos, desequilibris, esgotament, agressions tòxiques o emocionals, però també com a senyals que **el nostre sistema autocuratiu ha engegat un programa biològic per recuperar l'equilibri perdut. El que necessitem en aquest moment és deixar actuar la naturalesa en lloc de bloquejar-la o reprimir-la.**

Aquesta visió —que constitueix la base de la Higiene Vital[11], que es remunta a les civilitzacions antigues i que es va rellançar als Estats Units a la fi del segle XIX i difós a Espanya, bàsicament a Euskadi, pel col·lectiu *Sumendi*[12] o els metges **Eneko Landaburu**, **Antonio Palomar** i **Carmelo Bizkarra**— reprèn els ensenyaments tradicionals, que no es deien Medicines sinó Ciències de la Salut, i els complementa amb descobriments recents: la funció cooperadora de bacteris i virus; la importància del nostre oceà intern per als processos vitals; la interrelació de les nostres cèl·lules amb el microecosistema en el qual viuen i amb el macroecosistema en el qual vivim tots els éssers vius del planeta; la complexitat de la xarxa de la vida i de tots els processos lligats a aquesta no només en el pla fisicoquímic i energètic, sinó en el mental, l'emocional i l'espiritual.

UN MODEL MÈDIC AL SERVEI DEL PODER

Tot això suposa un canvi radical —des de l'arrel— de la nostra manera de concebre la salut començant pel llenguatge mateix, ja que els nostres esquemes mentals estan construïts amb aquest llenguatge negatiu, fragmentari, mecanicista, reduccionista, que determina el nostre comportament i la nostra visió del món. Cal retornar als

11 MERIEN, Desiré: *Los fundamentos de la higiene vital.* Palma de Mallorca, Puertas abiertas a la nueva era, 1993. LANDABURU, Eneko. ¡*Cuídate compa! Manual para la autogestión de la salud.* Tafalla, Txalaparta, 2006.

12 *http://www.sumendi.org/*

processos biològics el significat positiu que realment tenen, i bandejar expressions com "he enxampat...", "m'han contagiat...", "estic baix de defenses" o termes com "patògens", "infecció", "virulent", i buscar una terminologia que descrigui correctament el que suposen aquests programes bio-lògics que mantenen la vida i la salut.

Però també cal interioritzar aquests canvis en el nostre dia a dia, i substituir el que la Medicina anomena "prevenir i guarir" per canvis en els hàbits de vida que afavoreixin l'equilibri i la salut, però també la capacitat de col·laborar amb el nostre cos quan necessita fer un alto, recuperar-se, reequilibrar-se.

La majoria de les persones, sobretot als països industrialitzats, no decideix sobre la seva salut. D'una banda, **la salut està en mans de les grans corporacions farmacèutiques i alimentàries**, i per una altra, els sistemes sanitaris col·loquen els metges en una posició d'autoritat que arrabassa als pacients —mai millor dit— la capacitat de decidir i fins i tot de rebre informació sobre el que li passa i sobre les proves i tractaments que se li prescriuen.

El model mèdic dominant es basa així en l'autoritat. D'una banda, l'autoritat de la ciència, monopolitzada per interessos de poder que l'han convertida en una eina de dominació i que **imposen de manera dogmàtica els seus plantejaments mecanicistes totalment allunyats de la naturalesa**. La pràctica totalitat dels sistemes sanitaris del món segueix obedientment les consignes que marquen les agències del Departament de Salut nord-americà, entre les quals destaquen la *FDA* (Food and Drugs Administration: Administració de Medicaments i Aliments) que autoritza els fàrmacs i aliments que poden comercialitzar-se, i els *CDC* (Centers for Disease Control: Centres per al Control de les Malalties) que marquen els criteris de definició, diagnòstic i tractament de les malalties[13].

D'altra banda, l'autoritat més quotidiana i immediata: la que exerceixen els mateixos metges amb una barreja de superioritat i paternalisme, que mantenen coneixements bàsics de salut apartats de la gent i afavoreixen així la ignorància i la por, i aplanen el terreny

13 GARCÍA BLANCA, J. *La Sanidad contra la salud. Una mirada global para la autogestión.* Madrid, edicions i, 2014.

per a la manipulació sota influència dels laboratoris farmacèutics, una de les indústries més poderoses del món que, amb la complicitat dels metges, **ha transformat la cura de la salut en la gestió de la malaltia.** Fins i tot les anomenades medicines alternatives —encara que utilitzin productes menys tòxics— actuen en gran part seguint aquesta mateixa lògica errònia.

La psicologia i la psiquiatria acadèmiques complementen aquest model domesticador de l'ésser humà, aportant justificació per **medicalitzar totes aquelles conductes que s'apartin de l'establert** i per a intervencions manipuladores i repressives que alteren el desenvolupament natural i imposen definicions de normalitat en el terreny educatiu, laboral, clínic i social.

ECOLOGIA DE LA MALALTIA

El més important per començar a canviar aquest estat de coses és prendre la decisió de deixar de ser *pacients* en mans d'altres, siguin aquests practicants de la farmacologia, l'homeopatia o el naturisme. Aprendre que la salut i la malaltia són dos aspectes complementaris de l'ésser viu, que **la vida és un flux continu de processos d'equilibri, desequilibri i reequilibri**, que això que la medicina farmacològica anomena *malaltia* no és producte de la mala sort o de microbis que ens envaeixen, sinó un reflex de la nostra forma de vida i de l'entorn en el qual vivim, i en última instància l'expressió biològica de la pèrdua de l'equilibri i del procés necessari per a recuperar-lo.

No es tracta per tant de posar mitjans artificials —habitualment perjudicials, i ni tan sols de posar remeis *naturals* menys agressius— per no patir una malaltia o per tapar-ne els símptomes, sinó d'apropar-nos **a la naturalesa com més millor** —respirar aire net a les muntanyes, caminar descalços per la sorra, respectar els bioritmes, ionitzar-nos a les platges, alimentar-nos de manera natural i ecològica— de manera que no necessitem la malaltia, però si malgrat tot es produeix, entendre la funció que compleix i col·laborar amb aquesta:

- La regla bàsica podria ser: **conèixer els hàbits saludables** —alimentació, exercici, descans, relaxació, bioritmes, geobiologia, meditació— i procurar practicar-los en la mesura dels possibles sense obsessionar-nos i sense culpa. Com més ens aproximem a aquest comportament ideal més integrat en la naturalesa, més equilibri i més flexibilitat per a recuperar-lo si es perd.

- En cas de patir una malaltia crònica, caldrà ser més estrictes i incidir de manera especial en alguns d'aquests hàbits relacionats amb aquesta. I si se'ns presenta puntualment una malaltia aguda, serà el moment de posar-los en pràctica rigorosament i **crear així les condicions adequades perquè el nostre organisme solucioni el problema de la manera més ràpida i harmònica possible.**
- A l'hora de prendre decisions és important tenir present que els aspectes fisicoquímics del nostre cos formen un tot amb **els aspectes psicològics, emocionals i espirituals**. Emocions reprimides poden aflorar en forma de malalties físiques, de la mateixa manera que patiments crònics —dolor, dificultats, antigues ferides— poden provocar estats d'ànim depressius, ansietat, sentiments de culpa...
- Finalment, el fet de prendre decisions pròpies no implica que no **consultem un terapeuta experimentat quan sentim que estem al límit dels nostres coneixements**. No perdem el control sobre la nostra salut pel fet d'acudir a un metge, de l'orientació que sigui —encara que millor com més global i menys especialitzada sigui la seva visió— si ho fem per decisió pròpia perquè confiem en els seus coneixements i experiència, i perquè ens reservem la capacitat de decidir sobre tractaments possibles o pautes vitals.

☞ El gran pioner de la recuperació d'aquesta visió holística de l'animal humà present en les cultures tradicionals va ser Wilhelm Reich, les inquietuds i intuïcions genials del qual el van portar a connectar el cos, la ment, les emocions, la societat i l'ecologia i a obrir així nombrosos camins a la comprensió de la malaltia i del sofriment i a plantejar el desafiament enorme de la necessitat d'un canvi social per a un desenvolupament harmònic de les criatures.

Reich a més va ser el primer investigador que va contemplar en un microscopi el sorgiment de la vida a partir d'aquestes partícules que va denominar *bions* i que el van posar en la pista del seu major descobriment: l'energia de la vida[14].

PROGRAMES BIOLÒGICS DE SUPERVIVÈNCIA

Vint anys després de la mort de Reich, i cinquanta des que Warburg rebés el Premi Nobel, els descobriments del metge i teòleg alemany **Ryke Geerd Hamer** —exposats en les cinc lleis biològiques— posen en relació gran part dels elements que hem analitzat: els aspectes psíquics, la importància del cervell, els processos energètics, l'evolució de les espècies i el desenvolupament de l'embrió juntament amb les funcions de col·laboració dels microbis.

Resumim-ne els elements fonamentals[15]:

El descobriment clau de Hamer és l'existència d'una sèrie de **programes biològics de supervivència** desenvolupats al llarg de milers de milions d'anys d'evolució i integrats en les diferents espècies amb diferents nivells de complexitat. El propòsit d'aquests programes específics és retornar l'organisme a la normalitat quan es produeix un *xoc* violent que ens commociona simultàniament en tres esferes: psíquica, cerebral i corporal.

Per distingir-ho dels conflictes o traumes psicològics —que són previsibles i de llarga durada, propis d'humans i explicables des d'un context sociocultural— Hamer denomina aquest tipus de xoc biològic *Síndrome Dirk Hamer* (DHS) en memòria del seu fill[16] i especifica que es caracteritzen per ser aguts, inesperats, compartits amb altres espècies

14 REICH, Wilhelm.: *The bion experiments on the origin of life.* Farrar, Straus and Giroux, 1979. Vegeu també la secció *Perseguir la pista.*

15 Les dades per a aquest apartat s'han extret de MAMBRETTI, Giorgio i SÉRAPHIN, Jean.: *La medicina potes enlaire I si Hamer tingués raó?* Barcelona, Obelisc, 2009. HAMER, Ryke Geerd.: *La gènesi del càncer.* Associació Stop al Càncer, Chambéry, França, 1991.

16 El punt de partida dels descobriments de Hamer va ser la mort violenta i sobtada del seu fill Dirk poc després de rebre un tret. Tant Hamer com la seva dona van desenvolupar tumors i això el va portar a buscar una relació possible que efectivament acabà trobant.

animals i explicables des de la història de l'evolució, i generadors de canvis i readaptacions cerebrals i orgàniques. Quan un d'aquests DHS es produeix —com la mort sobtada d'un ser estimat o un acomiadament fulminant que trastorna la nostra vida laboral i personal— s'engega un programa biològic específic en tres nivells gairebé simultanis:

- **Psique**: estrès variable segons el conflicte: por, pànic, tristesa, duel, angoixa, desvaloració, culpabilitat...
- **Cervell**: salta un relé (interruptor) cerebral en el focus directament relacionat amb el contingut biològic del DHS observable mitjançant una Tomografia Computeritzada.
- **Òrgan**: en la part de l'òrgan relacionada amb el conflicte i controlada per la zona del cervell afectada es produeix un creixement o un decreixement cel·lular o una disfunció, tot això com a part del programa biològic encara que interpretat per la medicina moderna com a *malalties*.

Aquests programes es desenvolupen sempre en dues fases:

- una fase **activa** amb predomini del sistema nerviós simpàtic, en la qual predomina el ritme diürn i que es caracteritza per pensaments no triats i recurrents sobre el conflicte, falta d'apetit i de somni, un ritme cardíac elevat, pèrdua de pes, nàusees, mans fredes, pressió sanguínia alta...
- una fase **resolutiva** predomini del sistema nerviós vague, en la qual predomina el ritme nocturn i que es caracteritza per recuperació de l'apetit i de la son, pensaments de benestar en relació amb el conflicte, fatiga, mans calentes, debilitat i malalties inflamatòries.

En **la història de l'evolució** (filogènesi), el cervell ha anat canviant d'una espècie a una altra, però amb cada salt important ha conservat el cervell anterior junt amb els programes biològics relacionats amb els conflictes d'aquesta espècie. Podem dividir el cervell humà actual en quatre zones corresponents a quatre salts evolutius que han conservat els cervells corresponents a cada espècie:

- el **tronc cerebral**, que correspon a conflictes primitius o arcaics, relacionats amb necessitats bàsiques de supervivència: respirar, menjar, reproduir-se, eliminació de líquids.
- el **cerebel**, que es desenvolupa a partir de la sortida de l'aigua amb les necessitats de protecció del sol, preocupació pel niu i conductes mamàries.
- la **medul·la** o substància blanca, quan les espècies comencen a desplaçar-se: conflictes de suport i desvaloració: vols fer alguna cosa però no pots; has de fer alguna cosa però no vols.
- el **còrtex** o substància grisa, la més recent i relacionada amb la comunicació, les jerarquies, les relacions socials, el territori, la sexualitat, la identitat.

El **desenvolupament de l'embrió** (ontogènesi) repeteix en uns mesos milers de milions d'anys d'evolució de les espècies, incloent-hi els diferents cervells com a parts del cervell humà més desenvolupat i complex. En les primeres setmanes, comencen a diferenciar-se diferents **capes embrionàries** que es corresponen amb el desenvolupament evolutiu de les espècies, estan controlades pels diferents cervells o parts del cervell actual i donen lloc a una sèrie de teixits que formen òrgans específics relacionats amb els programes evolutius controlats per aquesta part o parts del cervell:

- El tronc cerebral controla l'**Endoderm**, fulla germinal més interna i en la qual es formen els teixits que formaran el gruix dels òrgans més antics derivats de l'intestí primitiu: boca i faringe, iris, oïda mitjana, trompes auditives, glàndules, alvèols pulmonars, tub digestiu, pròstata i úter.
- El cerebel controla el **Mesoderm antic** part, més antiga de la capa intermèdia en la qual es formen els teixits relacionats amb òrgans de protecció: dermis (cori), coberta dels pulmons i de la cavitat abdominal, pericardi i glàndules mamàries.
- La medul·la controla el **Mesoderm nou,** part nova de la capa germinal intermèdia en la qual es formen els teixits relacionats sobretot amb òrgans relacionats amb l'estructura i el desplaçament: ossos, cartílag, tendons, lligaments, vasos i ganglis

limfàtics, vasos sanguinis, músculs i melsa, així com ovaris i testicles.
- El còrtex controla l'**Ectoderm** fulla germinal més jove i externa en la qual es formen els teixits que complementen òrgans d'altres capes i òrgans de naturalesa més avançada: mucoses, parts clau de l'ull i l'oïda, revestiments de conductes de l'aparell digestiu, coll uterí, epidermis, artèries i venes coronàries, gland del penis i clítoris.

La filogènesi i l'ontogènesi determinen els detalls del programa biològic que es dispara per respondre als conflictes. Si es tracta de conflictes arcaics, relacionats amb el tronc cerebral i el cerebel, es genera teixit durant la fase activa per respondre a funcions que es perceben com a vitalment necessàries; per exemple, un nen petit sofreix un accident greu i l'hospitalitzen, la seva mare desenvolupa un tumor en el pit la intenció biològica del qual és generar més cèl·lules amb què alletar-ho.

Si es tracta de conflictes corresponents a les parts noves del cervell, l'objectiu és enfortir i preparar òrgans per enfrontar conflictes futurs, i aquest enfortiment es produeix tant en la fase activa com després de la fase de reparació. En aquests casos, la ulceració —per exemple, en bronquis o artèries— té com a objectiu estendre el seu recorregut durant la fase activa, i posteriorment, en la fase resolutiva, queden enfortits després de la reposició del teixit.

LA FUNCIÓ DELS MICROBIS

Els diferents tipus de **microbis** van aparèixer en la història de l'evolució associats a diferents espècies i apareixen en el desenvolupament embrionari associats als mateixos elements del cervell per complir funcions especialitzades relacionades amb els programes evolutius controlats per aquesta part del cervell.

Els microbis relacionats amb el conflicte desfermat creixen en diferents fases del conflicte: els fongs i micobacteris ho fan durant la fase activa, els bacteris durant el final del conflicte i els virus durant la fase de resolució. Però tots actuen exclusivament en aquesta última fase. Quan es produeixen conflictes antics en els quals hi ha creixement cel·lular, fongs i micobacteris col·laboren en la caseïficació i l'eliminació; quan es tracta de conflictes relacionats amb el cervell nou en els quals es produeixen pèrdues i ulceracions, els bacteris i els virus col·laboren en la reposició.

Desgraciadament, els símptomes que aquests processos produeixen en l'organisme, quan són intensos com inflamació, pus, suors, febre, dolor, especialment en la fase resolutiva, i per descomptat els tumors de la fase activa en els conflictes antics, s'interpreten com a malalties o tumors malignes i es combaten amb fàrmacs simptomàtics o amb quimioteràpia, radioteràpia o cirurgia sense comprendre el procés global, i així s'interromp, s'agreuja o es complica en comptes de col·laborar en el seu desenvolupament a favor de la naturalesa.

UN FINAL AMB ESPERANÇA

Davant del negre panorama que ens pintava la biologia mecanicista passada de moda en el qual vivíem lluitant uns contra altres enmig d'un setge permanent d'invasors perillosos, la nova biologia ens retorna l'esperança d'un món ple de misteris per desvelar que pot retornar a l'equilibri ecològic si som capaços de recuperar la consciència de la nostra situació a la xarxa de la vida i desenvolupar una medicina respectuosa amb la mare naturalesa.

Afortunadament, la capacitat de *Gaia* per a netejar-se, guarir-se, restituir les connexions trencades, cicatritzar les ferides que li infligim i reprendre els fluxos d'energia trastornada és molt major del que sospitem.

La vida perdurarà. Tota la tecnologia produïda per la supèrbia humana no serà més que un grapat de pols reciclada per noves espècies de bacteris i el record dels nostres temors a penes una llegenda sobre el final del *Kali Yuga* i el començament d'un nou cicle en el qual noves comunitats d'animals humans reconciliats amb la mare terra recomençaran l'aventura, petita i meravellosa alhora, de viure cada dia.

III
Un canvi de paradigma en la medicina

El món modern sofreix una crisi, ha arribat a un punt crític, és imminent una transformació més o menys profunda, en breu termini haurà de produir-se inevitablement un canvi d'orientació, de grau o per la força

RENÉ GUÉNON

La medicina industrial moderna s'ha aixecat sobre una concepció errònia dels processos biològics i del paper dels microbis. La guerra contra bacteris i virus, i en particular les vacunes, manquen de base científica i mèdica, i per això l'ús massiu provoca una deterioració global de la salut que solament un canvi de paradigma podrà detenir i revertir.

Hem fet un viatge llarg.

Hem recorregut la nostra història cultural recent per assistir al naixement de la medicina industrial i milers de milions d'anys de la nostra història biològica per començar a comprendre com funciona la vida.

I aquí som de nou, amb les mans deixades suaument sobre el ventre, o sobre el ventre de la nostra parella, preguntant-nos què fer davant aquest esdeveniment meravellós que s'apropa. Com actuar perquè el nostre bebè pugui continuar vivint en harmonia quan abandoni aquest refugi ancestral d'aigua i surti al món exterior.

Com podem aplicar els nous coneixements al problema concret de les vacunes? Què ens diuen aquests descobriments sobre el possible ús o el seu rebuig? Com poden ajudar-nos a prendre una decisió concreta que afecta la nostra vida i la dels sers estimats? No estan els metges per a això? No hi ha un comitè especialitzat a assessorar sobre vacunes? No s'han desenvolupat les vacunes després de nombrosos estudis sobre eficàcia i seguretat? No han estat les vacunes aprovades després d'un procediment acurat de control? No s'ha estudiat quin és el moment adequat per a administrar-les? No estan recomanades per la immensa majoria dels metges i institucions internacionals començant per l'OMS?

És molt probable que els lectors que hagin tingut la paciència d'arribar a aquest punt del nostre treball tinguin ja la resposta a moltes d'aquestes preguntes. Nosaltres dedicarem aquesta tercera part a compartir les nostres, fruit de l'experiència i de l'esforç que hem dedicat a investigar i reflexionar sobre això. No tenim la intenció dir a ningú el que ha de fer, sinó justament el contrari: posar el nostre granet de sorra per capacitar la major quantitat possible de persones per a prendre decisions més lliures i millor fonamentades.

Som conscients que això no és fàcil en la situació actual: vivim en el que el gran filòsof Gilles Deleuze denominava *societats de control*, un control subtil que no s'exerceix mitjançant la disciplina i el càstig, sinó mitjançant la fabricació de ciutadans obedients a través dels sistemes educatius i nombrosos recursos de manipulació disponibles. És per això que plantegem la necessitat d'un canvi de paradigma, canvi que s'ha produït en algunes parcel·les de la ciència, com la cosmologia, la mecànica, la geometria o la física, i que seria necessari i urgent en les anomenades ciències socials que ens afecten de ple en la vida quotidiana i en la relació amb el món: necessitem una economia solidària, una educació alliberadora i una medicina holística; necessitem transformar aquestes disciplines que actualment estan al servei d'uns pocs poderosos en ciències alliberadores que promoguin la solidaritat, l'autoregulació i l'autogestió.

1. La cruïlla fatal

LA MEDICINA ES BASA EN UNA CONCEPCIÓ ERRÒNIA DE LA VIDA. LES INVESTIGACIONS A CONTRACORRENT ENS APORTEN LA CLAU PER TORNAR ENRERE, POSAR EN EVIDÈNCIA ELS ERRORS I TRANSFORMAR EL BEL·LICISME EN CONVIVÈNCIA I COOPERACIÓ AMB ELS MICROBIS.

Intenteu ser forts, treieu-vos totes les pors, i feu progressar el bé al món mitjançant un treball desinteressat que ocupi tota la vostra vida

SAVI HINDÚ

Si alguna cosa hem après en aquests dos viatges que hem realitzat en les pàgines precedents, és que la medicina es basa en una **concepció errònia dels microorganismes i dels processos biològics**, la qual cosa ha conduït lògicament a una concepció errònia de la malaltia —i per tant de com hem de tractar-la— i de la salut —i per tant de com hem de protegir-la, mantenir-la, impulsar-la...— i això ens ha portat a una situació de deterioració biològica, cultural i ètica impossible de revertir mentre siguin els mateixos els qui administrin, no la salut, sinó la malaltia i, sobretot, els *remeis* per a les malalties.

Es fa per això urgent qüestionar tot el model mèdic industrial modern en conjunt i molt especialment les vacunes per tractar-se d'un fàrmac que s'administra, no a una minoria malalta de la població, sinó a la majoria sana, especialment a bebès i nens.

D'on partim per a aquest qüestionament?

Si posem en relació les dues històries que hem relatat i acudim a investigadors i metges honests que enfronten el descrèdit i les represàlies[1] per desvetllar i corregir els errors i mentides i obrin així portes a l'esperança, n'obtindrem la clau: aquesta cruïlla en la qual la medicina va deixar enrere la tradició de ciència i art per desplegar les aplicacions industrials i prendre un camí equivocat que la va allunyar cada vegada més de la seva essència de servei a la humanitat, aquest moment en el qual uns pocs van decidir que els microbis eren els nostres enemics i van iniciar la deriva bel·licista i paranoica. És aquí on hem de tornar i transformar el bel·licisme en convivència i cooperació, l'antibiosi en simbiosi: detenir la guerra contra els microbis i aprendre a conviure-hi.

I què significa aprendre a conviure-hi?

És molt simple: aprendre a respectar el que fem des de fa milers de milions d'anys, perquè la veritat és que **el nostre cos sap conviure-hi**,

1 El cas desgraciat Olot s'ha convertit en impulsor d'un debat latent que neguen les elits dels organismes oficials i que pretenen callar al preu que sigui. El 4 de juny, ja es van produir unes declaracions del Conseller de Salut de la Generalitat, Boi Ruiz, en què es mostrava partidari d'una vacunació "responsable i obligatòria", contradicció que no aconseguim interpretar, ja que com pot algú fer-se responsable d'una cosa a què se l'obliga per llei? Però la defunció del noi intensificaria encara més les reaccions contra els erròniament denominats *antivacunes*. D'una banda assistim l'espectacle vergonyós que suposa que un mitjà de comunicació públic hagi de demanar perdó per oferir informació plural; ens referim al defensor de l'espectador de TVE, que va demanar disculpes per "donar cobertura als antivacunes". D'altra banda, està el perill dels metges dissidents: el president del Col·legi de Metges de Barcelona assegurava que "aquell metge que sense una raó clínica no indica una vacunació sistemàtica està incorrent en mala pràctica", ja que estaria incomplint el Codi Deontològic de la professió i se li podria retirar la llicència en cas de reincidència. Com és habitual, aquestes i altres declaracions, propostes i exigències de càstig a la plaça pública i obligatorietat d'inocular als nostres fills assumeixen com a veritable i provada la Teoria Microbiana. Ni remotament la qüestionen tal com fem nosaltres. I és que, si s'admetés aquesta possibilitat, si s'avancés obertament en aquesta investigació i es posés en evidència l'error, llavors resultaria que els qui estan incomplint el Codi Deontològic són precisament tots els qui aconsellen les vacunes i contribueixen d'una manera o una altra a mantenir-ne el mite en la societat.

no cal que l'ensenyem: sap perfectament com mantenir bones relacions de convivència, sap actuar si aquesta convivència es trenca, sap arreglar els possibles conflictes i tornar novament a l'equilibri, a l'harmonia, a la cooperació. Ho sap des de fa molt temps. Però la imposició d'una medicina industrial contrària a la naturalesa, i la nostra renúncia a ocupar-nos de la nostra salut, ha fet que ho oblidem. De manera que la nostra tasca consisteix a recuperar-lo: recuperar aquest coneixement i aquest respecte. Així és almenys com interpretem i fem nostra la frase de **Friedrich Nietzsche** que hem citat: «la tornada a la Naturalesa no significa anar cap enrere, sinó cap endavant».

RECUPERAR LA SAVIESA BIOLÒGICA

I això és precisament el que hem començat a fer al llarg d'aquest treball: impulsar la recuperació d'aquesta saviesa biològica oblidada que ens permeti recordar que la naturalesa ha disposat tot el que necessitem per potenciar i protegir la vida, la gestació, el naixement, la criança... tots són programes biològics perfectes i impossibles de controlar o reproduir.

I de la mateixa manera que la naturalesa realitza el *miracle* de dividir una cèl·lula, de regular el creixement de bilions de cèl·lules, de posar-les en connexió entre si i amb trilions de microbis, també ha disposat mecanismes de reequilibri perquè el flux de la vida segueixi el seu curs, entre la càrrega i la descàrrega, l'expansió i la contracció, el *yin* i el *yang*.

Per què és tan fàcil acceptar que un programa biològic regula la complexitat inefable del desenvolupament d'un embrió i tan difícil pensar que hi hagi altres programes per protegir-lo que han funcionat durant milions d'anys en els quals no han calgut antibiòtics ni vacunes ni manipulació genètica?

La clau per a aquest canvi, doncs, no és guarir d'una altra manera les malalties, sinó entendre d'una altra manera què són les malalties, la qual cosa ens permetrà comprendre que **salut i malaltia no són oposades sinó parts d'un mateix procés** en moviment constant.

NEDAR A CONTRACORRENT

Un dels problemes més greus a l'hora d'impulsar aquest debat és que la institució mèdica oficial va adquirir un enorme poder en convergir amb la indústria farmacèutica, la tercera més poderosa del món després de les armes i les drogues (il·legals)[2]. Aquesta aliança —l'element clau de la qual és la Teoria Microbiana de la malaltia— n'ha facilitat el control social, la imposició de veritats intocables i, més important encara, la implantació dels criteris i les eines que decideixen el que és científic i el que no ho és, que en els temps que corren és el mateix que dir el que és veritat i el que no ho és.

A més, la Teoria Microbiana ha desplaçat el focus definitivament cap a culpables externs concrets que permeten desenvolupar de productes i tecnologia per lluitar contra aquests, i l'ha retirat de les condicions de vida, que exigiria **canvis profunds personals i socials**.

És per això que els qui segueixen el corrent i defensen les veritats establertes —no solament en el camp de la medicina, evidentment— ho tenen molt més fàcil i còmode que aquells que nedem a contracorrent i qüestionem les veritats imposades dogmàticament.

I al poder econòmic que condiciona institucions científiques, publicacions i responsables polítics, al control social i la influència intel·lectual i acadèmica, hem d'afegir-hi un factor simple, directe i brutal que ha funcionat durant tota la història de les cultures autoritàries, i que la Teoria Microbiana ha permès reformular en llenguatge científic: **la por**, la por que paralitza, la por que ens fa indolents, la por que impulsa les ovelles esgarriades a tornar a la cleda, la por que aixafa els sentiments més nobles i fins i tot els instints més primaris, la por que fa que et convencis que permetre que t'arrabassen el teu bebè nounat

2 Segons denuncia Peter Gøtzsche, director i professor en el prestigiós *Nordic Cochrane Center*, els fàrmacs són també la tercera causa de malaltia i mort al món després de les malalties cardiovasculars i el càncer. En el seu recent llibre *Medicaments que maten i crim organitzat*, (aquesta última expressió es refereix a la indústria farmacèutica) xifra en 200.000 els morts anuals per fàrmacs a Estats Units. En la introducció a l'edició espanyola, el farmacòleg Joan Ramon Laporte calcula que la xifra per a Europa és de 197.000 persones.

per inocular-ho amb el subproducte d'una aberració de la supèrbia humana és bo, més encara, solidari, i per a molts fins i tot obligatori[3].

La literatura a favor de les vacunes és aclaparadora en quantitat, com tot el que es refereix a les veritats oficials, tot el que segueix el corrent i en gaudeix dels avantatges immediats[4]. No obstant això, les

---

3 Arran del cas d'Olot, s'ha produït un autèntic devessall de peticions per fer obligatòries per llei les vacunes. Des dels responsables de Col·legis Mèdics fins a les persones del carrer comentant a les xarxes socials, passant per certs blocs de fanàtics científics que demanen que el govern emuli el governador de Califòrnia —on acaba d'aprovar-se una llei per exigir les vacunes als nens des del Jardí d'Infància— o a l'australià —que ha establert avantatges fiscals per als pares que vacunin, comprant així el dret de consentiment informat dels seus ciutadans. La proposta no és de cap manera original: ja en 1850 es van aprovar lleis de vacunació obligatòria als Estats Units que s'equiparaven amb les d'esterilització eugenèsica obligatòria i que van servir per reforçar el moviment crític contra les vacunes.

4 Malgrat el que sembla suggerir el títol, el llibre *En defensa de las vacunas,* de Carlos González —a qui ja hem al·ludit— no organitza el contingut com un al·legat en favor de les vacunes, sinó més aviat contra els *antivacunes*, i se centra concretament a respondre a dos llibres: *Els perills de les vacunes,* de Xavier Uriarte (Ática, Barcelona, 2002) i *Vacunacions sistemàtiques en qüestió, de* Juan Manuel Marín Olmos (Icària, Barcelona, 2005). Podríem dir que tot el llibre es basa en tres elements clau que li permeten desenvolupar l'argumentació: (1) assumeix la Teoria Microbiana: al llarg del llibre no es discuteix en absolut, no es demostra, no s'analitza, ni tan sols s'exposa formalment per explicar en què es basen les vacunes; simplement es dóna per sabuda, demostrada i acceptada; (2) obvia les relacions de poder i falseja així tot el context en el qual es desenvolupa qualsevol fenomen social, i (3) construeix l'etiqueta *antivacunes* a la mesura dels seus arguments i en la qual entren metges "equivocats" i pares "molt informats però molt mal informats" que creuen que tots els metges són idiotes o estan comprats, que oculten els perills de les vacunes per guanyar diners... una caricatura tan evident que es desarma per si sola, com el parany de contraposar la "mala informació" obtinguda d'Internet a les revistes "serioses", com si aquestes no estiguessin també en Internet. Per descomptat no falta el tan volgut pels capdavanters de la ciència moderna adjectiu desqualificatiu "conspiranoic", i és que alguns semblen viure en un món meravellós en el qual no hi ha opressors i oprimits, les multinacionals són benefactores de la humanitat i els científics éssers lluminosos elevats per sobre de les misèries humanes.

veritats no es decideixen per majoria. Els qui ostenten el poder poden imposar *veritats* a la seva mesura i mantenir-les mitjançant la violència, la repressió o, modernament, mitjançant mètodes més subtils, però la història de la ciència ens ensenya que les veritats científiques neixen dels desobedients, dels rebels, de la crítica de les minories, d'aquells que precisament qüestionen aquestes *veritats oficials*. Això sí, la força de les majories i de les autoritats és enorme, tant que fins i tot els qui defensen a ultrança el mètode científic —que teòricament descarta arguments d'autoritat i opinions subjectives— acaben cedint a la temptació de les majories i les autoritats[5].

COM ES FABRICA UNA OPINIÓ MAJORITÀRIA

En una obra molt breu titulada *L'art de tenir raó*, que es va publicar poc després de la seva mort, el filòsof alemany **Arthur Schopenhauer** explicava de manera clara, sintètica i contundent com les opinions es converteixen en acceptades universalment .

> «*No hi ha cap opinió* —escriu— *per absurda que sigui que els homes no es llancin a fer-la pròpia a penes s'ha arribat a convèncer-los que tal opinió és acceptada universalment . L'exemple val tant per a les seves opinions com per a la seva conducta. Són ovelles que van darrere del carner guia onsevulla que les porti. Els resulta més fàcil morir que pensar.*»

I explica així el mecanisme:

> «*En un primer moment, foren dues o tres persones les que van assumir i van presentar o van afirmar i es va ser tan benèvol amb*

5 Sense anar més lluny, Carlos González utilitza l'argument següent per convèncer-nos de la bondat de vacunar en edats tan primerenques: "*Centenars de científics de desenes de països, amb anys d'experiència, després de llegir els resultats de centenars d'estudis científics, han arribat a la conclusió que la millor edat per a vacunar són els 2 mesos*". És clar que tants científics, de tants països amb tants anys d'experiència i després de llegir tants estudis no poden estar equivocats!

ells que es va creure que ho havien examinat a fons; prejutjant la competència d'aquests, uns altres van acceptar igualment aquesta opinió i a aquests van creure al seu torn molts altres als qui la mandra mental els empenyia a creure a cegues abans que prendre's la molèstia d'examinar les coses amb rigor. Així va créixer de dia en dia el nombre de tals seguidors mandrosos i crèduls.

»Els qui van venir després van creure que tan sols podia tenir tants seguidors pel pes concloent dels seus arguments. Els altres, per no passar per esperits inquiets que es rebel·len contra opinions universalment acceptades, per saberuts que volen ser més llests que el món sencer, van ser obligats a admetre el que ja tothom acceptava. En aquest punt l'aprovació es converteix en un deure.

»D'ara endavant, els pocs que són capaços de sentit crític estaran obligats a callar i solament poden parlar aquells que, del tot incapaços de tenir una opinió i judici propi, no són més que el ressò de les opinions alienes. I a més són els defensors més apassionats i intransigents d'aquestes opinions.

»De fet, en aquell que pensa de manera diferent, ells odien no tant una opinió diferent de la seva, sinó l'audàcia de voler jutjar per si mateixos, cosa que ells no poden fer i interiorment ho saben però no ho confessen.

»En suma, són molt pocs els que pensen, però tots volen tenir opinions. I quina una altra cosa els queda més que prendre les d'uns altres en lloc de formar-se-les ells mateixos? I atès que això és el que succeeix, què pot valer la veu de centenars de milions de persones? Tant, per exemple, com un fet històric que es troba en cent historiadors, quan es constata que tots s'han copiat uns a altres, amb la qual cosa finalment tot es redueix a un sol testimoniatge».

Farem aquest camí de tornada a la cruïlla fatal, al punt en el qual la medicina moderna va prendre un camí equivocat que l'ha conduïda a l'atzucac en què es troba per molt que assenyalin cap a la foscor i facin creure a la majoria que vol creure-ho que hi ha una sortida, allà en algun lloc... sempre que acceptin la seva guia.

LA CRUÏLLA FATAL

A principis del segle XIX, el francès **Louis René Villermé** era la figura més excel·lent d'un corrent denominat higienista, que defensava la relació directa entre les condicions de vida i les malalties. En la seva obsessió per les estadístiques, Villermé va tenir la idea de creuar les dades de mortalitat de cada districte de París amb el nivell de renda dels habitants. Resultat: els nivells més baixos coincidien amb els de major mortalitat. Estudiant l'epidèmia de còlera de 1832, Villarmé i els seus col·laboradors van trobar que la sobremortalitat no es repartia per igual, sinó que una vegada més es relacionava amb les condicions socials[6].

Aquestes idees es van estendre a altres països i influïren en l'elaboració de lleis noves que, no obstant això, van posar cura a centrar-se en les condicions mediambientals i deixar de costat els condicionaments socials i laborals. Era molt clar que la industrialització —primer a Anglaterra i després, ficant-nos ja en el primer tram del segle XX estenent-se fins i tot a l'altre costat de l'Atlàntic— estava causant un impacte enorme en la salut de la població: els obrers, en gran part nens, suportaven llargues hores de treball dur sense a penes descans, una alimentació aberrant i exposats, a les fàbriques, a una multitud de substàncies tòxiques —arsènic, mercuri, alumini, coure, fòsfor— així com a les humitats artificials requerides en les indústries del cotó, el lli, la seda o la llana. Totes aquestes condicions provocaven anèmia, úlceres, ceguesa, paràlisi, pulmonies... però qui havia d'atrevir-se a frenar el progrés?

Les mesures es van concentrar, doncs —i això ja va significar un avanç substancial—, a ampliar les xarxes de clavegueram, millorar la retirada d'escombraries, impermeabilitzar els pous negres i estendre el sistema de *water closets*. Aquestes mesures —allà on es van posar en pràctica— van permetre reduir considerablement les malalties sense tocar el moll de l'os de la qüestió: les diferències socials que des de llavors han augmentat en progressió geomètrica.

Parlant sobre "el contagi", que era el nom que la gent donava a la pesta, Marcel Sendrail, en el seu llibre *Historia Cultural de la Malaltia*

6 RODRÍGUEZ OCAÑA, Esteban. *Por la salud de lss naciones. Higiene, microbiología y medicina social,* Madrid, Akal, 1992.

relata les epidèmies esdevingudes a França, Anglaterra, Holanda, Alemanya, Prússia, Sicília, Provença o Marsella entre 1600 i 1786 i afegeix:

> «*Aquestes epidèmies permeten nombroses observacions: les mesures de neteja són eficaces,* [resulta perjudicial] *l'excés de gents en locals insalubres, [...] la malaltia ataca esquarteradors d'animals, carnissers i moliners, però no a mariners embarcats [...] existència de nombrosos cadàvers de rates, [...] es constata que* ***haver sofert una vegada la pesta no impedia tornar-la a sofrir de nou***».

Més endavant, parlant del denominat tifus exantemàtic apunta:

> «*el 1760* ***existia en estat endèmic a les regions pobres on feia regnar la misèria i sota la forma d'epidèmia durant les guerres****. Ataca en primer lloc els soldats en lluita, en males situacions físiques, que viuen en condicions d'higiene deplorables [...] S'associa amb freqüència a la disenteria [...], ho trobem durant la Guerra dels Trenta Anys, després en el lloc de Lovaina, i en les guerres* [ataca] *els presoners i els exèrcits en lluita*».

Sendrail destaca fins i tot les observacions d'autors de l'època invocant

> «*la calor, el refredament, la humitat, una alimentació defectuosa en els famèlics, l'abús de fruites verdes i carn salada així com la freqüència de la malaltia en els que beuen aigua dels pous situats prop de les latrines*».

I finalment recull que

> «*a Europa fa estralls fonamentalment en les desembocadures dels rius, en els deltes, a les regions on hi ha pantans, aigües estancades*[7]».

---

7 SENDRAIL, Marcel. *Historia Cultural de la Enfermedad. Las Enfermedades contribuyen a la definición de una cultura. Cada sigle tiene un estilo patológico propio.* Espasa-Calpe, 1983.

Doncs bé, aquestes observacions, que tan raonables van semblar al principi als higienistes, foren aixafades fulminantment per dos esdeveniments que han marcat des de llavors la concepció de la salut i la malaltia:

- **La naixent indústria de la farmàcia**
- **Una mirada microscòpica de la malaltia**

La primera es consolidaria durant les dues guerres mundials i la segona va irrompre entre 1865 i 1885 i va monopolitzar la medicina adaptant-la a les necessitats de la industrialització, i ha trencat fins avui la relació llavors evident entre condicions de vida i malaltia[8]. L'hem denominada microscòpica perquè —com hem relatat en la primera part— va ser aquest artefacte el que va possibilitar que es pogués culpar de les malalties uns éssers vius que a causa de la seva grandària només llavors van aconseguir veure per primera vegada: els bacteris.

Va ser, diem, **la confluència d'interessos d'aquests dos grups de poder —l'industrial i el científic mèdic— la que va elevar a categoria de veritat establerta una teoria errònia** fruit d'interpretacions precipitades, prejudicis científics i culturals, superba, entossudiment, i afany de grandesa.

La poderosa indústria farmacèutica-alimentària-biotecnològica necessita l'estament mèdic pasteuritzat i viceversa. Així, la indústria paga la formació, els currículums i els privilegis als metges; i els metges, investits amb aquesta autoritat, promocionen, recomanen, i *venen* els productes de la indústria perquè els diners flueixin i retornin en un cercle viciós que s'ha convertit en un dels més potents enemics de la salut, i és a més la tercera causa de mort al món.

La Teoria Microbiana va prestar doncs un doble servei al procés d'industrialització: d'una banda va oferir a la indústria farmacològica

8 La Dra. Suzanne Humphries explica amb tot detall i documenta amb rigor i profusió de dades aquesta relació, aplicant-la a la història de les vacunacions en el seu llibre *Dissolving Illusions. Disease, Vaccines and the Forgotten History*, 2013: *http://vaksini.eu/dissolving_illusions.html.*

—i posteriorment a la biotecnològica— la possibilitat de crear i vendre productes contra les malalties; per una altra, va alliberar la resta de les indústries de la responsabilitat d'estar deteriorant la salut de la gent —i del planeta— amb els seus productes, residus i condicions laborals. No és d'estrany que l'Enciclopèdia *Britànica* defineixi així a Pasteur: *"químic francès i microbiòleg les contribucions del qual van estar entre les més variades i valuoses en la història de la ciència* ***i la indústria****"*[9].

I així, en nom d'aquesta aliança, es va decidir que els bacteris dispsaven d'*armes de destrucció massiva* ocultes i es va passar a la fase següent: la guerra preventiva contra aquestes, és a dir, les campanyes de vacunació.

9 No és sobrer comentar que la famosa *Enciclopèdia Britànica* va publicar la darrera edició *lliure* entre 1875 i 1890, ja que a partir de llavors la va comprar la *Standard Oil Company*, propietat de la família Rockefeller, que per aquests anys començava a desplaçar el seu radi d'acció del petroli als medicaments, i a establir llaços amb el seu homòleg a Europa, *IG Farben*, els dirigents del qual els jutjaren a Nuremberg per crims contra la humanitat. *http://www.reformation.org/britannica.html.*

2. Qüestionant la Teoria Microbiana de la malaltia

ELS QUADERNS DE NOTES DE LABORATORI OCULTATS PER PASTEUR I LA SEVA FAMÍLIA DURANT MÉS DE CENT ANYS DESVELEN QUE EL SEU TREBALL ES VA BASAR EN EL PLAGI I EL FRAU CIENTÍFIC. ELS POSTULATS DE KOCH NO DEMOSTREN LA TEORIA MICROBIANA, SINÓ QUE LA REFUTEN.

No hi ha forma de poder sobre la gent
que pugui exercir-se si no és a través de la mentida.
AGUSTÍN GARCÍA CALVO

Volem desmuntar aquesta guerra preventiva, començant per un qüestionament de la teoria que li dóna suport: la *Théorie Microbienne*, *Germ Theory* o *Teoria Microbiana* de la malaltia. Reprenem doncs, el que hem narrat des d'una perspectiva històrica per exposar-ho breument des d'un enfocament sistemàtic. Volem qüestionar aquesta teoria, és a dir, volem fer-nos preguntes sobre la qüestió —i volem fer-li preguntes— des de diferents punts de vista que ens portaran a la conclusió irrevocable que —com va ocórrer en 2003 a l'Iraq— les armes de destrucció massiva solament estaven en la imaginació i l'avarícia depredadora dels qui acusaven, i per tant es tracta d'una teoria errònia que no justifica la declaració de guerra.

Què ens diuen la lògica i el sentit comú? I la història? Va ser realment Pasteur un benefactor de la humanitat, un científic abnegat, un geni? I posant-nos més estrictes: per què Pasteur va demanar a la seva família que ocultés les seves notes de laboratori? On són les proves de la seva teoria? Amb quins criteris hem de valorar-la? Hi ha altres explicacions per als mateixos fenòmens? Com hem fet al llarg d'aquest treball, aportarem les nostres respostes, fruit de la reflexió crítica i animats per la recerca de la veritat i del desig d'ajudar els qui ens llegeixin amb un esperit obert.

Si la Teoria Microbiana fos certa, i considerant que els bacteris són els éssers vius més antics i abundants del planeta, capaços de resistir les condicions de vida més extremes, sembla raonable pensar que la humanitat —i, si apurem, tota espècie animal i vegetal que *ataquessin*— s'hauria extingit exterminats per aquests. Podem suposar una situació equivalent: què ocorreria si abandonéssim en una illa deserta una dotzena de persones junt amb centenars d'assassins psicòpates armats fins a les dents?

PASTEUR: FRAUS I PLAGIS

Hi ha tres anàlisis rigoroses i demolidores, realitzades en 1923, 1940 i 1995, que aclareixen qui s'amagava darrere del mite de Louis Pasteur[1]:

Pasteur va plagiar el seu predecessor, el biòleg i professor de farmàcia **Pierre Jacques Antoine Béchamp,** i altres científics, i es va apropiar del treball dels seus col·laboradors per atribuir-se personalment tot el mèrit dels seus descobriments. D'una banda, va tergiversar i va confondre els plantejaments de Béchamp —que postulava que els microorganismes canvien de forma i funcions a partir de les condicions de l'entorn (pleomorfisme)— per afirmar que en lloc de conseqüència, els microbis són causants de les malalties. Una

1 HUME, Ethel Douglas. *Béchamp or Pasteur? A lost chapter in the History of Biology*, 1923; PEARSON, R.B. *Pasteur: Plagiarist, Impostor. The Germ Theory Exploded*, 1942. Reeditats per *Bechamp.org* en 2006: *http://www.mnwelldir.org/docs/history/biographies/bechamp-or-pasteur.pdf.* GEISON, Gerald L. *The private science of Louis Pasteur*. Princeton University Press, 1995. Dos capítols clau disponibles a la xarxa: *http://www.mini4stroke.tweakdsl.nl/histmedsc/geison.pdf*

idea que tampoc era seva, ja que cent anys abans, en 1762, el doctor **M. A. Plenciz** havia publicat ja un llibre titulat *Germe Theory of Infectious Disease (Teoria Microbiana de les Malalties Infeccioses).*

A més, Pasteur *va arreglar* els resultats dels seus experiments perquè encaixessin amb la barreja mental que havia tret de les seves apropiacions: tot molt científic, com pot veure's. Això explicaria potser per què amb encara 55 anys, va demanar a la seva família que els seus quaderns de treball de laboratori no es fessin públics. Per què algú que va dedicar anys a alimentar la seva llegenda, algú que introduïa tots els seus treballs citant-se a si mateix, que va arrabassar tot el mèrit als seus col·laboradors i que va ser considerat un heroi nacional a qui l'estat francès va estipular una pensió de 25.000 francs que passaria a la seva descendència, li va aixecar un centre d'investigació que encara avui es considera dels primers del món i li va pagar fins i tot un enterrament de luxe quan morí, no voldria mostrar el testimoniatge més genuí del seu geni, de la seva labor diària llegendària durant quaranta anys?

Les notes de treball d'altres científics, com **Michael Faraday** o **Claude Bernard**, han servit per a admirar i conèixer en profunditat el seu treball o per a observar debilitats que han inspirat noves investigacions. No obstant això, no vam poder disposar dels 102 quaderns amb les notes que Pasteur va prendre durant quaranta anys fins a la mort del seu nét en 1971. Quatre anys després, un historiador de Princeton, el professor Geison, va dur a terme un estudi exhaustiu de les deu mil pàgines ocultes durant vuit dècades. En 1993, Geison va presentar un informe a l'Associació Americana per a l'Avanç de la Ciència en el qual desvelava que Pasteur va publicar informació fraudulenta i que era culpable de mala conducta científica en violar les regles de la medicina, la ciència i l'ètica.

Quan es consulta una enciclopèdia en paper o a la xarxa sobre la Teoria Microbiana, s'afirma que Pasteur la *va demostrar* al·ludint als seus treballs sobre fermentació i descomposició, però ja hem vist en la segona part que es tracta de processos biològics que no tenen a veure res amb la possible toxicitat dels bacteris, sinó més aviat al contrari, amb programes d'emergència per a solucionar desequilibris. La veritat és que en tota la generació de grans homes que van culpar els bacteris començant per Pasteur no tenien ni la més remota idea de quin podia ser el **mecanisme biològic** pel qual provocaven la malaltia, de manera que van fer les seves afirmacions així, a cop d'ull.

KOCH: POSTULATS A LA CARTA

Ara bé, si s'aprofundeix una mica més o es pregunta als qui defensen aquesta teoria paranoica dels enemics invisibles, llavors, indefectiblement surten a col·lació els famosos *Postulats de Koch*, al·ludint a **Robert Koch** de les aventures del qual hem parlat en la primera part d'aquest treball i altre dels principals protagonistes de guerra contra els microbis. La popular i gens sospitosa de dissident *Wikipedia* recull així els seus postulats[2]:

1. *El microorganisme s'ha de trobar en abundància en tots els organismes que sofreixen la malaltia,* ***però no en organismes sans.***
2. *El microorganisme* ***s'ha d'aïllar*** *de l'organisme malalt i cultivat en cultius purs.*
3. *El microorganisme cultivat* ha de *causar la malaltia en introduir-se en un organisme sa.*
4. *El microorganisme* ***s'ha d'aïllar*** *de nou de l'organisme en el qual ha estat inoculat i identificat com a idèntic a l'agent causal específic original.*

Com observa el lector, un exemple de lògica rigorosa al més pur estil teutó. El problema és que són tan lògics i rigorosos que **no es compleixen per a cap malaltia considerada infecciosa.** Una asseveració que no fem nosaltres, sinó que va aparèixer tal qual el 29 de març de 1909 en la prestigiosa revista *The Lancet: «els postulats de Koch es compleixen rarament o mai».* Així que, mentre Pasteur es va dedicar a adaptar la realitat a les seves previsions teòriques manipulant els seus experiments, Koch va fer el contrari: adaptar els seus postulats a una realitat pertinaç que es resistia a plegar-se a ells.

El primer que va desaparèixer en tots els documents va ser l'afegitó del primer postulat: «*però no en organismes sans*» a causa de la gran

2 *https://en.wikipedia.org/wiki/koch%27s_postulates*

quantitat de persones sanes en les quals trobava el "bacteri causal", cosa perfectament òbvia atès que som el seu hàbitat natural com hem vist. Però aquests grans homes ja no paraven esment a l'obvietat: estaven decidits a passar a la història... i tenien darrere poders enormes disposats a tirar-los una mà.

Fixi's també el lector en un altre detall interessant: els postulats 1, 2 i 4 són taxatius en la formulació: "ha de", mentre el postulat 3 suavitza el to: "deu". Aquesta distinció es produeix exactament igual en anglès: "must" per als postulats forts i "should" per al tercer postulat, i en alemany amb els verbs "muss" i "solte". A què es devia aquest aparentment petit matís? Molt senzill: Koch es va trobar una altra resistència impertinent de la realitat: no tot el que s'exposava a l'"agent infecciós" emmalaltia. Així i tot, per mantenir costés el que costés la teoria, van anomenar aquests casos "infeccions latents, silencioses o subclíniques", però infeccions!... malgrat l'absència total de símptomes clínics.

De manera que els postulats no han servit tampoc per a demostrar la validesa de la Teoria Microbiana, sinó que més aviat pot dir-se'n el contrari: que **han servit per a refutar-la**. Però aquest inconvenient no ha importat molt els defensors a pesar que la constatació que es tracta simplement d'una veritat assumida, d'un dogma en el més estricte sentit de la paraula té ja més d'un segle: «*Tota l'estructura de la Teoria Microbiana de la Malaltia descansa sobre* ***assumpcions*** *les quals no solament no han estat provades, sinó que són* ***impossibles de provar*** *i moltes es poden considerar com el* ***revers de la veritat***», paraules pronunciades pel Dr. **M. L. Leverson** durant una conferència a Londres el 25 de maig de 1911.

I així, després de més de cent anys, un pot explorar *PubMed* —un dels motors de cerca d'articles d'investigació biomèdica més potents, amb 4800 revistes de 70 països— fins a l'extenuació sense trobar un sol article que **demostri** la relació causal entre bacteris i malalties, però en trobarà fàcilment milers, desenes de milers —que es convertiran en centenars de milers— d'articles que **assumeixen** aquesta relació.

LES TEORIES CONTRÀRIES A PASTEUR SÍ QUE HAN ESTAT DEMOSTRADES

Al contrari del que veiem que ocorre amb la Teoria Microbiana, els pocs científics que van continuar les investigacions sobre el pleomorfisme —iniciades cap a 1800 i impulsades per Béchamp— no han estat precisament glorificats en els altars, ni se'ls han concedit pensions vitalícies de cap govern i amb prou feines consten en les històries de la medicina i la ciència si no és per desqualificar-los o directament considerar-los estafadors, a pesar que ells sí que han aportat evidència empírica, lògica i rigorosa de les seves teories.

En els anys vint, **Royal Raymond Rife** va dissenyar i construir un microscopi capaç d'aconseguir 60.000 augments mantenint els cultius vius; el microscopi electrònic, desenvolupat també per aquesta època aconseguia el mig milió d'augments, però la potent radiació matava tot el que es col·locava sota la lent. D'aquesta manera, el microscopi de Rife —5.862 peces i 14 cristalls de quars esmerilat— podia observar els processos vitals en viu. Així és com Rife va observar uns microelements diminuts en fongs i llevats que podrien tractar-se de les *microzimas* proposades vuitanta anys abans per Antoine Béchamp com les unitats més petites de la vida, les mateixes que **Gunther Enderlein** descriuria en el llibre publicat en 1925, *Bakterien Cyclogenie (El Cicle Vital del Bacteri)* denominaria *Pròtids,* Wilhelm Reich trobaria en els anys trenta i anomenaria *bions* i **Gaston Naessens** en els anys setanta denominaria *somatides*[3].

El fenomen que tots aquests investigadors han plantejat amb noms diferents i des de perspectives diferents, i que en definitiva consisteix en la capacitat dels bacteris de canviar de forma segons les condicions en les quals es trobin i la funció que hagin d'exercir, ha estat provat experimentalment.

En 1914, el Dr. **Edward C. Rosenow** va dur a terme un experiment controlat en *el Mayo Biological Laboratory*, Rochester, Minnesota, durant el qual va observar com estreptococs es transformaven en pneumococs en alterar el mitjà introduint matèria orgànica morta; una

3 Més detalls i referències sobre Pleomorfisme en la secció *Perseguir la pista.*

vegada revertit el canvi els bacteris van retornar a la forma original. Aquest experiment s'ha repetit en altres ocasions i s'ha constatat la transformació de *cocci* en *bacilli* o de *coccus* de la pneumònia en *bacillus* del tifus.

TEORIA MICROBIANA Monomorfisme (PASTEUR)	TEORIA CEL·LULAR Pleomorfisme (BECHAMP)
Les malalties provenen dels microorganismes que viuen fora del cos.	Les malalties provenen de microorganismes a l'interior de les cèl·lules del cos.
Hem de lluitar contra els microorganismes.	Aquests microorganismes normalment compleixen funcions de construcció i assistència en processos metabòlics.
La funció dels microorganismes és constant.	La funció dels microorganismes canvia quan el cos mor o sofreix agressions mecàniques o químiques.
Les formes i colors dels microorganismes són constants.	Els microorganismes canvien les de formes i colors en relació amb el medi.
Cada malaltia està associada aun microorganisme específic.	Cada malaltia està associada a una condició particular.
Els microorganismes són agents causals primaris.	Els microorganismes es converteixen en *patògens* quan la salut del cos es deteriora. Aquesta condició és l'agent causal primari.
Les malalties poden atacar a qualsevol.	Les malalties apareixen sota condicions no saludables.
Per prevenir les malalties hem de *construir defenses*.	Per prevenir les malalties hem de crear condicions saludables.

UNA PROVA INDIRECTA?

Arribats a aquest punt, és possible que el lector es pregunti si el fet *evident* que els antibiòtics *funcionen* no representa una espècie de prova indirecta que ens diu que la Teoria Microbiana pot ser certa. Com que considerem que és una pregunta legítima tenint en compte com de profundament ha calat la visió bel·licista i paranoica de la malaltia i malgrat el que hem explicat des d'un punt de vista més tècnic en el capítol 2 de la Segona Part, plantejarem un exemple que ens permetrà comprendre des d'un punt de vista més simple i lògic la importància que té replantejar-nos aquesta visió.

Posem que el nostre habitatge es troba en un estat lamentable: les canonades estan deteriorades a causa de la mala qualitat de l'aigua, la instal·lació elèctrica està sobrecarregada per la quantitat d'electrodomèstics que utilitzem diàriament i els fusibles salten constantment, les parets estan plenes d'humitat perquè no ventilem adequadament les habitacions... la situació ha arribat a tal extrem que contractem una quadrilla d'operaris —paletes, electricistes i lampistes— per reparar els danys.

Un bon dia comencen a treballar a raó de vuit o deu hores diàries i llavors comencem a sofrir les molèsties que suposa el tràfec per casa de diverses persones estranyes carregades amb eines, galledes, sacs i altres materials, la molèstia del soroll dels trepants, les talladores i les martellades, i la contrarietat que suposen els talls d'electricitat perquè no podem veure tranquil·lament la televisió.

Llavors demanem als operaris que en lloc de treballar deu hores diàries ho facin solament quatre per reduir les molèsties. Immediatament sentim alleujament: els sorolls estridents desapareixen tota la tarda i podem veure sense interrupcions el nostre programa favorit. Estem tan contents i alleujats que no ens hem adonat d'una cosa: les reparacions trigaran el doble, potser més.

Els dies passen i les molèsties, encara que només als matins, continuen. De manera que arribem a tal punt d'angoixa que manem parar completament als operaris. És llavors quan ens adonem d'una cosa: les molèsties eren tan immediates i concretes que les havíem identificades amb el problema i havíem oblidat que el veritable problema era l'estat de la casa. D'aquesta manera, com més suavitzem les molèsties, més temps trigarà la reparació. Si identifiquem les molèsties amb el problema, la reparació no es realitzarà; si som conscients que el problema és la reparació i les molèsties un inconvenient necessari, podem fer l'esforç d'aguantar el màxim possible perquè la reparació s'acabi també al més aviat possible.

Doncs bé, si substituïm les reparacions de la casa pels veritables problemes de salut, les molèsties dels operaris pels símptomes del treball de reparació i reequilibri dels nostres sistemes biològics, i la reducció d'horari de treball o la parada total amb els antibiòtics, tenim el quadre complet: els antibiòtics no guareixen malalties, el que fan és reduir símptomes molests —de vegades molt greus i per això podem valorar la necessitat d'utilitzar-los— però sempre al preu d'allargar o tallar el procés curativu o de reequilibri.

La clau està doncs en el nostre concepte de *malaltia*: una febre no és una malaltia, una inflamació no és una malaltia, una tos no és una malaltia, les tremolors, vòmits, marejos, falta de gana, pujades de temperatura... són les molèsties del treball de reequilibri. Antibiòtics, antipirètics, antiinflamatoris i en definitiva antiprocessos de reequilibri tan solament aconsegueixen alleujar al preu de retardar o impedir la veritable solució del problema, que no trigarà a tornar a presentar-se amb major intensitat.

I aquest exemple ens permet també situar en un context adequat la utilitat dels anomenats *remeis naturals*. Si en comptes d'utilitzar un antibiòtic o qualsevol altre fàrmac amb efectes secundaris potents utilitzem recursos no agressius, el que farem és alleujar els símptomes molt suaument, i permetrem així continuar la reparació i sense quasi efectes secundaris. I hi ha una tercera possibilitat: aguantar dejunant o prenent sucs o brous de verdura i reposant al màxim per facilitar que el procés de reparació es dugui a terme de la forma més espontània possible al ritme de la naturalesa.

UN EXPERIMENT SENZILL I REVELADOR

Per finalitzar aquesta secció volem proposar el raonament lògic següent aprofitant el rigor de les propostes de Koch: aplicarem els seus postulats a les causes de malaltia que van defensar els mèdics higienistes del segle XIX: les condicions de vida. Podríem reescriure'ls d'aquesta manera:

1. *Condicions de vida, comportaments i hàbits insans, com una alimentació industrialitzada, treball esgotador amb horaris d'esclavitud, falta total de descans i relaxació, estrès constant, contaminació de l'aigua, la terra i l'aire, ciutats superpoblades... s'han de trobar en abundància en totes les persones que sofreixen la malaltia, però no en persones sanes.*
2. *Aquestes condicions s'han d'aïllar i d'identificar en la persona malalta i distingir-les acuradament d'altres comportaments saludables.*
3. *Si aquestes condicions les imposem a una persona sana i fem que les integri en la seva manera de vida, han de causar la malaltia.*
4. *En aquesta persona han de poder identificar-se aquests hàbits insans.*

Ara proposem al lector l'experiment següent: que prengui aquests postulats que hem reformulat —i demanem disculpes humilment per esmenar la plana a l'egregi professor— i els apliqui al seu entorn immediat o a si mateix, i comprovi fins a quin grau es compleixen.

3. Desmuntant «el principal assoliment de la investigació biomèdica»

LES VACUNES NO TENEN SENTIT BIO-LÒGIC NI BASE TEÒRICA, COM A CONSEQÜÈNCIA D'AIXÒ NO HAN ERADICAT MALALTIES NI PODEN PROTEGIR CONTRA AQUESTES, TOT EL CONTRARI: SÓN PERILLOSES PER A LA SALUT I LA VIDA ENCARA QUE ES MANTENEN A CAUSA DEL PODER DELS FABRICANTS I EL NOSTRE DESISTIMENT DE RESPONSABILITAT.

Informació no és coneixement
Giovanni Sartori

Una formulació concisa de la visió oficial del "principal assoliment de la investigació biomèdica" podria ser la següent: Les vacunes són un tipus de fàrmac que s'administren des del mateix moment de néixer, per entrenar el Sistema Immunitari i que fabriqui anticossos específics per lluitar contra bacteris i virus i així prevenir o eradicar les malalties que causen.

Examinem un per un els elements d'aquesta descripció:

LES VACUNES SÓN UN TIPUS DE FÀRMAC...

Segons les fitxes tècniques disponibles a la pàgina web de l'Associació Espanyola de Pediatria[1] des de la qual pot accedir-se a totes les vacunes

1 *http://vacunasaep.org/profesionales/fichas-tecnicas-vacunas/resultados?diseases=31*

que es comercialitzen per a cada malaltia concreta, les vacunes contenen d'una banda, virus vius, atenuats, fraccionats o inactivats —en alguns casos conreats en embrions de pollastre o en ous de gallina i en altres produïts mitjançant enginyeria genètica—, antígens (components) de virus o toxoides, és a dir, toxines bacterianes atenuades; i per una altra una sèrie de substàncies adjuvants (potenciadores) o conservants: pertactina, fímbries (apèndixs bacterians), virosomes (càpsules amb proteïnes de virus però sense informació genètica), fenoxietans, alumini, formaldehid, etanols, neomicina, estreptomicina i albúmina humana recombinant.

Les conseqüències que aquest arsenal de substàncies té en l'organisme, especialment en bebès i nens no es coneixen amb exactitud. I això per la senzilla raó que hi ha poc o cap interès a conèixer-les[2]. El que sí que sabem és que **tota substància estranya introduïda en el cos provoca una reacció**[3]. Molts metges i personal sanitari han observat reaccions immediates en el moment d'administrar les vacunes. Però la veritat és que es neguen o minimitzen la majoria de les reaccions greus i en pràcticament tots els casos les famílies passen per un procés

2 A ningú se li escapa l'obvietat que els fabricants no estiguin interessats a indagar molt en els problemes, perills i falta d'efectivitat dels seus productes. A títol d'exemple, una revisió de la prestigiosa *Colaboración Cochrane* de la triple vírica (MMR) concloïa que «el disseny i la informació sobre esdeveniments de seguretat en els estudis sobre la vacuna MMR, tant pre com postvenda són totalment inadequats». DEMICHELI V, RIVETTI A, DEBALINI MG, Vaig donar PIETRANTONJ C. *Cochrane Database Syst Rev.* 2012 Feb 15;2:CD004407. *http://www.ncbi.nlm.nih.gov/pubmed/22336803.*

3 El Tribunal Suprem dels Estats Units sembla compartir la nostra opinió sobre la perillositat de les vacunes: en un dels seus pronunciaments —que pot llegir-se íntegrament en aquest enllaç: *https://www.law.cornell.edu/supct/html/09-152.zd.html— diu: "les vacunes són inevitablement insegures".* En tot cas, com sens dubte deu haver observat el lector, no hem volgut centrar la nostra anàlisi crítica de les vacunes en aquest aspecte especialment cridaner, però que no deixa de ser una conseqüència més de la qüestió clau que desqualifica les vacunes: la falta de sentit biològic. El lector interessat pot ampliar informació en la secció *Perseguir la pista.*

llarg abans d'aconseguir que es reconeguin i indemnitzin en aquells països on això succeeix.

Segons la FDA (Administració de Drogues i Medicaments) del Departament de Sanitat nord-americà, **només es notifica un 1% de les reaccions adverses greus**; només als Estats Units això representa mil reaccions greus i 200 morts[4]. Als Estats Units 3.000 nens moren **en els 4 dies següents a l'administració de vacunes**, però cap metge n'esmenta la possible relació, de fet s'estima que es produeixen cada any entre 5.000 i 10.000 morts a causa de la Síndrome de Mort Sobtada del Lactant i la màxima incidència es registra entre els 2 i els 4 mesos, **coincident amb les primeres vacunes**[5].

Recentment, la immunòloga de la Universitat de Harvard, Tetyana Obukhanych, ha dirigit una carta oberta a responsables polítics dels Estats Units en la qual, entre moltes altres dades i referències, cita un estudi recent dut a terme en Ontario, Canadà[6] segons el qual les vacunacions provoquen la visita a urgències d'un nen de cada 168 vacunats als dotze mesos, i d'un de cada 730 vacunats als 18 mesos.

Els efectes adversos documentats abasten un ventall amplíssim d'afeccions i problemes de salut: alteracions digestives, diarrea, soriasi, paràlisi, insuficiència renal, epilèpsia, malalties pulmonars, reumatisme, convulsions, vertigen, encefalitis, pneumònia, tetraplegia, síndrome de West, malaltia de Hodgkin, alteracions cromosòmiques, malformacions i enverinament[7].

---

4 Alan G. PHILLIPS, "Dispelling Vaccinations myths: an introduction to the contradictory between medical science and Inmunization policy", 2007 (*www.vaccinerights.com*).

5 *http://www.concienciadeser.es/vacunas/disipando_mitos_vacunacion.html.*

6 WILSON *et al.* (2011) "**Adverse events following 12 and 18 month vaccinations: a population-based, self-controlled case series analysis**". *PLoS One* 6:i27897.

7 A partir de documents citats en la secció *Perseguir la pista.*

La investigació que el neurocientífic i neuropsicòleg **Andrew Moulden**[8] va realitzar fins a la recent defunció en 2013 mostra que **totes i cadascuna de les vacunes** causen, en major o menor mesura, alteracions del flux sanguini —algunes immediates, altres retardades; algunes agudes, altres cròniques— que provoquen danys cerebrals que per acumulació poden portar a la mort.

El Dr. Moulden va dissenyar un sistema de detecció i mesurament d'aquestes *cremades* microscòpiques provocades per la resposta del cos i en particular de la sang a les substàncies estranyes contingudes en les vacunes i que penetren en la sang i els teixits de manera contínua durant els anys que duri el procés de les vacunacions, encara que una vegada iniciat el procés de deterioració pot continuar per si mateix encara que no es continuï vacunant.

L'acumulació de glòbuls blancs que arriben a doll a fer-se càrrec dels tòxics inoculats fa que en els capil·lars sanguinis microscòpics s'obstrueixi el flux de la sang i provoque hipòxia o falta d'oxigen i nutrients. A més, per impedir que aquesta aglomeració acabi abocant plasma cap als teixits, els capil·lars s'autocauteritzen. Quan això ocorre massivament comencen a produir-se danys que poden arribar a ser molt greus:

- en el cervell: hemorràgia intercerebral,
- en els ossos: ossos fràgils,
- en el tronc cerebral: mort sobtada del lactant (en perdre's el control automàtic de la respiració), meningitis, encefalopaties o Síndrome de West,
- en vies motores: paràlisi, Síndrome de Guillem Barré, convulsions,
- en òrgans interns: colitis, còlon irritable, fibromiàlgia, fatiga crònica, trastorns psiquiàtrics,
- en bebès i nens: trastorns del espectre autista, dèficit d'atenció, trastorns d'aprenentatge, Síndrome d'Asperger...

8 *http://vactruth.com/2009/07/21/dr-andrew-moulden-interview-what-you-were-never-told-about-vaccines/.*

...QUE S'ADMINISTREN DES DEL MATEIX MOMENT DE NÉIXER...

Encara que hi ha variacions entre els calendaris de les diferents comunitats autònomes, prenent com a referència el *Calendari de Vacunacions* de l'Associació Espanyola de Pediatria 2015[9], les vacunes es divideixen en tres categories:

- "Sistemàtiques": Hepatitis B, Diftèria-Tètanus-Tosferina, *Haemophilus influenzae* tipus b, Poliomielitis, Meningococ C, Pneumococ, Xarampió-Rubèola-Parotiditis, Virus del papil·loma humà.
- "Recomanades": Meningococ B, Rotavirus, Varicel·la.
- "Grups de risc": Grip, Hepatitis A.

La majoria s'administren als 2, 4 i 6 mesos; algunes es reforcen als 12-15 mesos, altres als 15-18 i unes altres als 2, 6 i 11-12 anys. Cal destacar una vacuna la primera dosi de la qual s'administra en néixer: la de l'Hepatitis B que inclou antígens de superfície de la Hep B produïts en cèl·lules de llevat mitjançant tecnologia d'ADN recombinant, és a dir, mitjançant enginyeria genètica.

A més hi ha un grup important de vacunes "sistemàtiques" i "recomanades" que s'administren entre els 2 i els 18 mesos que, segons hem vist correspon al període sensible en el qual el bebè realitza un procés complex i delicat de maduració per integrar sistemes metabòlics, endocrins i neurofisiològics, incloent-hi molt especialment els processos de reciclatge que la medicina moderna anomena immunològics[10].

9 *http://vacunasaep.org/sites/vacunasaep.org/files/calvacaep_2015_principal_tabla.pdf*

10 Carlos González se sorprèn en el seu llibre que algunes persones considerin una contradicció la seva posició respecte a les vacunes i la seva defensa de la lactància materna i la criança amb inclinació, i explica que ell simplement defensa totes aquestes coses perquè les recomana l'OMS. Doncs bé, nosaltres sí que creiem que hi ha tal contradicció, ja que el nostre criteri no es basa en els dictats d'una institució demostradament corrupta, sinó en la coherència amb una determinada concepció de la salut i de la vida. Per això ens sembla una contradicció estar a favor de la lactància natural i la inclinació —el que

És molt important insistir que —fins al moment i a pesar que una majoria de la població sembla advocar per un canvi legal en aquest sentit[11]— **les vacunes infantils no són obligatòries a Espanya** ni en la majoria dels països del món. Encara que la classificació de l'AEP indueix a error quan distingeix entre "recomanades" i "sistemàtiques", totes són recomanades amb l'excepció que es declari una emergència[12].

---

suposa respectar els ritmes de la Naturalesa i reconèixer la seva capacitat per afavorir el desenvolupament saludable i harmònic de la nova vida— i al mateix temps defensar la introducció de substàncies estranyes i tòxiques en un bebè durant el període més sensible del seu desenvolupament, saltant-nos feliçment els ritmes establerts per la Naturalesa. Seguint la seva línia d'argumentació és més que probable que González es mostri d'acord amb el pediatre nord-americà Paul Offit, creador de la vacuna *Rotateq* —691 milions de dòlars venuts en 2013— i que va afirmar sense immutar-se que els bebès sans podrien rebre fins a 100.000 vacunes en una sola injecció —això sí, posteriorment va corregir aquesta afirmació i va canviar la xifra a 10.000. La publicació original pot veure's en l'enllaç següent: *http://www.whale.to/vaccine/offit%20June%202006.pdf.*

11 Els resultats d'una enquesta en línia realitzada el 5 de juny pel diari *La Vanguardia*, no poden ser més rotunds: de 3.738 respostes a la pregunta *Creu que la vacunació infantil ha de ser obligatòria per llei?* un 86% va ser favorables a l'obligatorietat, un 12% es va mostrar en contra i un 2% no es va definir. No obstant això, hem pogut llegir en una de les milers de revistes amb suport oficial en la qual s'ha analitzat l'impacte de la informació crítica sobre vacunes que "accedir a una web crítica amb les vacunes entre cinc i deu minuts incrementa la percepció de risc de la vacunació i disminueix la percepció de risc de no vacunar-se així com la intenció de fer-ho". Resulta veritablement sorprenent que cinc minuts a la xarxa li bastin a un ciutadà mitjà per contrarestar l'aclaparant informació provacunes que inunda la societat. BETSCH C, RENKEWITZ F, BETSCH T, ULSHÖFER C. "The influence of vaccine-critical websites on perceiving vaccination risks". *J Health Psychol.* 2010 Apr;15(3):446-55. *http://www.ncbi.nlm.nih.gov/pubmed/20348365.*

12 Que sapiguem, l'única vegada que s'ha fet ús d'aquesta mesura excepcional va ser en 2010, quan un jutge ordenà la vacunació forçosa de 35 nens després de produir-se un "brot" de xarampió amb mig centenar de casos al barri del Albaycín, Granada. Fins a on sabem, una part d'aquests nens continua sense vacunar a dia d'avui ja que els seus pares es neguen a complir l'ordre. Aquest cas contrasta amb un altre produït dos anys després en un

...PER ENTRENAR EL SISTEMA IMMUNITARI...

En el capítol 6 de la Segona Part hem vist com el concepte bel·licista que la medicina moderna té del Sistema Immunitari és totalment erroni fins al punt que seria més raonable canviar el nom per un altre més d'acord amb les seves funcions; la nostra proposta ha estat Sistema de Regulació de la Simbiosi.

Una mostra reveladora de les simplificacions de la medicina moderna i els errors als quals pot conduir és que en el marc de la SIDA es considerin els limfòcits T com "les defenses" menyspreant totalment el paper dels limfòcits B i fins i tot considerant els anticossos com a senyal negatiu, com un diagnòstic de condemna; i no obstant això, en el marc de les estratègies de vacunació, ocorri exactament el contrari: s'identifica la immunitat amb els anticossos i s'oblida la resta de les cèl·lules i reaccions fins i tot reconegudes oficialment.

Arribats a aquest punt disposem d'uns coneixements mínims que ens permeten veure clarament com tots dos s'equivoquen:

- **S'equivoquen els especialistes de la SIDA en considerar que els limfòcits T (CD4) són "les defenses"**, en primer lloc perquè la seva labor bàsica és la neteja i el reciclatge de cèl·lules mortes i en segon lloc perquè només mesuren el 2-4% que hi ha en sang sense tenir en compte que la majoria es troba realitzant les seves tasques en diferents llocs de la matriu extracel·lular i òrgans.
- **S'equivoquen els especialistes en vacunes en considerar que els anticossos protegeixen contra els microbis**, en primer lloc perquè qui regula les poblacions de microbis i les controla si s'extralimiten són els limfòcits T[13] —amb el seu perfil Th1 que

barri marginal de Sevilla: a pesar que la xifra de casos va ser molt superior —1759 casos— no es va prendre cap mesura judicial. La diferència: mentre que el cas de Sevilla s'atribueix a motius de "marginalitat social", en el cas de Granada es tractava de pares que havien pres la decisió conscient de no vacunar —cosa que l'administració denomina "motius ideològics".

13 Una publicació de 2012 en la revista *Immunity* recull la perplexitat dels

produeix gas ON— i en segon lloc perquè no hi ha anticossos específics per a cada tipus de microbi, com veurem a continuació.

...I QUE FABRIQUI ANTICOSSOS ESPECÍFICS PER LLUITAR CONTRA BACTERIS I VIRUS...

Al que hem apuntat sobre les interpretacions errònies de les reaccions immunitàries, hi afegirem aquí una mica més sobre la suposada especificitat dels anticossos, una de les claus en les quals es recolzen les vacunes.

La "reacció anticòs-antigen" es considera "una de les pedres angulars en la resposta immunitària", la seva característica bàsica de la qual és l'especificitat, fins al punt que la imatge més utilitzada per referir-se a aquesta reacció és la de "clau-pany". D'altra banda, s'han estès els tests d'anticossos per diagnosticar infeccions basant-se precisament en aquesta especificitat, de manera que si es detecta un anticòs determinat, és perquè en la sang del pacient és present l'antigen específic contra el qual s'ha format.

Doncs bé, en 1969 l'il·lustre immunòleg australià Sir **Gustav Nossal** va escriure[14]:

> *«Una molècula d'anticòs que es forma després que s'injecta un antigen, sovint també* ***es pot combinar amb un segon***

investigadors en comprovar que d'una banda "ratolins infectats amb el virus VSV (vesicular stomatitis virus) poden sofrir una invasió fatal del sistema nerviós fins i tot quan tenen concentracions altes d'anticossos contra el VSV en el seu sistema" i no obstant això observant la infecció per VSV en ratolins amb limfòcits B que no podien produir anticossos, els ratolins sobrevivien mitjançant mecanismes bioquímics que no necssitaven anticossos. KHANNA, K.M. and LEFRANC, L. "B Cells, Not Just for Antibody Anymore"; MOSEMAN, E. i equip. "B Cell Maintenance of Subcapsular Sinus Macrophages Protects against a Fatal Viral Infection Independent of Adaptive Immunity". *Immunity* 36, 415–426, March 23, 2012.

14 Referència per a cites de Nossal i Machaloni: "The Emperor´s New Virus?". Commentary by The Perth Group. 20th Sep 2011. pàg. 45; Nota 19: *http://www.theperthgroup.com/other/envcommentary.pdf*

antigen*... és a dir, l'anticòs produeix una reacció creuada amb el segon antigen.»*

El terme "reacció creuada" implica reconèixer que l'antigen no és específic, encara que es resisteixin a dir-ho clarament i utilitzin l'adjectiu *creuada* per suggerir que és una reacció *desviada*. L'immunòleg **John Marchalonis** ho explica així:

«Durant molts anys es va considerar que un anticòs particular lligava solament l'antigen pel qual s'havia format... En realitat, va sorgir el concepte que els anticossos monoclonals [que són tots la mateixa molècula] han de ser monoespecífics [solament reaccionen amb un antigen]. La comunitat d'immunòlegs es va escandalitzar quan va saber que les cèl·lules B [les superfícies de la qual tenen molècules d'anticossos adherides a aquestes podrien ser polireactives quan es tracta de lligar a la seva superfície antígens múltiples que eren complexos i que aparentment no estaven relacionats entre si.»

És a dir, novament, tots perplexos davant l'evidència i contra les idees preestablertes. Però la cosa ha anat més lluny: en el 2005 **Predki** i els seus col·legues van escriure el següent:

«La literatura científica ***està repleta d'exemples d'anticossos que produeixen reaccions creuades****... Si s'ignora, aquesta reactivitat creuada pot arribar a tenir conseqüències adverses. La capacitat d'avaluar i identificar la reactivitat creuada dels anticossos és un requisit important tant per a la investigació com per a les aplicacions clíniques, però sovint no s'aborda adequadament.»*

Predki va il·lustrar aquest problema mitjançant un anticòs monoclonal que va analitzar i que va trobar que reaccionava amb quaranta antígens proteics diferents, i es **lligava a setze amb més força que a l'antigen pel qual l'anticòs havia sorgit**[15].

15 PREDKI, PF i cols. *Human Antibodies*, n° 14, 2005, p. 7-15.

El que aquests i altres científics diuen clarament és que **no hi ha anticossos específics fabricats contra antígens específics**. Els així anomenats *anticossos* en el llenguatge habitual bel·licista són proteïnes tridimensionals subjectes a canvis conseqüència de nombrosos factors i capaços de reaccionar amb nombrosos antígens.

No és cert, per tant, que les vacunes estimulin la creació d'anticossos específics contra determinats microorganismes.

...PREVENINT O ERADICANT LES MALALTIES QUE CAUSEN

Estudis independents han demostrat rigorosament que **les vacunes no han servit per a eradicar malalties**: els moments àlgids i les baixades d'intensitat o fins i tot la desaparició de malalties com la verola, la tuberculosi o la rubèola, es corresponen amb canvis en les condicions de vida i higiene i no amb la introducció de vacunes. En altres casos, el desequilibri biològic introduït per la mateixa vacunació és el que provoca la recrudescència de la malaltia.

Estudis posteriors realitzats per a cada malaltia considerada infectocontagiosa han demostrat que es produeixen regressions similars en grups vacunats i no vacunats, que es produeixen expansions malgrat la vacunació i que la introducció de les vacunes no afecta l'evolució de les malalties més determinades per les condicions de vida de la gent; per exemple, es produeixen valors alts en els anys corresponents a les dues guerres mundials.

Tot això pot veure's, per exemple, en el minuciós informe de **Fernand De la Rue** titulat *Salut i Infecció: auge i decadència de les vacunes*[16], que també dedica diversos capítols a explicar com s'han manipulat estadístiques, criteris diagnòstics, protocols i dades epidemiològiques per ocultar el fracàs de les vacunes i aconseguir-ne l'acceptació.

Una simple gràfica ens serveix per a veure com es cuinen les estadístiques per presentar-les de manera que afavoreixi; en aquest

16 DELARUE, Fernand: *Salud e infección. Auge y decadencia de las vacunas.* Mèxic DF, Editorial Nueva Imagen, 1980. Més informació i referències en la secció *Per seguir la pista.*

cas es van produir moltes més morts de persones vacunades, però en presentar-les com a percentatges sense esmentar les xifres de morts totals, es va invertir l'efecte fent semblar que hi havia més morts no vacunats:

116 CASOS DE VEROLA	MORTS	COM ES VA COMUNICAR
Vacunats: 112	13	12% de morts
No vacunats: 4	2	50% de morts

Altres vegades les estadístiques es presenten tallant des del moment de la introducció de la vacuna impedint apreciar que la malaltia ja estava en clar descens abans de la vacunació[17].

☞ Alguns exemples extrets del llibre de De La Rue:
– **Congrés de Colònia**, 1881: valoració campanya de vacunació obligatòria de la verola duta a terme entre 1819 i 1873 a Londres: els cinc primers anys es va vacunar un 10% de la població i la mortalitat va ser de 292 persones; en els anys en què la vacunació va ascendir fins al 95% van morir 679 persones.
– **Revista *Lancet***: resultats d'aquesta campanya a diverses ciutats: Sutherland el 95% dels afectats havia estat vacunat; Sherffielel, el 83%; Londres el 70%.
– **Escòcia**: la diftèria va retrocedir gairebé completament sense vacunació.
– **Hongria**: campanya de vacunació rural mentre la capital Budapest va quedar sense vacunar; la declinació de la diftèria es va produir per igual en tot el país.

17 En la secció *Per seguir la pista* trobarà el lector diversos enllaços a pàgines *webs* amb nombroses gràfiques que documenten les manipulacions, enganys i alteracions que estem esmentant.

– **Leicester**: finals del segle XIX el 95% dels bebès vacunats contra la verola; en 1871 es va produir una epidèmia i l'enorme quantitat de malalts i morts va deixar en evidència la inutilitat de la vacuna; quan les autoritats van abandonar la vacunació i van prendre mesures higièniques la verola va desaparèixer més ràpidament que a cap altra ciutat industrial vacunada.
– **França**: cinc milions de nens vacunats contra el tètanus entre 1943 i 1947; la taxa de mortalitat no va variar.
– **Segona Guerra Mundial**: la freqüència del tètanus en l'exèrcit grec no vacunat va ser set vegades menor que en el francès que sí havia estat vacunat.
– **Estats Units**: un canvi de definició ordenat pels CDC fa efectiva la vacuna de la pòlio: entre 1951 i 1960 s'havien diagnosticat 70.000 casos de pòlio i cap de meningitis, amb el canvi de criteri en els 20 anys següents la pòlio es va reduir a 589 casos mentre que se'n van notificar cent mil de meningitis.

Darreres paraules

Emancipate yourselves from mental slavery; none
but ourselves can free our minds...
How long shall they kill our prophets, while we
stand aside and look?
Won't you help em sing these songs of freedom?
Redemption songs, redemption songs...[1]

Bob Marley

La medicina moderna està completament basada i construïda sobre la ciència moderna, que s'ha limitat a contemplar únicament una part de la realitat, la part purament material que pot percebre's amb els sentits i mesurar-se amb instruments i quantificar-se.

Per extensió, els representants d'aquesta medicina autodenominada *científica* han imposat les regles de joc, de manera que només val el que està confirmat per aquesta ciència reduccionista, és a dir, el que pot reduir-se a aquests límits estrets que no permeten comprendre la complexitat del vivent.

D'una manera enormement superba —i menyspreant la tradició històrica de la seva professió— declaren que solament hi ha una medicina, la seva, la que *funciona* segons els seus criteris[2], la que pot

1 *«Emancipeu-vos de la vostra esclavitud mental; ningú excepte nosaltres mateixos pot alliberar les nostres ments... Durant quant temps seguiran matant els nostres profetes mentre mirem sense fer res? M'ajudaràs a cantar aquestes cançons de llibertat? Cançons de redempció, cançons de redempció...»*

2 Aquests criteris, com no podia ser d'una altra manera en una medicina contaminada per la indústria, es basen exclusivament en el que denominen *eficiència*, és a dir, la capacitat de qualsevol producte o tècnica per a aconseguir

presentar proves *objectives* mitjançant les seves regles de joc, proves construïdes i finançades per una indústria interessada en tot allò que encaixi amb els seus interessos i publicades en les revistes que aquesta controla.

Nosaltres no hem presentat proves objectives. I això per una raó ben senzilla: no som objectes, som subjectes i, com a tals, subjectius. De manera que hem presentat proves contaminades de naturalesa humana. I a través d'aquestes proves i de la reflexió crítica, hem mostrat algunes idees que recapitulem aquí:

- Les vacunes no tenen sentit bio-lògic, és a dir, no es corresponen amb la lògica dels processos vitals.
- Les vacunes no tenen base teòrica, ja que no hi ha una teoria que expliqui de tal manera l'origen de les malalties que les vacunes puguin complir un paper preventiu.
- Com a conseqüència d'això, podem afirmar que les vacunes no han eradicat malalties ni poden protegir contra aquestes.

---

els objectius que es proposa amb el mínim cost —tant en diners com en perillositat i efectes indesitjats, que fet i fet acaben traduint-se també en diners. D'aquesta manera, cada vegada que algú al·ludeix a un producte natural o teràpia alternativa, se li exigeixen immediatament els estudis corresponents que en demostrin l'eficiència, estudis que en la major part dels casos no interessa fer i que quan es fan solen desqualificar les tècniques naturals pel simple motiu que és com mesurar aigua amb una regla. Ara bé, què ocorre quan apliquem aquests criteris a la medicina farmacològica? Doncs no tenim necessitat d'especular perquè hi ha un projecte anomenat *Clinical Evidence*, de la revista *British Medical Journal*, que duu a terme aquests estudis de forma periòdica, amb uns resultats absolutament demolidors: el 89% dels tractaments emprats habitualment no han aconseguit demostrar ser eficients. Aquests són els resultats que presenta un model mèdic que fa no escolta i fins i tot menysprea tot el que considera *alternatiu*, *natural*, *tradicional* i en definitiva tot el que no combrega amb les seves creences. Que se'ns permeti conjecturar que si el minso 11% que sí que sembla haver demostrat eficiència s'avalués per mans independents de la indústria, el percentatge descendiria dràsticament, potser fins a gairebé desaparèixer...

- Més aviat succeeix el contrari: són perilloses per a la salut i la vida i responsables amb tota probabilitat d'una multitud de noves malalties greus, cròniques i degeneratives.
- Les vacunes es mantenen gràcies al poder enorme dels fabricants[3] i l'abandó de la nostra salut en mans alienes i no per motius cientificomèdics.

La informació plural és clau per aprendre decisions lliures i responsables. En el cas particular de les vacunes la manipulació, l'ocultació de dades crucials, el bombardeig a què se sotmet l'opinió pública amb suposats beneficis, l'estratègia de la por i l'explotació de la confiança cega en l'autoritat mèdica cobren intensitat especial. I exigeixen per tant un esforç major per combatre-les.

De manera que, ens permetrem unes paraules sobre aquesta qüestió complexa del Poder abans d'acomiadar-nos.

La base fonamental per a l'exercici d'aquest poder és el fet que **la indústria farmacèutica condiciona en major o menor mesura tots i cadascun dels factors implicats en la salut-malaltia**[4].

---

3 Encara que els autors d'aquest estudi no considerem que el pur benefici econòmic sigui la motivació principal dels qui promouen les vacunes i tampoc el motiu de crítica més important, no som tan ingenus per a no tenir en compte un negoci d'aquestes característiques: l'informe més recent que hem pogut consultar correspon a les vendes de 2013 i desvetlla que el 90% del mercat de les vacunes el controlen cinc laboratoris: *GlaxoSmithKline* (amb ingressos de 5.370 milions de dòlars), *Sanofi-Pasteur* (5.111milions), *Pfizer* (3.974 milions), *Merck* (amb una xifra un poc inferior) i *Novartis* (1.987 milions). L'informe calcula que aquests cinc laboratoris vendran en 2018 32.600 milions de dòlars en vacunes. I és que encara que les vacunes es consideren un producte de baix benefici, cal tenir en compte la quantitat aclaparadora de *clients*: virtualment, tots els nens del planeta.

4 Per a una exposició detallada de tots aquests aspectes relacionats amb les eines de poder en el terreny de la salut-malaltia i per a bibliografia i referències de la síntesi que fem, recomanem consultar *La Sanitat contra la Salut* (veure secció *Perseguir la pista*).

D'una banda, controlen la formació dels metges[5], tant la universitària com les múltiples vies per les quals es continuen formant, especialitzant i actualitzant, incloent-hi congressos, jornades, conferències, trobades, màsters i per descomptat el reciclatge de diari a través dels visitadors mèdics que, a més de ser la font habitual de la qual es nodreixen les receptes quotidianes, aporten incentius substanciosos als professionals poc escrupolosos[6].

La investigació privada i la major part de la pública estan finançades igualment per la indústria, la qual cosa —tenint en compte els enormes recursos necessaris per dur a terme qualsevol estudi— garanteix que només s'investigarà el que serveixi als seus interessos; qualsevol estudi o anàlisi que pugui posar-los en perill es bloquejarà i si algú aconsegueix els fons d'alguna institució independent, es neutralitzarà amb altres estudis, se n'impedirà la publicació en revistes d'elit o se silenciarà si es publica.

En alguns casos han forçat a les publicacions a retractar-se d'estudis que posaven en perill els seus interessos —com en el cas de l'equip de **Gilles Seralini**, que va demostrar els danys greus de l'herbicida *Roundup* de *Monsanto* i l'article es va retirar després de la incorpo-

5 Recentment, en un intercanvi dut a terme en Internet en *el blog* d'un metge sobre les nostres concepcions diferents de la medicina, ens feia aquesta confessió sorprenent i valerosa: *"Jo no puc prescindir fàcilment del llavat de cervell que van suposar sis anys de carrera de medicina, tres més de doctorat en biologia cel·lular, quatre més d'especialitat i altres sis que vaig emprar en dos màsters. Han estat gairebé vint anys alimentant paranoies i estic només set intentant enfugir-me'n"*. Sense comentaris.

6 Almenys tres de les sis revistes cientificomèdiques més prestigioses han denunciat públicament aquest desagradable assumpte: el *New England Journal of Medicine* considera *habitual* la influència de la indústria en els metges; el *British Medical Journal* desvetlla la "participació dels patrocinadors en la formació de milers de metges de capçalera"; i el *Journal of American Medical Association* denuncia que "la professió mèdica en tots els aspectes —clínic, educatiu i investigador— ha estat inundada per una profunda influència de la indústria medicofarmacèutica". Més clar, aigua. El lector pot ampliar informació en la secció *Perseguir la pista.*

ració a l'equip editorial d'un treballador de Monsanto com a editor de temes de biotecnologia[7].

I és que, a més, les farmacèutiques controlen la majoria de la informació especialitzada que arriba als professionals a través de les revistes científiques i la divulgativa que arriba al gran públic a través de revistes i mitjans de comunicació de masses.

Els filtres, la censura, l'ocultació de dades, el frau i l'anomenat *ghostwriting* —consistent en autors prestigiosos que signen articles que realment han estat redactats pels mateixos fabricants— són fenòmens habituals en les publicacions científiques mèdiques[8] fins al punt que ha estat denunciat per editors de les mateixes publicacions [9]: les declaracions més recents han estat de l'editor en cap de la prestigiosa *The Lancet,* **Richard Horton**, acusant de fraudulentes la majoria de les investigacions publicades[10].

D'altra banda, els grans laboratoris condicionen els membres de major influència en associacions professionals, societats científiques i mèdiques, comitès assessors especialitzats, centres d'investigació, redaccions de publicacions, associacions civils, i organismes internaci-

---

7 *http://www.dsalud.com/reportajes/los-pesticidas-mucho-mas-peligrosos-de-lo-que-se-reconoce.*

8 MATÍAS-GUIU, J. i GARCÍA-RAMOS, R. "Frau i conductes inadequades en les publicacions científiques". *Neurologia,* Vol 25. Núm 01, Gener-Febrer 2010: *http://www.elsevier.es/es-revista-neurologia-295-articulo-fraude-conductas-inapropiadas-las-publicaciones-13148433*

9 Gairebé telegràficament apuntem alguns exemples: *Journal of American Medical Association*: revisats 359 estudis sobre nous medicaments publicats en les més prestigioses revistes va resultar que 333 mentien o ometien dades; Richard Smith, editor de *The British Medical Journal*: *"el frau de les investigacions clíniques és com l'abús infantil, una vegada que es reconeix que existeix es comença a observar com de freqüent que és"*; *British Medical Journal*: un article denuncia que el 50% dels textos relacionats amb fàrmacs havien estat elaborats per autors fantasma; *Proyect on Goverment Oversight*: en algunes àrees específiques, com la dels antidepressius pediàtrics, els autors fantasma escriuen la totalitat dels articles. Referències i més informació en la secció *Per seguir la pista.*

10 *https://detenganlavacuna.wordpress.com/2015/07/15/editorthelancet/*

onals, començant per la mateixa OMS[11]. En el tema concret d'aquest estudi, hem constatat que tots i cadascun dels membres del Comitè Assessor de Vacunes de l'Associació Espanyola de Pediatria tenen llaços comercials —els anomenats *conflictes d'interessos*— amb els fabricants de vacunes, i col·laboren en activitats docents finançades per aquests, com a investigadors en assajos clínics, com a membres de consells assessors dels laboratoris en qüestió: *Novartis, Pfizer, Sanofi Pasteur* i *GlaxoSmithKline*[12].

Puntualment, i en cas que tots els condicionaments anteriors fallin, a causa de l'honestedat i perseverança d'alguns investigadors i metges, financen campanyes de descrèdit, desqualificació o atacs directes mitjançant demandes. Així va ocórrer en el cas del Dr. **Andrew Wakefield,** contra qui es va muntar una campanya de desprestigi en la qual va col·laborar el *British Medical Journal* publicant falses acusacions que el van portar a perdre la llicència i veure's obligat a marxar de Regne Unit per poder continuar la investigació[13].

Se'ns ocorren dos motius perquè alguns es neguin a veure aquesta realitat: o bé són uns ingenus rematats, o bé en són còmplices. La

---

11 L'organisme que millor expressa la confluència d'interessos indústria-capital privat-organismes públics en el terreny de les vacunes és l'Aliança *GAVI* (sigles per a *Global Alliance for Bacines and Immunization*) creada i finançada per la *Fundació Bill and Melinda Gates* amb la col·laboració del *Banc Mundial*, l'OMS i la UNICEF i que treballa en coordinació amb altres organitzacions públiques i privades i per descomptat amb els grans fabricants i venedors de vacunes. Al gener d'aquest any, aquestes organitzacions —implicades en escàndols relacionats amb l'ús de poblacions de països en vies de desenvolupament com a conillets d'índies per a l'experimentació amb fàrmacs i vacunes— van engegar la iniciativa més ambiciosa que coneixem en relació amb les vacunacions i que té com a objectiu obtenir fons per vacunar a tres-cents milions de nens. Aquest és el futur que ens espera.

12 *An Pediatr.*2015;82:44.i1-44.i12 - Vol. 82 Núm.1: *http://www.analesdepediatria.org/es/calendario-vacunaciones-asociacion-espanola-pediatria/articulo/s1695403314005128/*

13 Per a un relat detallat de la campanya contra Wakefield i una contestació detallada a totes les acusacions falses contra ell: *http://www.dsalud.com/reportajes/las-vacunas-pueden-causar-autismo.*

ingenuïtat pot superar-se fent l'esforç d'aprendre; quant a la resta, entenem que cadascú tria on situar-se en un món dividit entre opressors i oprimits: nosaltres hem fet i continuarem fent el que en consciència creiem que hem de fer, sense esperar-ne resultats, sense mesura, sense expectatives, sense temor, sense pausa... amb esperança, aquesta qualitat irracional de l'ésser humà que ens fa més humans, per això estem al costat de la gent, fins i tot de la gent que no pot o no vol participar en aquesta contesa que en definitiva lliurem pels nens del futur.

Enric Costa Verger, metge, Dénia (La Safor)
Jesús García Blanca, escriptor, Almuñécar (Granada)
Setembre de 2015

Perseguir la pista

HISTÒRIA DE LES VACUNES

BAYLY, M. Beddow: *The case against vaccination.* 1936. *http://www.whale.to/vaccines/bayly.html*

FRANKHAUSER, David B.: *History of Microbiology: http://biology.clc.uc.edu/fankhauser/Labs/Microbiology/History_of_Germ_Theory.htm*

McBEAN, Eleanor: *The poisoned needle. Suppressed facts about vaccinations.* 1957. *http://www.whale.to/a/mcbean.html*

OBOMSAWIN, Raymond: *Universal immunization. Medical miracle or masterful mirage.* Soil and Health Library, 1998. *http://www.whale.to/a/obomsawin_b1.html*

WALLACE, A. R.: *Vaccination a delusion. Its penal enforcement a crime, proved by the official evidence in the reports of the roya commission.* London, Swan Sonnenschein & Co, 1898. *http://www.whale.to/vaccine/wallace/comp.html*

WHITE, William: *The Story of a Great Delusión.* E. W. Allen, 1885.

SIMBIOSI

CAPRA, Fritjof: *La trama de la vida.* Barcelona, Anagrama, 2009.

HIGA, Teruo. *Una revolución para salvar la tierra.* Okinawa, EM Research Organization, 1993.

MARGULIS, Lynn y SAGAN, Dorion: *¿Qué es la vida?* Barcelona, Tusquets, 1995.

MARGULIS, Lynn: *Planeta simbiótico: un nuevo punto de vista sobre la evolución.* Madrid, Debate, 2002.

SANDÍN, Máximo: *Pensando la evolución, pensando la vida.* Ediciones Crimentales, S.L., 2006.

SERALINI, Gilles-Éric: *¿Nos envenenan? Transgénicos, pesticidas y otros tóxicos.* Barcelona, Nedediciones, 2013.

SHELDRAKE, Rupert: *El espejismo de la ciencia.* Barcelona, Kairos, 2013.

VV.AA.: *Microbiótica. Nutrición simbiótica y microorganismos regeneradores.* Madrid, Ediciones I, 2014.

VV.AA.: *Ecofilosofías: diseñando nuevas formas de vida.* Cuadernos integral, Barcelona, 1984.
WALLIN, Ivan Emmanuel: *Symbionticism and the origin of species.* Baltimore, *Williams & Wilkins Company*, 1927.
Página de Máximo Sandín: *http://www.somosbacteriasyvirus.com/*
Gaia: formulación: Lovelock y Margulis: *http://www.mountainman.com.au/gaia.html*
Gaia: actualizació: *http://www.gaiatheory.org/* y *http://www.gaia.org/gaia/*
Oceà intern: *http://www.aquamaris.org/cronologia-del-metodo-marino-de-rene-quinton/*
Institute of Science in Society (Mae Wang Ho): *www.i-sis.org.uk*
Noticias de abajo: *noticiasdeabajo.wordpress.com*
Blog de Emilio Cervantes: www.*madridmasd.org/blogs/biologia_pensamiento/author/pensdamiento*
Els secrets del segon cervell: *http://neurosciencestuff.tumblr.com/post/38271759345/gut-instincts-the-secrets-of-your-second-brain*
Efecte Warburg: *http://www.jmordoh.com.ar/clases/metabtumor2013.pdf http://www.biounalm.com/2009/05/entendiendo-el-efecto-warburg.html* http://cancerintegral.com/las-causas-del-cancer-el-efecto-warburg-i-el-metabolismo-tumoral/#sthash.men5138F.dpbs
Heinrich Kremer: *http://ummafrapp.de/skandal/heinrich/kremer_the_lifesaving_knowledge_on_healing.pdf*

TEORIA MICROBIANA

Béchamp: *http://www.whale.to/v/bechamp1.html* y *http://www.whale.to/w/kal.html*
Pleomorfisme: http://www.whale.to/p/bird.html y *http://homeopatiaahora.blogspot.com.es/2012/09/del-origen-endogeno-de-los.html*

VACUNES

AUSTRALIAN VACCINATION NETWORK: *Vaccination Roulette: Experiences, Risks and Alternatives.* Austràlia, Australian Vaccination Network, 1998.
BERTHOUD, Françoise: *Vacciner nos enfants? Le point de vue de trios médecins.* Suiza, Vivez Soleil, 1985.
BOAZ, Noel: *Evolving Health – The origins of illness and How the Modern World is making us Sick.* Nova York, Willey, 2002.
CAVE, Stephanie i Deborah MITCHELL: *What your doctor may not tell you about children´s vaccinations.* Nova York, Warner, 1995.

CHAITOW, Leon: *Vaccination and Inmunization: Dangers, Delusions and Alternatives – What every patient should know.* Anglaterra, C.W. Daniel, 1987.

COUZIGOU, Yves: *Phobie des microbes et manie vaccinale.* França, Vie et Action, 1965.

HUMPHRIES, Suzanne i BYSTRIANYK, Roman: *Desvaneciendo ilusiones. Las enfermedades, las vacunas y la historia.* Barcelona, *Octaedro,* 2015.

JAMES, Walene: *Inmunization – The Reallity Behind the Myth.* EE. UU., Bergin and Garvey, 1988.

JARA, Miguel: Vacunas, las justas. ¿Son todas necesarias, eficaces y seguras? Peninsula, 2015.

MILLER, Neil Z.: *Vaccines – Are they really safe and effective?* EE. UU., New Ablenteam Press, 2002.

MILLER, Neil Z.: Vacunas, ¿son realmente seguras y efectivas? Una guía de inmunización para padres. New Atlantean Press, 2014. http://www.thinktwice.com/spanish_vaccine_book.pdf

QUENTIN, Marie-Thérèse: *Les vaccinations – Prévention ou aggression.* Suïssa, Vivez Soleil, 1995.

SIMON, Sylvie: *Vaccination, l'overdose – Désinformation, scandals financiers, imposture scientifique.* França, Ed. Déjà, 1999.

Llibres *on line* sobre vacunes: *http://www.whale.to/vaccines/books.html*

361 artícles sobre efectes secundaris, contraindicacions, i altres problemes amb vacunes: http://www.greenmedinfo.com/sites/default/files/gpub_58635_anti_therapeutic_action_vaccination_all.pdf

International Medical Council on Vaccination. Critical Thinking for a Critical Dilemma *http://www.vaccinationcouncil.org/*

Detengan la vacuna: http://detenganlavacuna.wordpress.com

Disiciencia: http://disiciencia.wordpress.com/tag/vacunas/

Lliure vacunació (Argentina): http://www.librevacunacion.com.ar

Miguel Jara: http://www.migueljara.com

http://vacunacionlibre.org

http://real-agenda.com/tag/vaccines

http://www.thinktwice.com

http://drtenpenny.com

http://www.vaclib.org

http://www.whale.to/vaccines.html

http://www.vaccination.inoz.com

http://vran.org
http://www.nccn.net/~wwithin/vaccine.htm
http://www.holisticmoms.org
http://www.nvic.org

ESTADÍSTIQUES I GRÀFICS

Les vacunes no ens salven. Dos segles d'estadístiques oficials: *https://childhealthsafety.wordpress.com/graphs/*

Estadístiques sobre vacunacions: *http://www.whale.to/m/statistics.html*

Gràfiques oficials que desvetllen la manipulació: *http://www.whale.to/a/graphs.html*

Les malalties minvaren abans de la introducció de les vacunes: *http://www.whale.to/vaccines/decline1.html*

Evidència gràfica que demostra que les vacunes no ens salvaren: *http://www.vaclib.org/sites/debate/web1.html*

VIDEOS

Pàgina de l'Editorial *Cauac* sobre simbiosis, ecologia, cultures ancestrals, transgénics, maternitat, criança i educació, vacunes, SIDA, Economia solidària, Permacultura, Percepció i conciència, política, historia i societat, salut: *http://www.cauac.org/?page_id=1140*

La Biologia en Situació Esquizofrènica (Máximo Sandín; Lynn Margulis): *https://www.youtube.com/playlist?list=PLrIcmCGF_hBKzgYc7KkWDxsy6NhlTj_Hq*
—Vacunación 101 - Dra. Ghislaine Lanctôt: *https://www.youtube.com/playlist?list=PL7A522DFCA0B3D288*

Mafia farmacèutica al descobert: *https://www.youtube.com/playlist?list=PLE147C7BEBCE89158*

Vacunes. Una reflexió crítica
s'ha imprès a la ciutat de Barcelona el novembre del 2015
dies després del naixement de la
República de Catalunya
XXVII-IX-MMXV

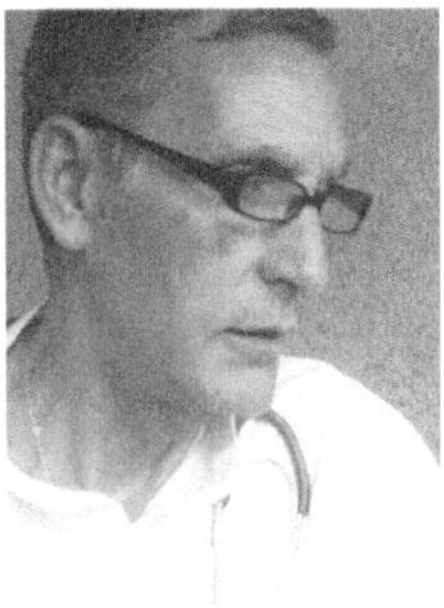

Dr. Enric Costa i Verger
(Gandia, La Safor, 1955)
Llicenciat en Medicina i Cirurgia per la Facultat de Medicina de València (1979). Exerceix des de fa trenta-sis anys com metge de família des d'una perspectiva holística, incloent-hi l'homeopatia, acupuntura i naturopatia. Ha publicat *Sida: juicio a un virus inocente* (Mandala, 1993) i *Hijos de un dios terminal* (Mandala, 2001).

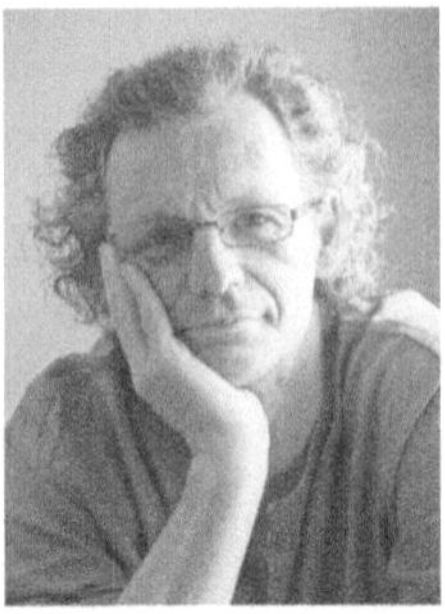

Jesús García Blanca
(La Línea, Cadis, 1960)
És educador, escriptor i investigador independent. Col·labora amb les revistes *Mente Sana*, *Cuerpomente*, *Tu bebé* i *Discovery Dsalud*. Ha publicat *El rapto de Higea* (Virus, 2009) i *La Sanidad contra la Salud: una mirada global para la autogestión* (Ediciones i, 2015).

Made in United States
Cleveland, OH
05 November 2026

47667167R00164